体と心がよみがえる

ビワの葉自然療法

望月 研 著 東城百合子 監修

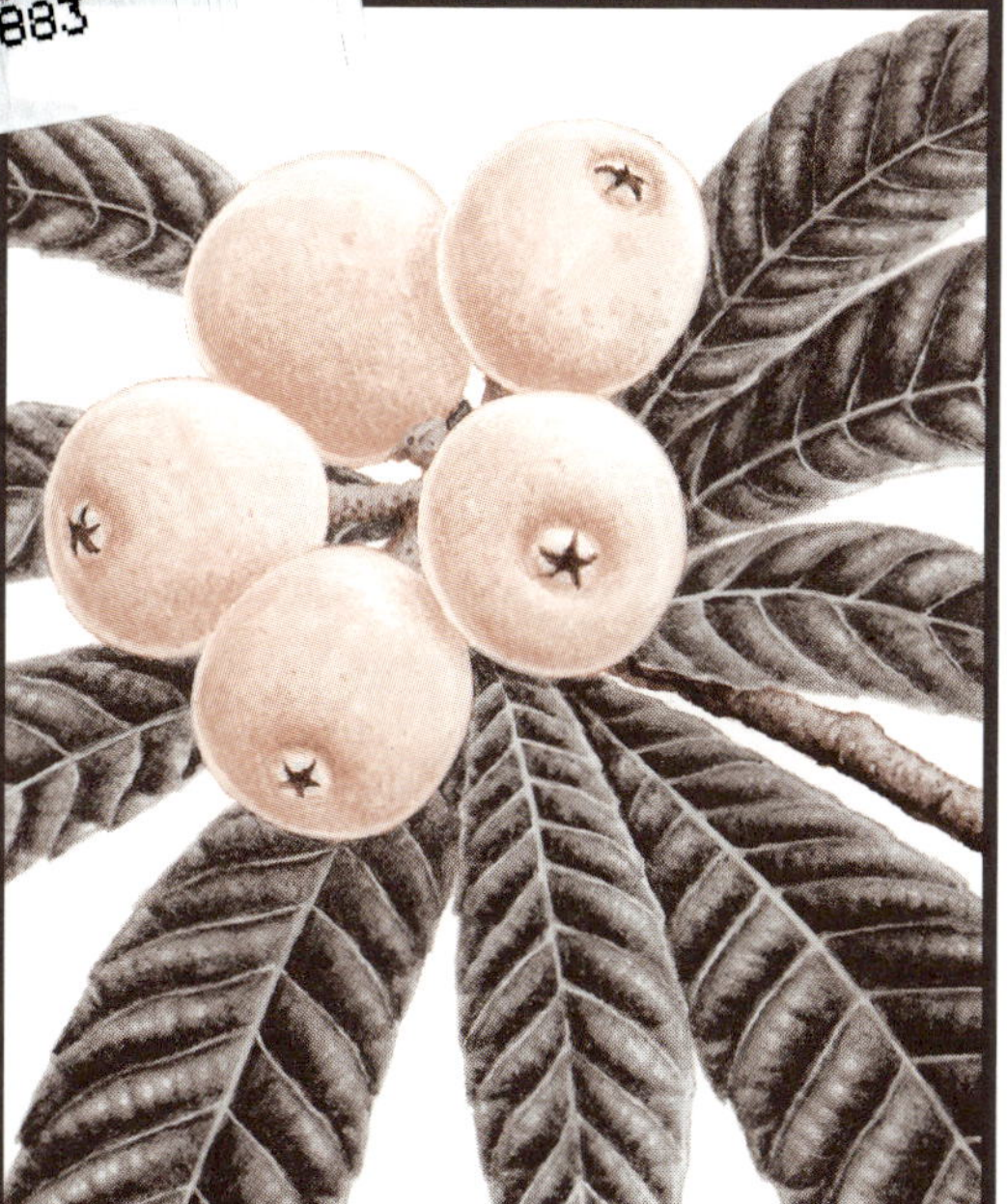

池田書店

はじめに

最近、ビワの葉療法を始める人が増えています。ビワの葉療法はビワ葉の薬効と自然の力を利用した伝統的な民間療法で、難しい病気や治りにくい症状にも驚くほどの効果を発揮します。

もともとビワという植物は中国の南部やインドに自生していたもので、昔からすぐれた薬効があることが知られていました。インドではビワの木を「薬用植物の王」と呼び、お釈迦様も病気で苦しむ人々の救済にこの植物を活用したと伝えられています。中国では、ビワ葉を乾燥させた「枇杷葉」という生薬をいろいろな漢方薬に配合していました。

わが国にも、千年以上前に仏教とともにビワの葉療法が伝えられ、全国各地で民間療法として行われるようになりました。現代になると、一時は忘れられた存在になりましたが、最近はビワの葉療法の効果が再び注目され、一部の病院や診療所でもこの療法を取り入れるようになっています。ビワの葉療法では、化学合成した体に悪い成分はいっさい使わないので重い副作用がなく、特別な技術も必要ないため誰でも自宅でかんたんに始められます。

実際にビワの葉療法の効果は大きく、私の母の東城百合子もビワの葉療法で難しい病気を治すことができましたし、兄もこの療法で椎間板ヘルニアを完治させました。私自身も、ビワの葉療法で手の火傷を治した経験があります。このときは骨まで達する大火傷だったので、たとえ病院で治療を受けてもケロイドが残るのがふつうですが、ビワ葉のおかげで跡形なくきれいに治ってしまいました。

私の母は長い間、玄米自然食と薬草療法による健康法の普及に務めてきた人物で、現在も全国各地で講演会や健康相談、玄米自然食の料理教室などを熱心に続けています。近年の玄米ブームも、母のこうした取り組みが土台になりました。母は自分の体験をふまえてビワの葉療法も徹底的に研究し、長年取り組んできた他の健康法と組み合わせて行うようになり、これを「自然療法」と名づけました。

この療法では、大きな薬効があるビワの葉に加えて、体の働きを強める効力が高い玄米や自然の野菜・薬草などを上手に併用して体の内と外から働きかけるので自然のエネルギーをたくさん取り入れることができ、大きな効果が得られます。そのため末期ガンや難病をはじめとして腎臓病や肝臓病、糖尿病や高血圧、痛風、ぜん息、アトピー性皮膚炎、脳卒中の後遺症、精神神経系の病気など、最先端の現代医学でも思うように治せない病気や痛み、しびれ、冷え、その他のしつこい慢性の症状にも驚くほどの効果を発揮します。これまでに不治の病から奇跡的に健康を回復された方がたくさんおり、テレビのドキュメンタリー番組でも紹介されました。

私自身もビワ葉で火傷を治した体験がきっかけになり、妻の実家のある山梨に大きなビワ林を作ってビワ葉を採取し、みなさまにお届けするなど母の自然療法の仕事を手伝うようになりました。母のところに健康相談にくる大勢の方々にビワの葉療法のことをお伝えする仕事もしていますが、このときお話した方で、ビワの葉療法や自然療法の効果がなかったという人はほとんどいません。

医師に「あと何カ月の命」とか「よい治療法がない」と言われて苦しんでいた方が、ビワの葉療法をはじめとする自然療法を続けてお元気に暮らしている姿を見ると、大きな喜びを感じます。

そこで、より多くの方にビワの葉療法と自然療法のことを知っていただこうと思い立ち、ビワの葉療法をはじめるのに役立つ情報や、ビワの葉療法に併用すると効果的な自然療法のことを1冊の本にまとめました。体や心の健康のことでお悩みの方に、この本が少しでもご参考になれば幸いです。また、この本を通して、自然の力のすばらしさと優しさを知っていただければ望外の喜びです。

最後に、この本の出版にあたりご協力くださいました池田書店のスタッフの方々に深く感謝いたします。

望月　研

ビワの葉自然療法◎目次

第3章■ビワの葉療法の種類と実際の進め方

構成／田中保幸
レイアウト／徳永義之
イラスト／松本裕司
編集協力／今井大弥太
制作協力／安達慶之輔

第1章

古くて新しいビワの葉療法とは？

1 ビワの葉療法が今再び注目されている

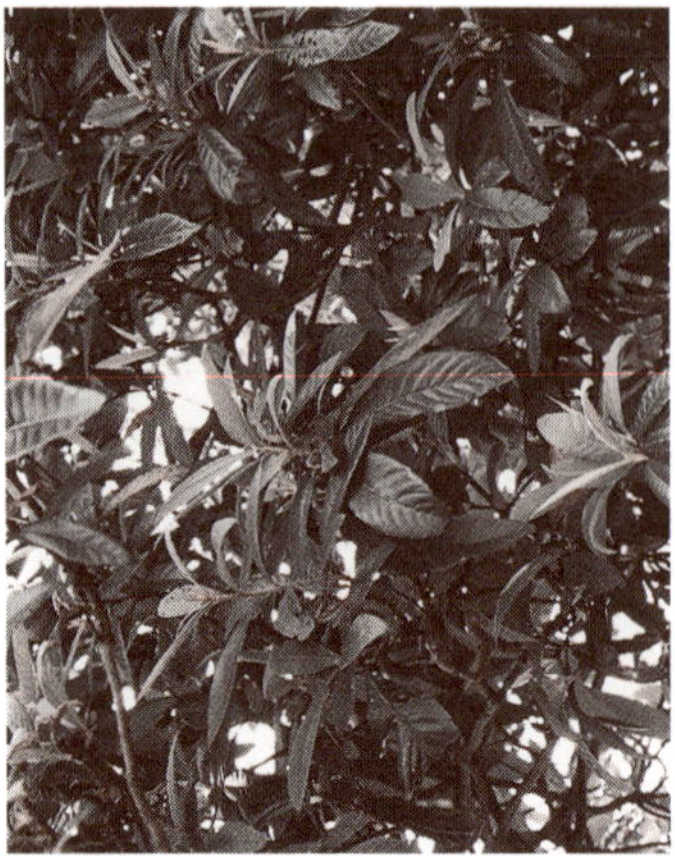

治りにくい病気やひどい痛みにもよく効く

ビワの葉療法は体にビワ葉を貼ったり、体にあてたビワ葉の上から温灸をしたり、ビワ葉から作ったエキスを体に塗るなど、ビワの葉を上手に利用する療法で、いろいろな種類があります。

これらの療法は、ビワ葉が持っているすぐれた薬効と自然の治癒力を利用するため驚くほどの効果が得られ、重い病気が回復したり、ひどい痛みが解消するなど、今までにたくさんの人々が助けられています。健康な人が続ければ、心身を強化する最高の健康法にもなります。

そのため最近はこの療法に興味を持つ方が増えていますが、まだビワの葉療法のことをよく知らない方も少なくありません。

もともとこの療法は歴史の古い療法で、早くから医学が発達していた古代のインドや中国でも利用されていました。わが国にビワの葉療法が伝えられたのも千年以上も前のことで、当初は国の医療施設でもこの療法が行われました。

その後は全国各地に民間療法として広まり、人から人へと絶えることなく伝えられ、病気で苦しむ人々の力になってきました。

現代になると、西洋医学が全盛になってビワの葉療法は次第に忘れられていきましたが、その間、玄米自然食による健康法の普及活動を続けていた私の母（東城百合子／「あなたと健康社」主幹）がこの療法と出会って実行し、過労と結核の再発で倒れる寸前だった体調が劇的に回復するという体験をしました。

それ以来、母は自分の健康に欠かせない療法としてビワの葉療法を愛用し、母のところに病気で相談に来られる方々にもこの療法を熱心にお勧めしてきました。

その結果、医師に見放されたガンや難病、治りにくい慢性病の方々が見事に全治するなど、これまでに数々の実績を上げてきました。

そのためビワの葉療法が改めて見直されるようになり、全国各地でこの療法を始める方が増えています。

ビワ葉のすぐれた薬効が正式に認められた

ビワの葉療法は自分で行うのが基本ですが、最近は鍼灸の専門治療院やリラクゼーションサロン（健康サロン）などで、ビワの葉療法の一種であるビワの葉温灸を行うところが増えています。

また、代替医療を行っている一部の病院やクリニック（診療所）でも、治療メニューのひとつとしてビワの葉温灸を取り入れるようになっています。

代替医療というのは西洋医学以外の治療法で、伝統的な中国医学やインド医学、薬草療法やその他の民間療法などさまざまな種類があります（19〜20頁の「コラム」を参照）。

アメリカやヨーロッパでは、西洋医学（現代医学）だけでは治せない病気に代替医療を併用する人が増えていますが、日本でも一部の病院やクリニックが西洋医学に併用して代替医療を行うようになっています。

そのような医療施設で行う代替医療は、従来は漢方薬や鍼灸、指圧などの東洋医学の治療が中心でしたが、近年はビワの葉温灸の人気が高まったため、この療法を始めるところが増えたのです。

こうしたなかで、最近は「日本薬局方」にもビワ葉が掲載されるようになっています。

「日本薬局方」というのは、国内の医療でよく使われる重要な医薬品の規格を国が定めて本にしたもので、この本にビワ葉が掲載されるようになったのは、ビワ葉が「薬効の高い重要な生薬」として正式に認められたことを示しています。

このように古くから伝えられてきたビワ葉のすばらしい薬効とその療法が、現代医学全盛のこの時代に再び注目を集めるようになっています。まさしく「古くて新しい療法」と言えましょう。

2 ビワの葉療法との出会いが新しい人生を開く

自然療法の本が大ベストセラーになっている

長年、ビワの葉療法を推奨してきた母の東城百合子は、玄米をもとにした新しい健康法の提唱者で、この取り組みが近年の玄米ブームのもとになりました。

この健康法では、玄米自然食といろいろな自然療法を使って病気の予防や治療を行いますが、このビワの葉療法も取り入れて、これらの中にある自然の力を紹介すべく「自然療法」と呼ぶようになりました。この療法は効果が高く、西洋医学で治せない難しい病気でも根本から全治させる働きがあります。

母は熱心に自然療法の普及に努めたため、この療法を始める人が全国に増え、不治の病から生還して健康を回復する人が続出するようになりました。

そのためマスコミも注目し、ＮＨＫのドキュメンタリー番組などでも紹介されましたが、母はマスコミによる宣伝をあまり好まず、もっぱら全国各地で開催する講演会や料理教室、自分が主宰する月刊「あなたと健康」の機関誌を通じて普及活動を続けてきました。

そのようなかで、より多くの方にこの療法を知っていただくため、さまざまな民間療法を集大成して『自然療法』という一冊の本にまとめ、「あなたと健康社」から出版しました。

この本は書店では販売しておらず、宣伝もほとんど行っていませんが、読者の口コミで徐々に広まり、今までに80万部以上を売る隠れた大ベストセラーになっています。

人生を変える大きな危機の最中にビワ葉に出会う

現在、母は80歳に届く年齢になりましたが、ビワの葉温灸や玄米自然食のおかげで非常に元気でまったく年齢を感じさせず、今でも全国各地の講演に飛び回っています。

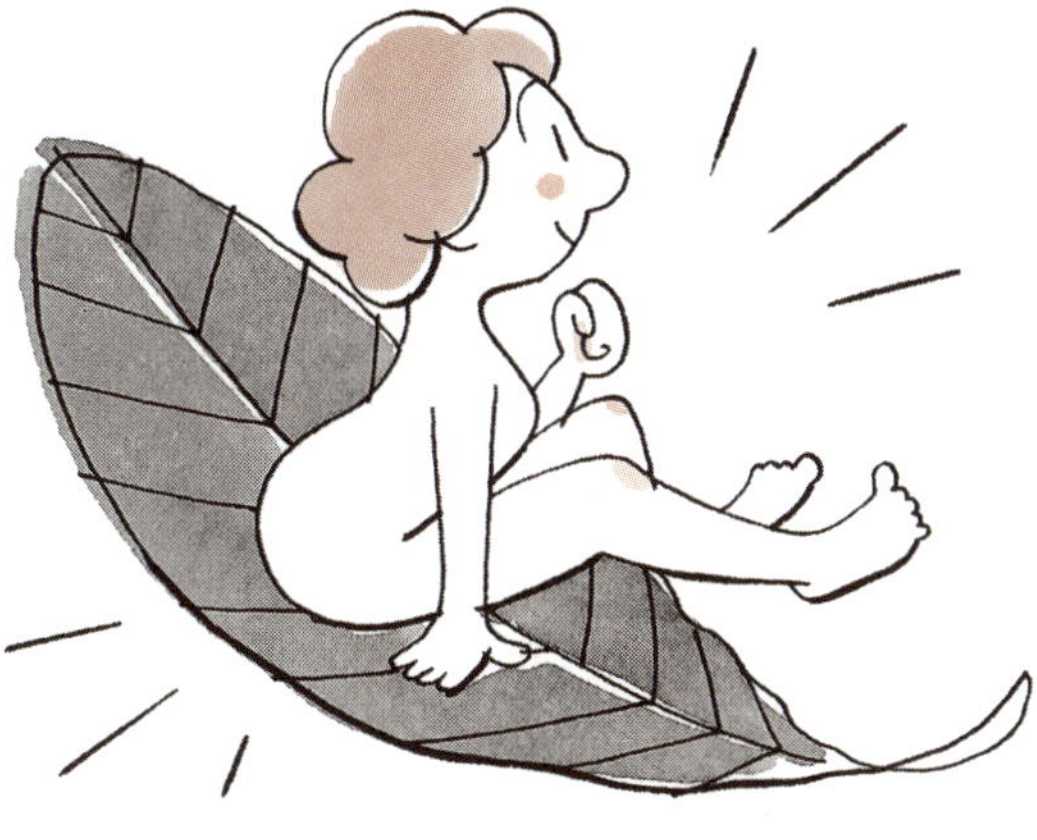

その母も、大人になってから人生を変えるような大きな危機や試練が何回かあり、その危機の最中にビワの葉療法に出会いました。

最初の転機は20代半ばに重い結核になったときで、当時出回り始めた抗生物質（抗結核薬）で一命を取りとめました。しかし、高栄養の食事療法を続けても回復せず、苦しんでいたときに知人から玄米食と薬草療法を教わり、それで快癒することができました。

このときの体験で、病気で苦しんでいる人に玄米食や薬草による自然療法をお伝えするのが自分の使命と思い、その普及活動に取り組むようになったのです。

やがて母は結婚して、長男と次男（私）をもうけます。そして、父と一緒に自然療法の機関誌を発行し、順調に購読者を増やしていきました。ところが、結婚して20年ほどしたときに、ある日突然、父が家を出て別の女性と同居してしまいました。

この事件は母を打ちのめし、父と二人三脚で進めてきた自然療法の普及活動もすべて崩壊してしまいました。母は悩みぬいた末に、一人でゼロから再出発する決心をして、借金をして「あなたと健康社」を立ち上げ、新しい機関誌を発刊しました。

ビワの葉温灸で最悪の体調が劇的に回復

新しい機関誌も徐々に読者が増え、4年くらいで軌道にのってきました。ところが、「さあこれから」というときに、今度は別れた父の会社が倒産し、父自身も体調を崩して人事不省になってしまったのです。

もちろん母とは何の関係もありませんが、もともと困っている人を見るとじっとしていられない性分なので、倒産でたくさんの人に迷惑がかかるのを黙って見すごすことができず、倒産の後始末を引き受けてしまいました。

しかし、その仕事は非常に骨が折れるものだったうえ、心のどこかに父に対するわだかまりが残っていたため、毎日倒産の後始末を続けているうちに心身のストレスがたまって疲労困ぱいし、とうとう結核が再発してしまいました。

今度の結核は若いときより軽症でしたが、心のなかの複雑なストレスが関係していたためなかなか治りませんでした。しばらく自宅療養をしても回復せず、どうにもならなくなったときにビワの葉温灸の先生に出会ったのです。

それで教わったとおりにすぐビワの葉温灸を始めると、全身に酸素が入って体に力がわいてきました。この療法は非常によく効き、母の体調は劇的に改善していきました。

母はこのときの体験を、「ビワの葉療法をやると体がとても楽になってほっとし、歩くのもやっとだったのがパッと道が開けたみたいにスカッとした」と述べています。

それで母は元気を取り戻し、倒産の後始末を一気に片づけてしまいました。再発した結核も治まり、レントゲンをとるときれいに消えていました（別著「マイナスもプラスに生きる」参照）。

それ以後、ビワの葉温灸が母の日課のひとつとなりましたが、この療法がご縁となってたくさんの方々との新しい出会いもありました。それで「あなたと健康社」の仕事も急速に発展し、災いが続いた人生が大きく変わっていったのです。

そのため母はビワの葉療法に深い感謝の気持ちがあり、この療法を徹底的に研究して皆さまにお勧めするようになりました。

手の大火傷がビワ葉できれいに治った

自然療法を推進する母に育てられた私は、小さいときから玄米菜食が基本で、それが当たり前と思って過ごしました。そのうえ生まれつき体が丈夫だったため、ほとんど病気になったことがなく、大人になるまでビワ葉のお世話になることはありませんでした。

母の子育ては生活態度や生活習慣には非常に厳しく、小さいときから自分のことは自分でやるように習慣づけられました。「人のために力をつくすことが最も大切」ということも、母から教えられた信条です。

もともと私は体を動かしているのが好きなタイプで、高校時代はラグ

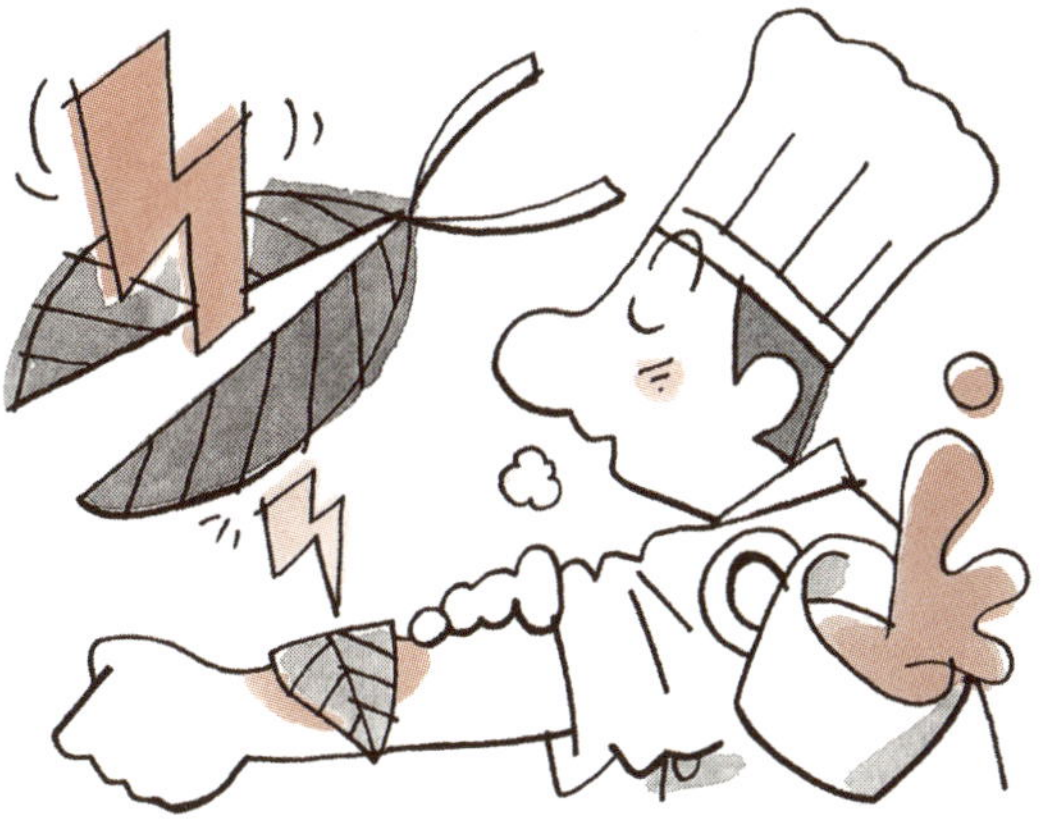

ビーに打ち込み、全国優勝も果たしました。学校を出ると日産自動車の修理部に就職しましたが、やがて縁あって今の妻と知り合い結婚しました。この縁組は、妻のご両親の願いを受け入れて私が妻の家に養子に入る形になり、名字も「望月」に変わりました。

　妻の実家は山梨で、レストランを営んでいましたが、ある日、調理場で仕事をしていたときに誤って沸騰したコーヒーを手にぶちまけてしまいました。手にかかった量が多かったので骨まで達するひどい火傷になり、激痛に襲われました。

　そのためすぐ母に電話をして治療法をたずねると、ビワの生葉のツルツルした面を肌に貼るように言われました。そのとおりにすると、最初のうちはズキズキする痛みがなかなかとれませんでしたが、1時間ほどするとスーッと痛みがとれました。

　しばらくして、体の熱でビワ葉が乾いてパリパリになるとまた痛み出したので、新しい葉に取り替えるため乾いた葉を外しました。その途端、ズキズキする激痛がまた襲ってきましたが、新しい葉を貼ると30分くらいで痛みが消えました。

　ビワ葉の取り替えを繰り返すうちに、やがて水ぶくれができてふくらみ、その中から新しい薄皮ができてくるのが見えました。母の指示どおり水ぶくれをつぶさないようにして、毎日ビワ葉の貼り替えを続けると2週間ほどで治り、きれいな手に戻りました。

ビワの葉温灸をやって失敗する人は少ない

　大火傷だったのにまったくケロイドも残さず、ビワの葉療法だけで治ったので私は驚嘆し、ビワ葉の薬効に目をみはりました。養子先の山梨の父もこの出来事に感激し、「使っていない山を開いて三千本のビワの木を植える」と言い出しました。

もちろん変な下心があるわけではなく、私が助けられた恩返しのつもりだったのです。それで私も協力し、大変な苦労をして三千本のビワを植えて大きなビワ園を作り、そこで採れたビワ葉とビワの種を「あなたと健康社」に送るようにしました。

その後、ビワ園の管理も私が引き受けることになり、現在は定期的に「あなたと健康社」にも出かけ、健康相談に来られる方々にビワの葉温灸のやり方をお伝えしています。

これまでに大勢の方にビワの葉温灸のご説明をさせていただきましたが、「まったく効果がなかった」という失敗例はまだ数えるほどしかなく、この療法のすばらしさを改めて実感しています。

ただ「患部だけでなく肝臓や腎臓、重要なツボにも温灸する」というビワの葉温灸の基本を守らないと、なかなかうまくいきません。なかには悪いところだけに温灸する人がいますが、このような場合は一時的によくなっても本当の回復ができないのです。

逆にビワの葉温灸をきちんと行って他の自然療法も上手に利用できる方は、ビワ葉の薬効と自然のエネルギーをいただいて大きな効果を上げています。

「あと2年の命」と言われた肺ガンで5～6年もご健在の方、「絶対治らない」と言われた膠原病《こうげんびょう》が治って元気になった方、「もうすぐ人工透析が必要」と言われた腎臓病が全治した方など、挙げればきりがないほどたくさんの方々が医師から見放されても自力で立ち上がり、新しい人生を切り開いています。

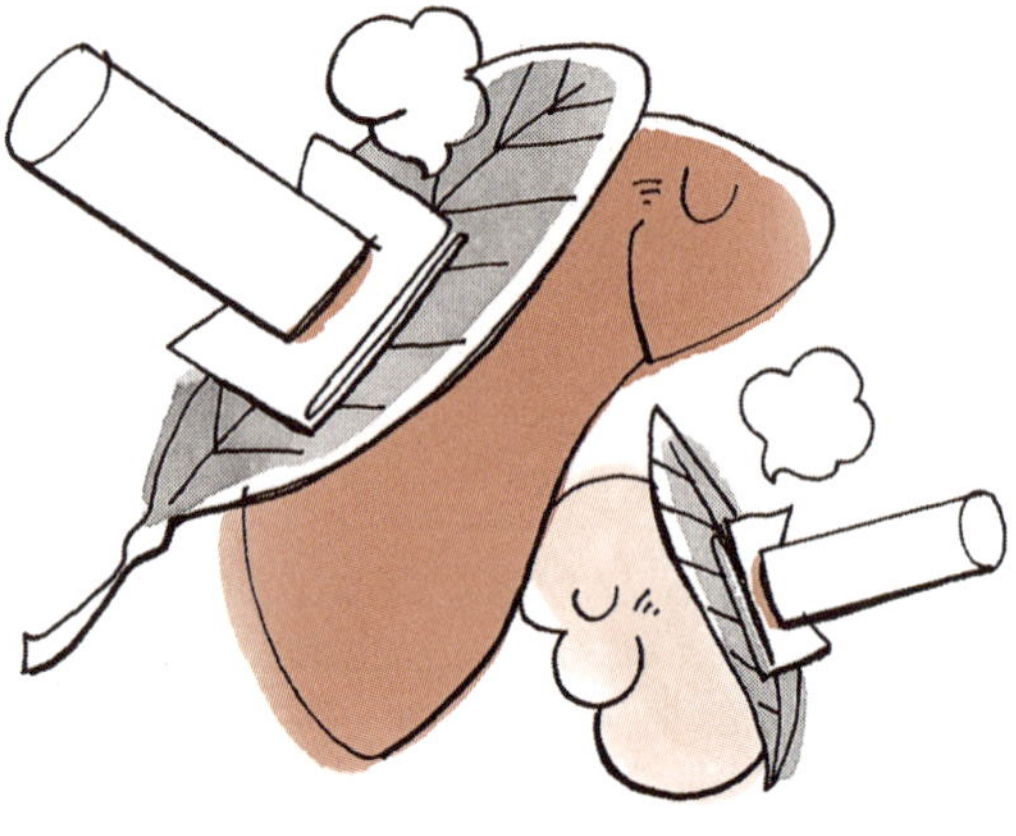

コラム1

アメリカで代替医療がブーム

代替医療は西洋医学（現代医学）以外の医療で、世界各地に伝わる民間医療や伝統医療、健康食品や特殊な食事療法、精神・心理療法、アロマテラピーなどさまざまな種類があります。

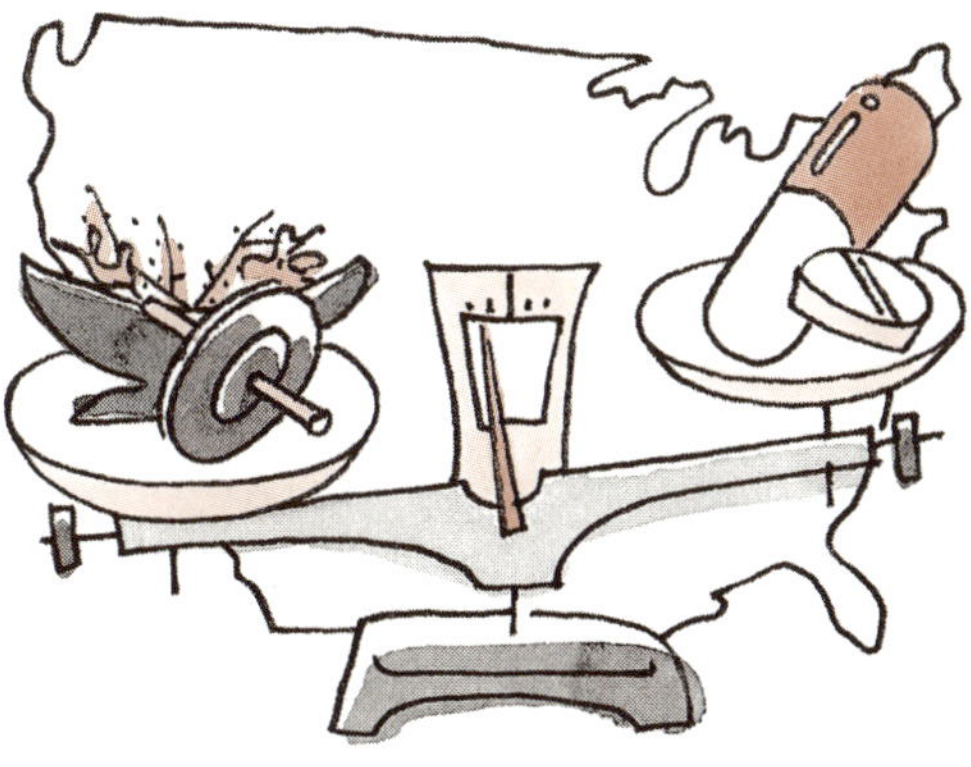

こうした代替医療は細菌による感染症こそ西洋医学に及ばないものの、それ以外の分野ではすぐれた効果を発揮することが少なくありません。

現在は先進国では西洋医学が普及していますが、その他の地域では伝統医療や民間療法を中心とする代替医療が広く行われており、世界全体でみると、西洋医学を受ける人より代替医療を受ける人のほうがはるかに多いのが実情です。

そのため国連では、代替医療の専門家を再教育して技術レベルを高めるなど、代替医療を上手に活用して世界全体の医療水準を引き上げる取り組みを進めてきました。

こうした代替医療は病気の予防や初期治療、慢性病の治療に役立つうえ、西洋医学のような重い副作用が少ないので、近年はアメリカやヨーロッパの先進国でも人気が高まり、一種のブームになっています（ヨーロッパでは「補完医療」とも呼ばれる）。

とくに、西洋医学だけでは充分治療できない進行ガンや治りにくい慢性病、難病などの場合は代替医療を併用することが多く、大きな役割を果たすようになっています。

そのため現在はアメリカ国内の医師の60パーセント以上が代替医療の効果を認めており、アメリカ人の半数以上が代替医療を利用しています。ドイツやイギリスでも、国民の60～70パーセントが西洋医学と代替医療の両方を利用するようになっています。

コラム2

代替医療には4つのタイプがある

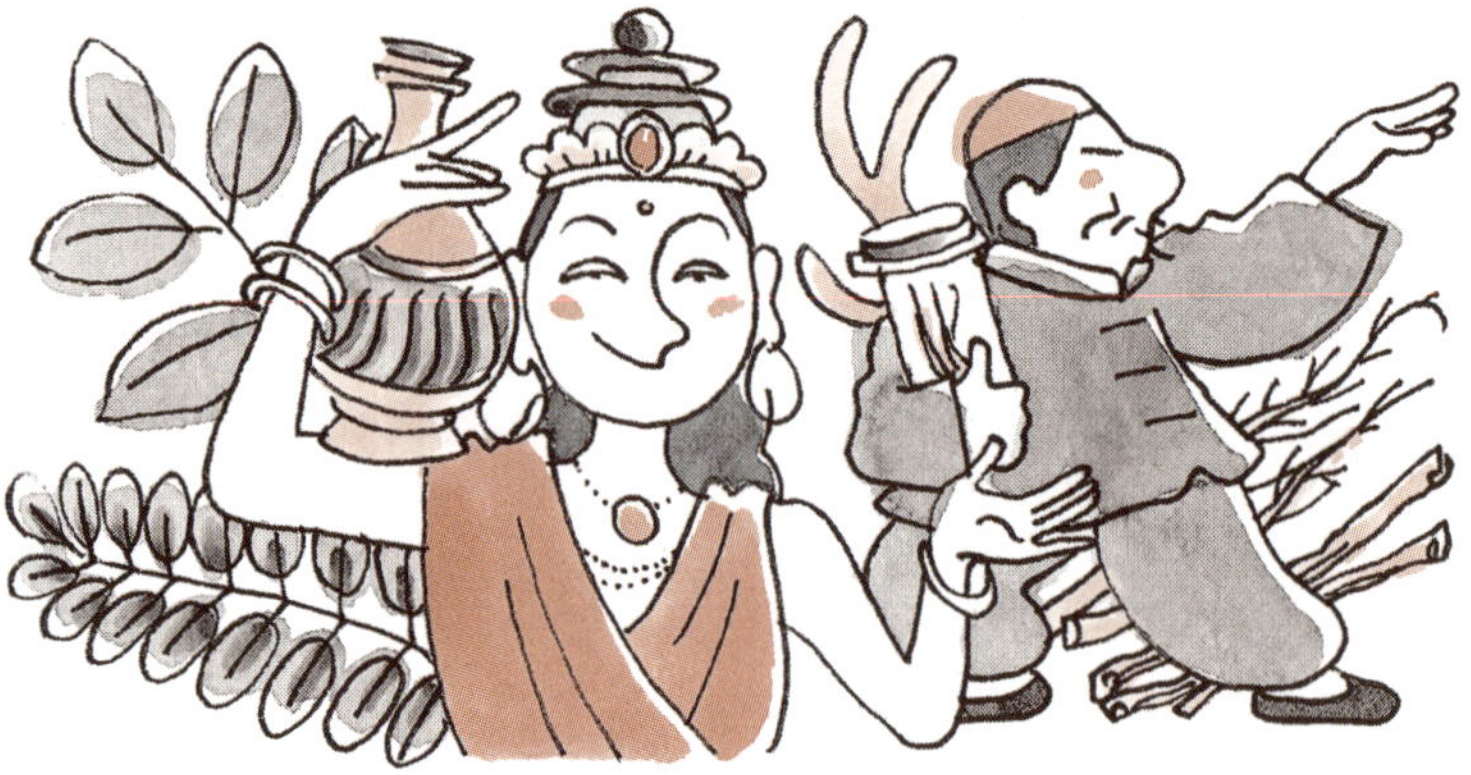

代替医療（補完医療）にはさまざまな療法がありますが、これを大別すると、①各地の伝統医療、②現代医学に対抗して作られた医学体系、③民間療法、④その他の心身相関療法という4つのタイプに分けられます。

各地の伝統医療では中国医学やインド医学が多用されるほか、アラビアのユナニ医学やチベット医学なども用いられています。

新たに作られた医学体系にも、ホメオパシーやカイロプラクティック、その他の種類があります。ホメオパシーは患者の症状と同様の症状を起こす薬をごく少量だけ使う穏やかな療法で、発熱に解熱剤を使うなど、患者の症状と反対の作用を持つ薬を使う現代医学とは逆の対応をします。この療法は比較的歴史が長く、実績が豊富でヨーロッパの王室でも多用されています。

カイロプラクティックは椎骨のずれを矯正する療法で、神経の圧迫を取り除いて体調を整えます。

一方、民間療法にはビワの葉療法のように昔から伝えられてきた療法と、新たに作られた療法があります。

その他の心身相関療法は①〜③以外の療法で、バイオフィードバック療法、音楽療法、アロマテラピー、催眠療法、光線療法、その他のさまざまな療法があります。

代替医療を行う病院や診療所では、患者さんの状態に合わせてこれらの療法からいくつかを選び、現代医学と併用して治療を進めます。

第2章
ビワの葉に宿る自然の秘密

1 ビワの木は「薬木の王様」と呼ばれた

ビワの薬効は昔から知られていた

ビワ（枇杷《びわ》）は、桃や梅、杏、桜などと同じ仲間のバラ科の常緑樹で、成長すると10メートルくらいの高木になります。

その葉は20センチほどの細長い楕《だ》円形《えんけい》で、厚くて硬く、表面は濃い緑で光沢があります。葉の裏面は、やわらかくて細かい褐色の毛が密生しています。

葉や果実の形が楽器の「琵琶」に似ているので、「ビワ」と呼ばれるようになったと言われています。冬に白い花が咲き、初夏に球形または卵形の黄色い実がなります。

原産地は中国南部やインドで、これらの地方では、昔からビワの木や葉にすばらしい薬効や癒《いや》し効果があることが知られていました。

今から三千年も昔のインドの「涅《ね》槃経《はんきょう》」という教典にも、「ビワの葉や枝、茎、根には大きな薬効があり、どんな病苦も癒す」と書いてあります。

そして、ビワの木のことを「大薬王《だいやくおう》樹《じゅ》」、ビワの葉のことを「無憂扇《むゆうせん》」と呼んで絶賛していました。

「大薬王樹」は最高の薬木、「無憂扇」は病気を治して憂《うれ》いを無くす扇（薬）といった意味があります。この当時から、人々の病苦を取り除くた

ビワの花と実

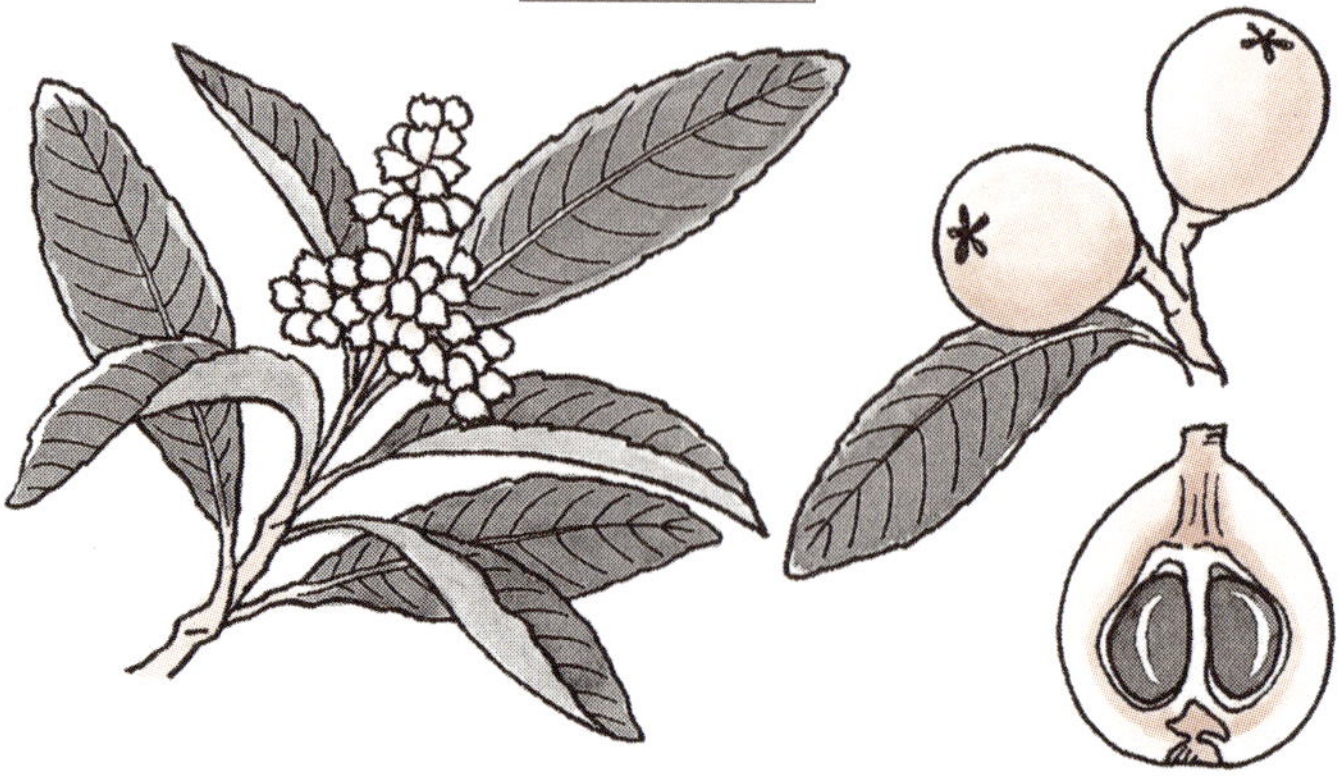

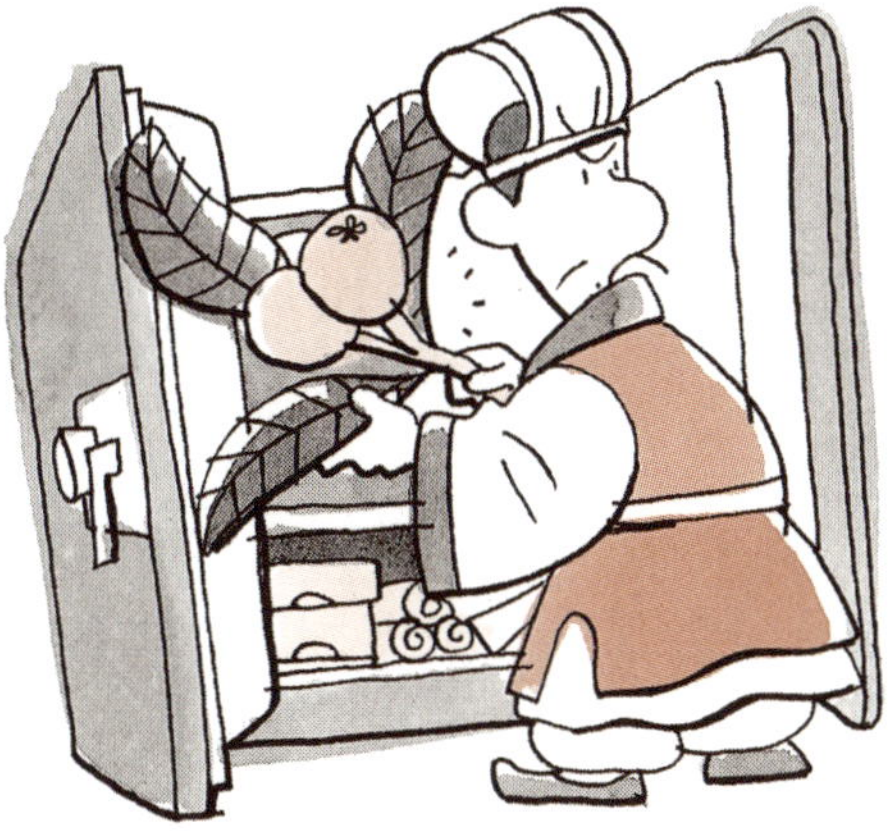

めに、ビワの木や葉が盛んに利用されたことがうかがえます。

当時のインドは古代文明が栄え、医学も発達していました。そのころ活躍した耆婆《きば》という名医は、麻酔を使って外科手術をしたと言われます。薬物療法も高い水準にあり、700種類ほどの植物の生薬をはじめとして動物や鉱物の生薬もたくさん使われていました。

そのようななかで、ビワの木や葉の薬効に最高の評価が与えられていたのです。

一方、お隣の中国でも昔からビワ葉を「枇杷葉《びわよう》」と呼び、貴重な植物性生薬として利用してきました。この「枇杷葉」に別の生薬を何種類か組み合わせて配合し、いろいろな漢方薬を作り出したことが知られています。

「枇杷葉」を配合した漢方薬には辛夷《しんい》清肺湯《せいはいとう》、枇杷葉散《びわようさん》、枇杷葉膏《びわようこう》、その他のいろいろなものがあります。辛夷清《しんいせい》肺湯《はいとう》は呼吸器の病気によく効く薬で、日本でもよく使われています。

中国の明の時代に書かれた「本草《ほんそう》網目《こうもく》」（16世紀末）という漢方の本には、「枇杷葉は胃腸の毒素を流したり、呼吸器の炎症を鎮める、顔のおできを治す、足のしびれや痛みを取り除くなどの薬効がある」と書かれています。

ビワの葉療法は仏教とともに伝えられた

日本にビワの木が入ってきたのは弥生時代のころと推測されており、やがて九州や四国に自生するようになりました。その後、奈良時代になるとビワの葉療法の知識が本格的に伝えられ、仏教医学のひとつとして広められました。

当時は仏教のお坊さんたちが熱心に医療活動を行い、そのときにビワの葉療法も活用されたようです。そのころ建てられたお寺にはビワの木が植えられ、お坊さんたちは仏教を布教するかたわら病気に苦しむ人々にビワの葉療法を行ったのです。

この時代には、中国をまねてわが

国にも律令制度がつくられました。しかし、国の制度が整えられても庶民の暮らしは貧しくなる一方で、奈良の都には帰る家もない貧民や病人があふれていました。

この光景に胸を痛めた光明皇后は、天平《てんぴょう》2年（730年）に病気で苦しむ人々を救済する「施療院」をつくりましたが、ここでもビワの葉療法が行われたと伝えられています。

このころ行われたビワの葉療法は、ビワ葉を火であぶり、熱いうちに患部にあてて摩擦するという素朴なやり方だったようです。

現代では病人の患部に直接ビワ葉をあてて治療するなどと言うと、何かインチキくさいように思う人もいますが、ビワ葉には実際に薬効があり、前に述べたように私自身も手の大火傷をビワ葉で治した経験があります。

ビワ葉にはいろいろな薬効成分が含まれているだけでなく、自然のエネルギーと「いのち」が詰まっています。それを上手にいただくことができれば、昔からの素朴な方法でもすばらしい効果が得られるのです。

ビワの木は「医者いらず」と言われている

ビワの葉療法はやがて全国に広まり、ビワ葉の使い方も各地でいろいろ工夫されていきました。

江戸時代にはビワ葉に甘草《かんぞう》、桂枝《けいし》などの生薬をブレンドした「枇《び》杷《わ》葉《よう》湯《とう》」という飲み薬が売り出され、京都や江戸で大人気になりました。これは夏まけや日射病、軽い食あたりなどを予防する薬で、行商人が大声で口上を述べながら売り歩いたと言われます。

この時代にはビワ葉だけを煎じた薬も売られており、皮膚炎の治療や美容のための入浴剤として使われていました。

このように、かつてはビワ葉が盛んに利用されていたので、今でもビワ葉にまつわる言い伝えが残っている地域がたくさんあります。

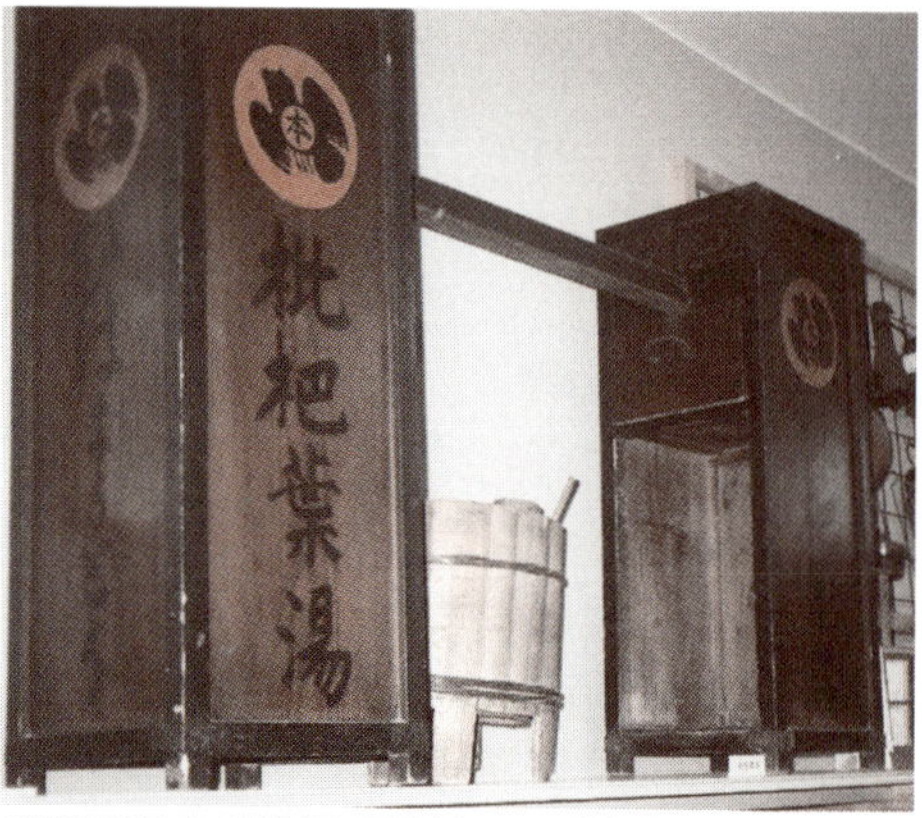

▲岐阜県郡上市の博物館に展示されている枇杷葉湯を売り歩いた箱

四国や千葉などでは「ビワの葉を口にふくんでいると船酔いをしない」ということを聞きますし、旅行のときに旅先での病気に備えてビワ葉を持参する習慣が残っている土地もあります。

また、ビワの木を「医者いらず」と呼ぶ地方もあれば、逆に「ビワを植えると病人が出る」という迷信もあります。

この迷信はビワの木があると、その葉を求めて病人が訪れるため生まれたようですが、どちらも病気にまつわる言い伝えで、昔からこの植物の特徴がよく知られていたことがわかります。

コラム3

日本の食用ビワは女性がつくった

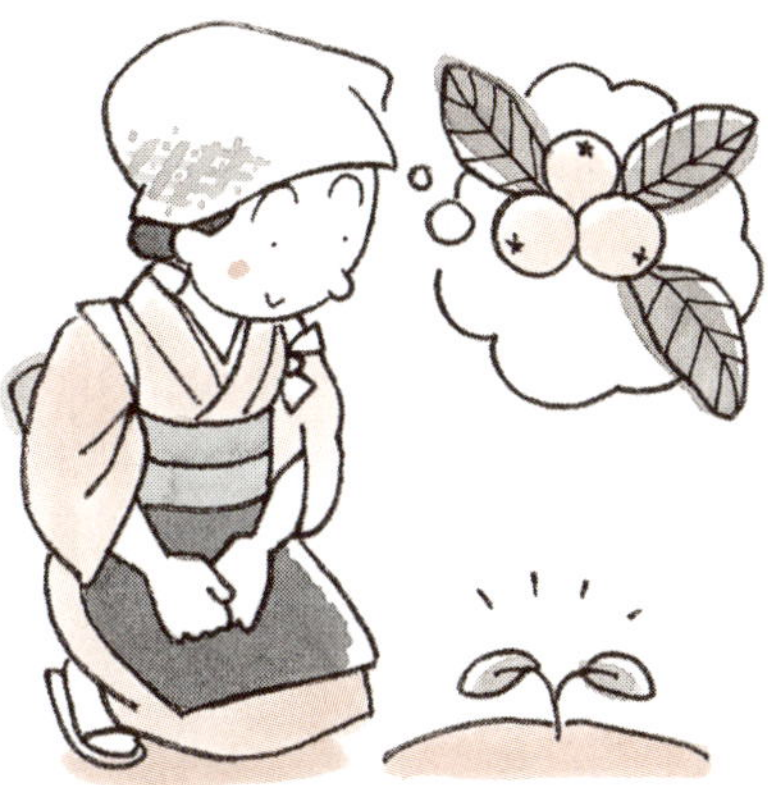

日本でも古くから九州や四国に野生のビワが自生していましたが、その当時のビワは現在のような卵形の果実ではなく、球形の小粒の実で味もよくありませんでした（果実が球形のタイプは「ヒワ」と呼ばれた）。

味のよい卵形のビワの実がなる現在の品種が登場したのは江戸時代の後半で、それ以後、日本でも食用ビワの本格的な栽培が始まりました。

この品種は、当時の中国南部から長崎に運ばれてきた「唐ビワ」の種子から生まれたもので、代官所に奉公していた〝おしお〟という女性が自分の家の畑にその種子を植えて育てたのが最初と伝えられています。

〝おしお〟が育てたビワは、やがて長崎地方で広く栽培されるようになります。これが日本の代表品種である「茂木」種の元祖で、長崎は国内最大のビワ産地になりました。

現在は「茂木」種だけでなく「田中・長崎早生・大房」などの品種もつくられ、栽培地も長崎だけでなく鹿児島、熊本、佐賀、愛媛、千葉などに広がっています。

2 ビワの葉療法の科学的な研究も注目されている

金地院のビワの葉療法が20万人を救った

わが国では、江戸時代までは針・灸《きゅう》・漢方薬などの東洋医学やさまざまな民間療法が医療の中心でしたが、明治以降は西洋医学が正式の医学として採用されたため、それ以外の療法は徐々に勢いを失っていきました。

ただし、第二次大戦前には抗生物質などの強力な薬がまだ少なかったので、西洋医学でも治せない病気がたくさんありました。そのうえ現在のような健康保険の制度もなかったので東洋医学や民間療法の人気も根強く、それで治療する人が大勢いました。

そのようななかで、昭和の初期（1920年代）になると改めてビワの葉療法が注目されるようになり、この療法を科学的に研究する動きも出てきました。

そのころ札幌の病院で西洋医学の診療を行っていた福島鐵雄博士（札幌鉄道病院物理科長）が行った研究もそのひとつで、静岡県の金地院（定光山金地院）という禅宗のお寺で行われていたビワの葉療法を調べて報告しました。

この療法は「金地院療法」と呼ばれるもので、火であぶったビワ葉を体にあてマッサージをします。金地院の河野文圭禅師という高僧が行い、医者から見放された難病や奇病の人を20万人以上も救ったと言われています。

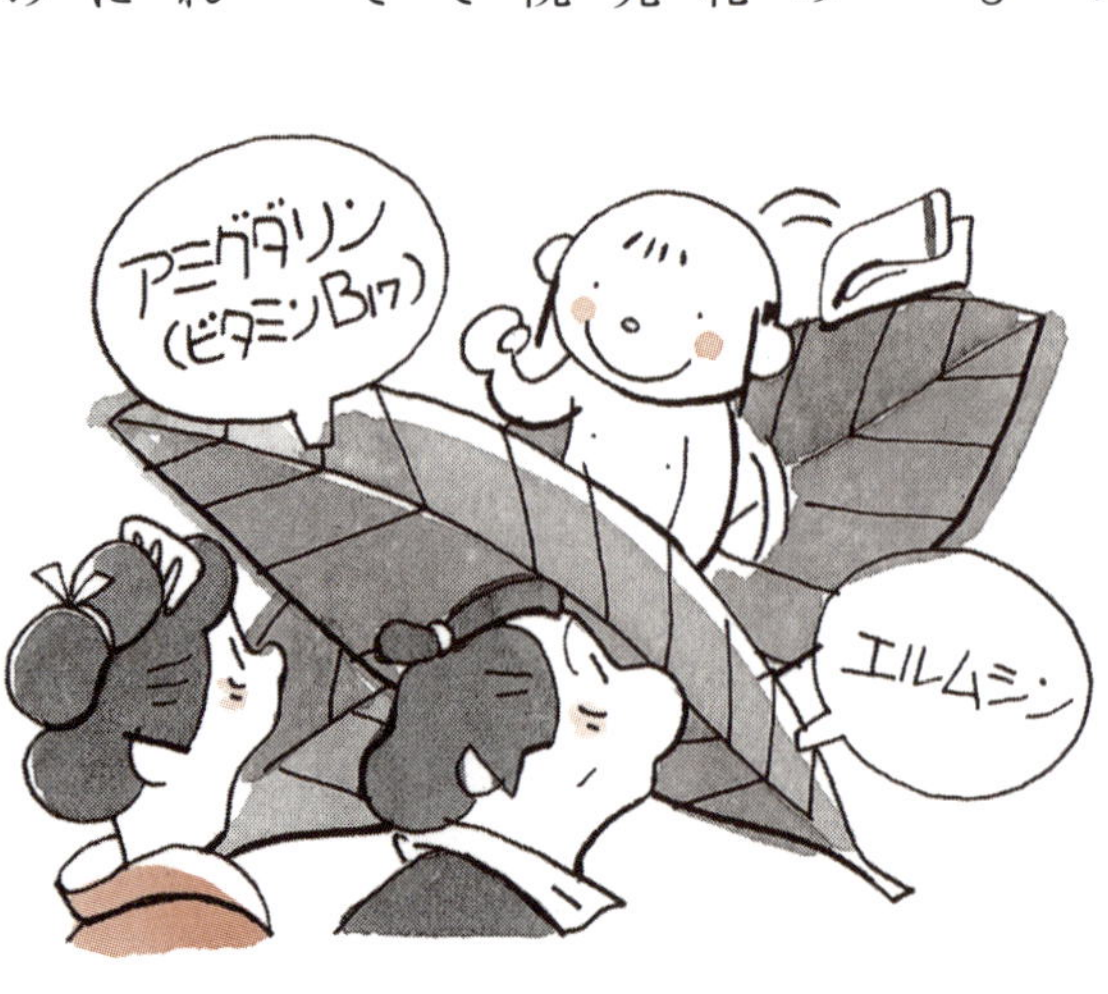

その噂を聞いた福島博士は河野禅師を訪ね、「金地院療法」の実態調査を始めました。

福島博士の報告には、そのとき目撃した驚くべき実例として、①結核による腹膜炎で硬く腫れ上がった少女の腹部が４～５分のビワ葉療法で綿のようにやわらかくなった。②子どものときの小児マヒで立つことができなかった女性が、河野禅師の治療により目の前で歩けるようになった。③結核で背骨や腰骨が化膿《かのう》し、お腹と腰の数カ所に膿が出る孔が開いて２名の患者がいずれもビワ葉療法できれいに完治した。④子どもの夜《や》尿症《にょうしょう》が２回のビワ葉療法で全快した。⑤消化不良で機嫌の悪い幼児が、ビワ葉で治療したあとすぐ機嫌《きげん》よく畳の上を這い回った。などの例が挙げられています。

福島博士は、このほかにもたくさんの治療を目撃し、その体験をふまえて「ビワの葉療法の効果は迅速《じんそく》で確実性があり、万病に効く」と結論づけています。

その科学的な裏付けとしては、ビワ葉に含まれているアミグダリン（ビタミンB_{17}）やエルムシンなどの薬効成分を挙げています（のちに精神的な要素にも注目した）。

ビワの葉マッサージ（金地院療法）

①ビワの葉を2枚用意する。

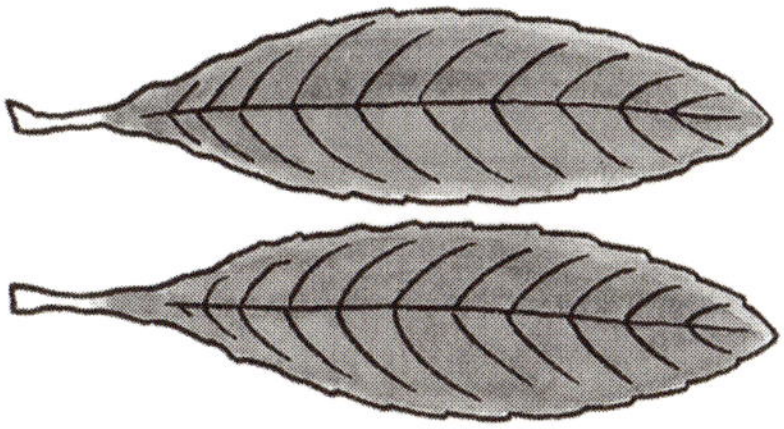

②光沢のある表面をとろ火にかざしこげない程度にあぶる。

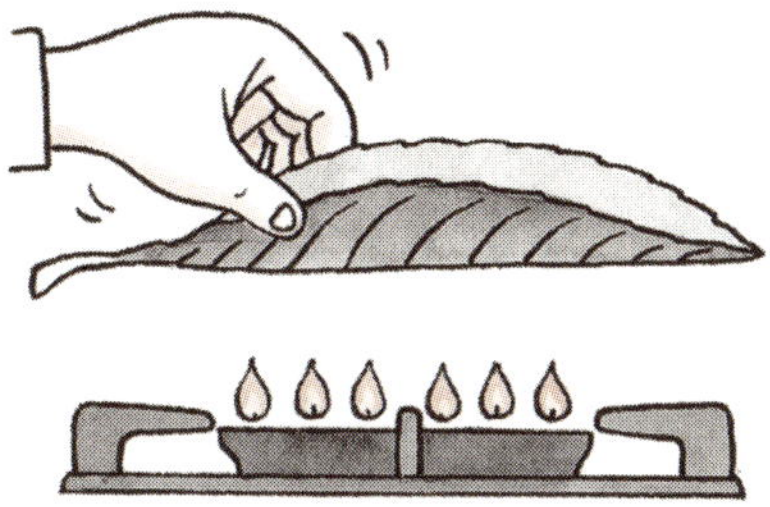

③2枚の葉の光沢のある面を合わせて10回ほどすり合わせる。

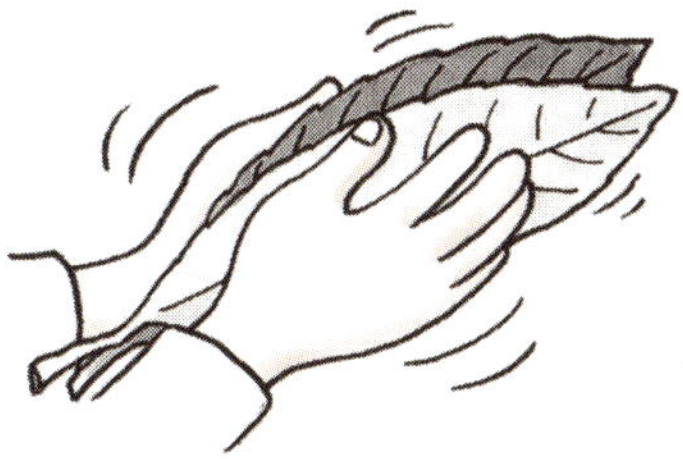

④熱いうちに皮膚に密着させて押しもむようになでる。

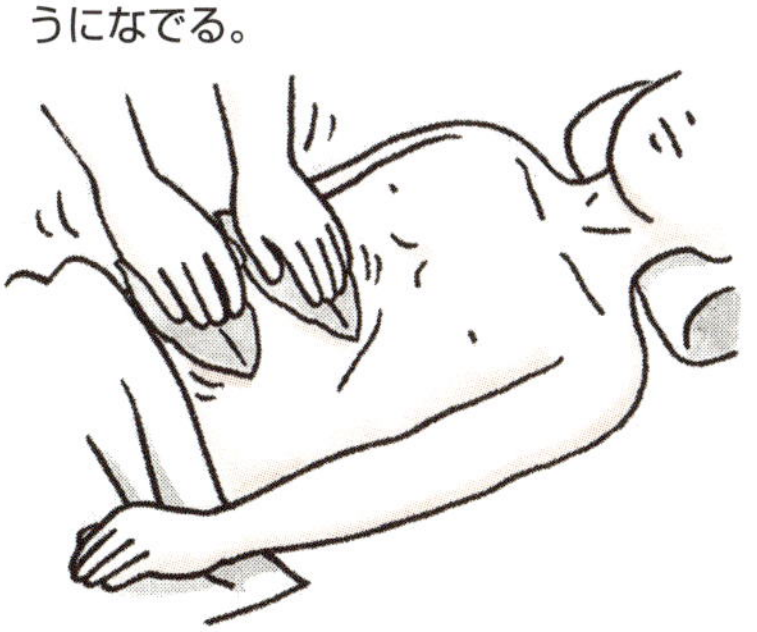

そして、ビワ葉を火であぶると、その熱でこれらの薬効成分が反応し合って微量の青酸（青酸配糖体《せいさんはいとうたい》）が発生し、それが皮膚を通して吸収されて大きな効果を発揮すると述べています。

このとき福島博士が取り上げたアミグダリンという成分は、当時はあまり注目されませんでしたが、その後30年近く経たのちに世界的な注目を集めるようになります。

気の力がビワの葉療法の効力を高めた

福島博士は最初の報告をした3カ月後に、再びビワの葉療法（金地院療法）の研究論文をまとめて発表しました。

このときは、金地院のビワの葉療法は、治療を行う河野禅師からほとばしり出る強い「気」の力によって効果が高められていると述べています。

河野禅師は長い間禅の修行を積み、「気」を養われたということですが、その「気」を込めて患者に接しており、それが「金地院療法」の驚異的な効力を生み出す力になっているというのです。

「気」の力などと言うと半信半疑になる人も多いと思いますが、「気」については、現代科学でもその働きが確かめられています。

河野禅師が行っていたビワの葉療法は、「気」の働きを考慮しないと理解できないほど強力で、驚くべき成果を上げていたのです。

ビワの葉療法で末期ガンの激痛が劇的に軽減

河野禅師の金地院療法は、東洋医学の権威である大塚敬節先生も実際に目撃しています。大塚先生は現代医学の医師ですが、北里研究所・東洋医学総合研究所の所長も務めた方で、東洋医学に関する数々の研究を残されています。

大塚先生が金地院を訪ねたのは福島博士が調査した6年後のことで、ご自分が担当された腹水のある末期ガン患者をビワの葉療法で治療してもらったところ、ビワ葉で2～3分お腹をさするだけで腹水が消えてしまいました。

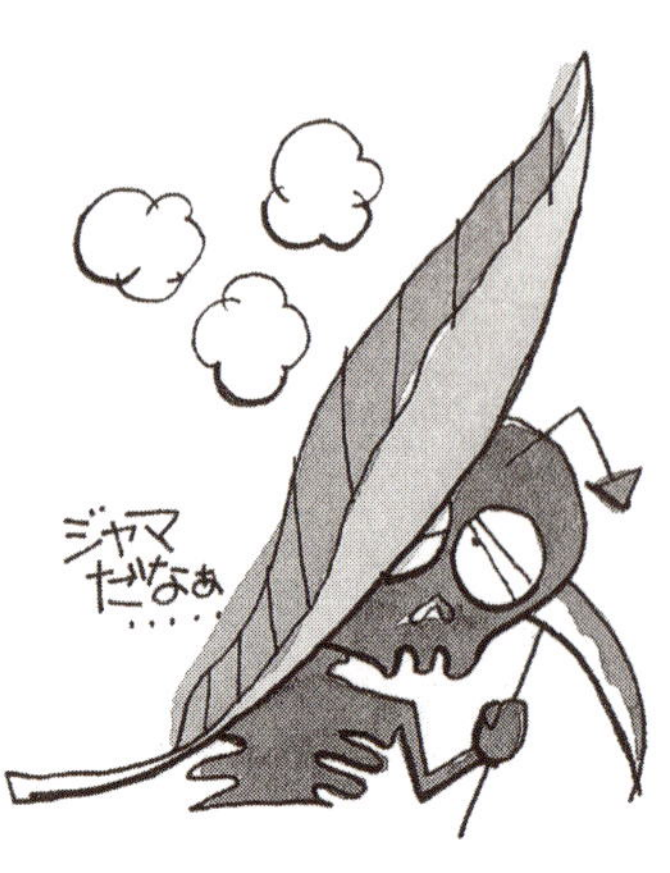

　ほかにも末期ガンで胸に激しい痛みがある患者さんが治療を受けましたが、この場合も、火であぶったビワ葉でお腹を温めるだけで痛みが劇的に軽くなったということです。

　結局、その患者さんのガンは治らず、しばらくしてから亡くなりました。しかし、大塚先生はそのときの鎮痛効果に非常に驚かれたようで、のちに「あの激しい痛みがビワの葉で軽くなったことは不思議であった」と述べています。

　金地院のビワの葉療法が大きな効果をあげる理由について、大塚先生は「ビワ葉の薬効のほかに、禅師の精神力が大きく働いているように思えた」と福島博士と同じような見方をしています。

　今となっては、金地院療法の驚異的な効力に河野禅師の精神力がどれほどの影響を及ぼしたのかわかりませんが、禅師から発散する「気」が患部に直接作用したというよりも、「気」の力を含めた禅師の人間性が患者さんの心に深い影響を与え、それが体の感受性を高めて、ビワの葉療法の作用をより強力なものにした可能性があります。

コラム4

日本のビワが世界に広まった

　ビワは温暖な気候を好む植物で、亜熱帯や温帯南部の地域に分布しています。しかし、寒さには弱く、日本でも埼玉県より北方の地域ではほとんど見られません。

　アジアが原産地なので、昔はアジア以外には分布していませんでしたが、明治時代以降に日本で品種改良された栽培ビワが南米や中近東などに伝えられ、世界各地で栽培されるようになりました。

　そのため、ビワの正式の学名は英語で「Ｊａｐａｎｅｓｅ Ｌｏｑｕａｔ」（日本産のビワ）と呼ばれています。

　現在ではブラジル、イスラエル、レバノン、ギリシャ、南イタリア、南フランス、スペイン、トルコ、アフリカ北部などでもビワが栽培されています。

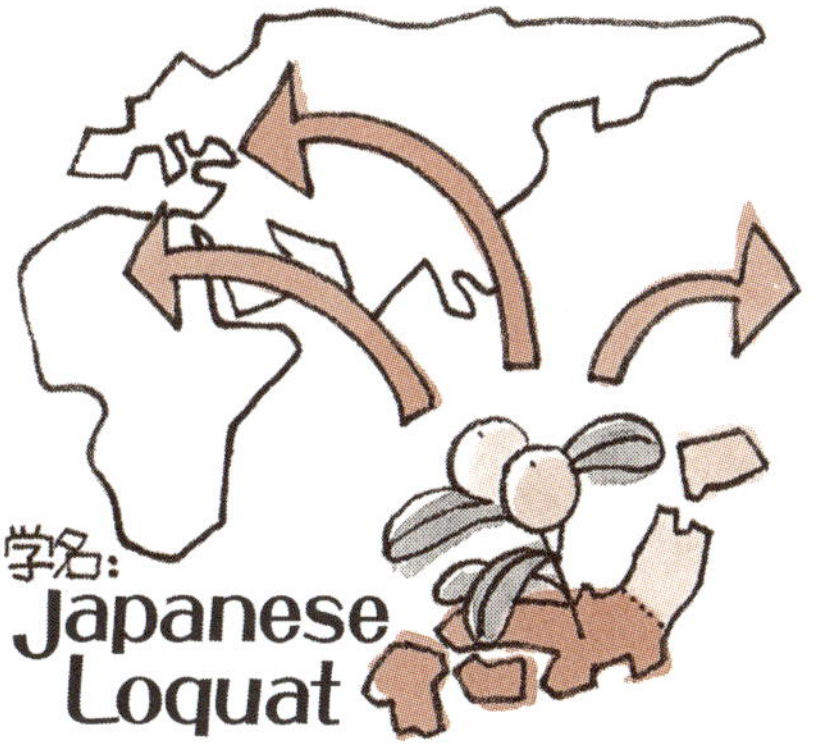

3 ビワ葉の薬効成分が再び脚光を浴びる

ビワ葉エキスの蒸気がうさぎの血液を浄化した

福島博士の研究の10年後には、大阪大学医学部の安田寛之博士がビワの葉療法の動物実験を行い、その成果を発表しました。

この実験はビワ葉のエキスを含んだ蒸気を発生させて実験うさぎの腹部に吹きつけるもので、うさぎは数匹用意し、すべて体毛を剃りました。

用意した実験うさぎは血液が酸性に傾いて濁っていましたが、ビワ葉エキスの蒸気を吹きつけるとわずか5分ですべてが弱アルカリ性に浄化されました。そして、骨組織もしっかりして、体内臓器も健康になってきました。

安田博士はこれを見て、ビワの葉療法の効果はビワ葉自体が持っている成分の作用と、体を温めることで強まる自己治癒力の働きによるものと考えました。

そして、これらの作用で酸性化していた血液が浄化されて弱アルカリ性に変化し、内臓や器官の働きが活発になり、体の抗病力が高められて健康になると結論づけました。

実際に人間の血液は本来は弱アルカリに保たれていますが、かたよった食生活や過労、ストレスの多い生活などによって酸性に傾きます。

その状態が続くと、ガンや慢性病などいろいろな病気になることが最近の研究でわかっています。安田博士の研究は、このような酸性血液の研究の先がけとなりました。

ペニスガンが消滅して健康な組織がよみがえる

安田博士の研究成果をふまえて、安田博士と恩師の片瀬教授はペニスガンの患者を探し出し、ビワの葉療法だけで治療してみました。

1日3回、毎回1時間ずつビワ葉の療法で治療し、1週間ごとに組織を取って写真標本を作りましたが、その写真が49枚になったときガン細胞は消滅し、健康な組織がよみがえってきました。

片瀬教授はこのほかにもビワの葉療法でガンの治療を試み、報告しています。余命少ない末期胃ガンの41歳の男性は、ビワの葉療法を毎日2回ずつ約3カ月続けたところ、ガンの進行が止まり、食欲が出て体重も減らなくなりました。

ところが、何らかの事情でビワ葉療法を1週間中止せざるを得なくなり、その間にガンが急に悪化して死亡してしてしまいました。

また、直腸ガンで手術後に再発した患者さんは、手術や放射線療法もほとんど効かなくなり、どうにもならなくなってビワの葉療法を始めました。

すると衰弱しきっていたのに奇蹟的に食欲が出て、だんだん血色がよくなり、睡眠、便通も順調になってきました。全身状態も少しずつ回復していき、4カ月後には職場復帰を果たしたということです。

このように、昭和の初期には現代医学の専門家の中にもビワの葉療法に注目する人が何人もいて、いろいろな試みが行われていたのです。

しかし、その後は戦争で社会情勢が変わり、戦後は現代医学全盛の時代を迎えました。そのためビワの葉療法は次第に忘れられていき、一時は表舞台から姿を消しました。

バラ科植物に含まれているアミグダリンとは？

福島博士が注目したように、ビワ葉にはアミグダリンという成分が含まれています。

アミグダリンは170年以上も前に発見された成分ですが、第二次大戦後は海外でこの成分の研究が熱心に進められ、注目を集めるようになりました。

この研究の中心になったのはアメリカ人の生化学者、エルネスト・

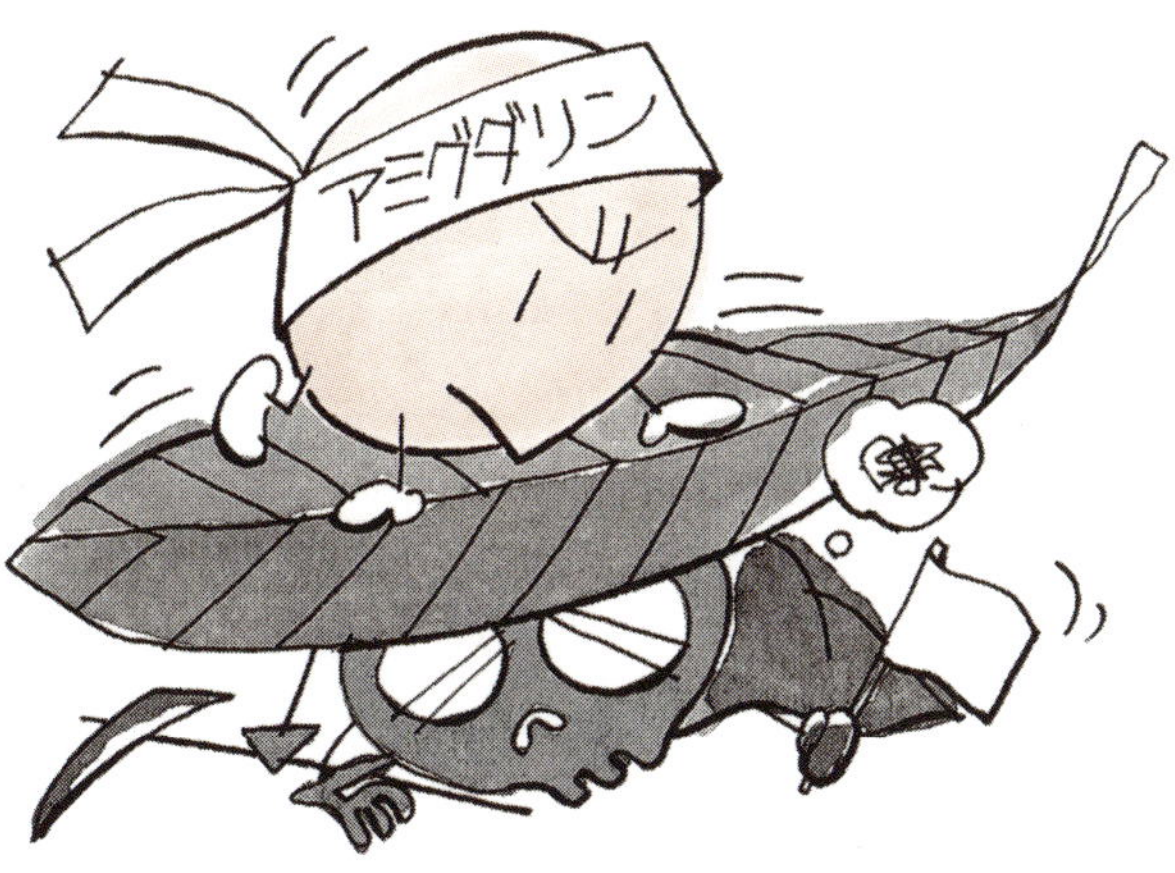

T・クレブス二世博士で、あるとき「中央アジアのフンザという長寿国にはガンになる人がほとんどいない」ということを知り、フンザで実地調査を行いました。

その調査で、クレブス博士はフンザの人々が毎日食べているアンズに含まれている特殊な成分に注目し、「レートリル」と名づけました。

この成分はビタミンと似た働きを持つためビタミンB_{17}とも呼ばれますが、これはビワ葉に含まれているアミグダリンと同じものであることがわかっています。

レートリル（ビタミンB_{17}）、つまりアミグダリンはアンズやビワだけでなく、同じバラ科植物の梅やプラムなどの種子にもたくさん含まれています。

ビワの葉には20ｐｐｍくらいのアミグダリンがありますが、ビワの種子にはその１０００～２０００倍という非常に大量のアミグダリンが含まれています。

クレブス博士はアミグダリンに強い抗ガン作用があることを突き止め、フンザの人々がガンにならないのはこの成分を毎日大量にとっているおかげと考えました。

アミグダリンはガン細胞を直接殺しながら、一方では栄養素（ビタミンB_{17}）としての働きで正常細胞を活発にし、自己治癒力を高めて間接的にガン細胞を殺します。つまり両面からガンを攻撃するため、非常に強力な抗ガン作用を発揮するわけです。

アミグダリンは体内で分解されますが、分解される過程で安息香酸という成分が作られます。安息香酸には強力な鎮痛作用があり、クレブス博士は「安息香酸の働きでモルヒネでも止められないほどのガンの痛みも和らげられる」と述べています。

自然の力を受け止めれば大きな効果が得られる

クレブス博士はアミグダリン（ビタミンB_{17}）の特徴をふまえて、この成分をガン患者に大量に注射してガンを治療する新しい療法を作り出し、その普及に務めました。

「ビタミンB_{17}がガンを治す」という本もまとめられ、日本でも翻訳版が出版されて注目されました。アメリカではこの療法（ビタミンB_{17}療法）が一時的にブームになり、ハリウッドの有名スターがこれでガンを治そうとして話題になったこともあります。

その影響もあり、日本でもアミグダリンを含んでいるビワ葉が見直さ

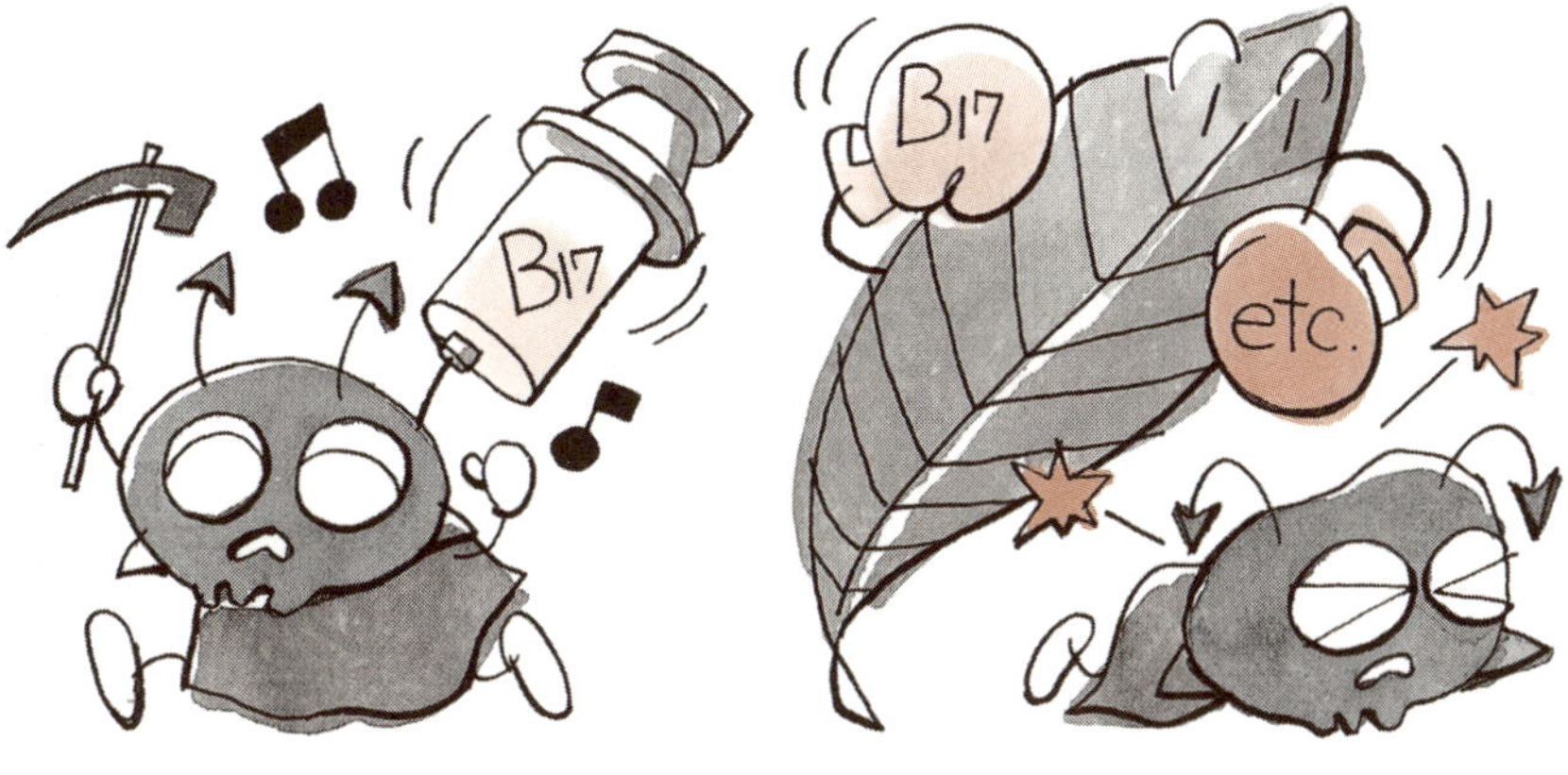

れ、ビワの葉療法がガンに効くのもアミグダリンの作用によるものと説明されるようになりました。

しかし、その後、アメリカの公的機関が改めてビタミンB_{17}療法を検証した結果、たとえ一時的にガンが改善しても実際には完治していないことがわかりました。

つまり、アンズやビワの種子から抗ガン作用の強いアミグダリンだけを人工的に取り出して大量に注射しても、充分な効果が得られなかったのです。

このような現代医学的な手法では、もとの自然の材料に宿っていた「いのち」が失われてしまうので自然の力が働くことができず、根本的な治療効果が得られません。

ビワの葉療法がすぐれた効果を発揮するのは、アミグダリンなどの薬効成分だけの働きではありません。ビワ葉は他の抗ガン成分や未知の物質も含めた無数の成分の集合体で、それぞれの成分が、人工ではできない絶妙のバランスで含まれています。

それこそが「いのち」を生み出した自然の力そのもので、ビワの葉療法ではビワ葉を丸ごと使うので、それを上手にいただくことができます。これはビワの葉療法だけでなく玄米食や薬草療法などの自然療法、つまり自然の材料を使うすぐれた民間療法はみな同じです。

自然療法は薬効成分を含む自然の材料の総合力、つまり、そこに宿る自然の力をいただいてすぐれた効果を得るのが特徴で、その点が人工的に薬効成分だけを取り出して使う現代医学との最大の違いになっています。

コラム 5

ビワの種子が肝硬変や肝臓ガンを防ぐ

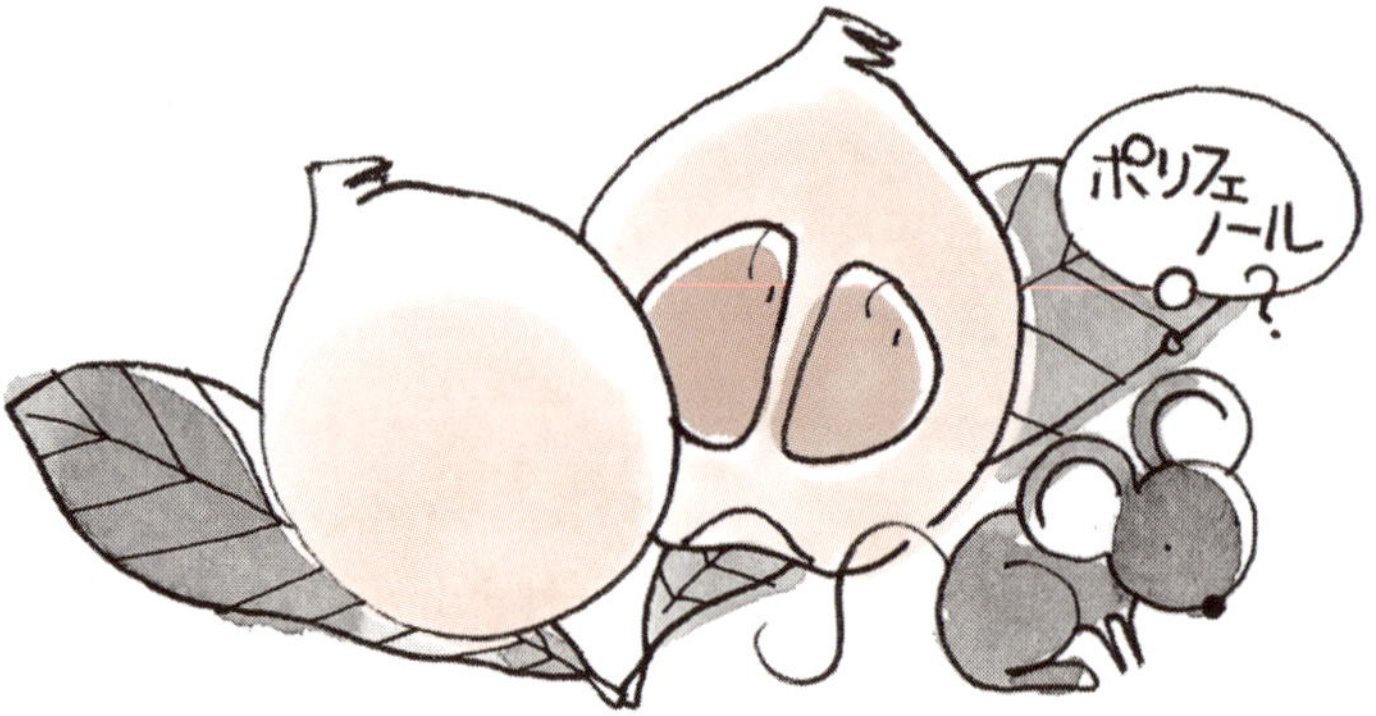

ビワ葉に関する最新の研究では、今まで知られていなかった新しい薬効成分も見つかっています。これは岡山大学薬学部のグループが行った研究で、ビワ葉のポリフェノール成分のなかにすぐれた抗ガン作用を持つ物質が何種類もあることが明らかにされました。

ポリフェノール類というのは、植物の葉や実が時間とともに褐色調になるのに関係する成分で、たくさんの種類があります。

ビワ葉のポリフェノール類はまだわかっていないことが多く、今回の研究でも新たに30種類以上の物質が発見されています。ビワ葉には、まだ未知の物質がたくさん含まれているものとみられ、今後も新たな薬効成分が見つかる可能性があります。

そのほか、ビワの種子から作ったエキスにも肝臓を守る強い働きがあることが明らかにされています。これは高知医科大学のグループが発表したもので、動物実験ではビワの種子から作ったエキスを投与すると1週間で肝臓の状態が大幅に改善されました。

現在はまだ研究段階ですが、将来、このエキスが実用化されれば肝臓ガンや肝硬変などの重い肝臓病の治療や予防に役立つものと期待されています。

4 ビワの葉温灸には指圧やお灸の作用もある

ビワの葉温灸はツボの知識が役に立つ

ビワの葉療法には、金地院療法のように体にビワ葉をあててさするだけの素朴な療法だけでなく、ビワ葉に生姜湯やゆでこんにゃくを併用するビワ葉の温湿布、ビワ葉のエキスを作って塗るか湿布するエキス療法、体にあてたビワ葉の上から温灸するビワの葉温灸などいろいろな療法があります。

温灸の方法

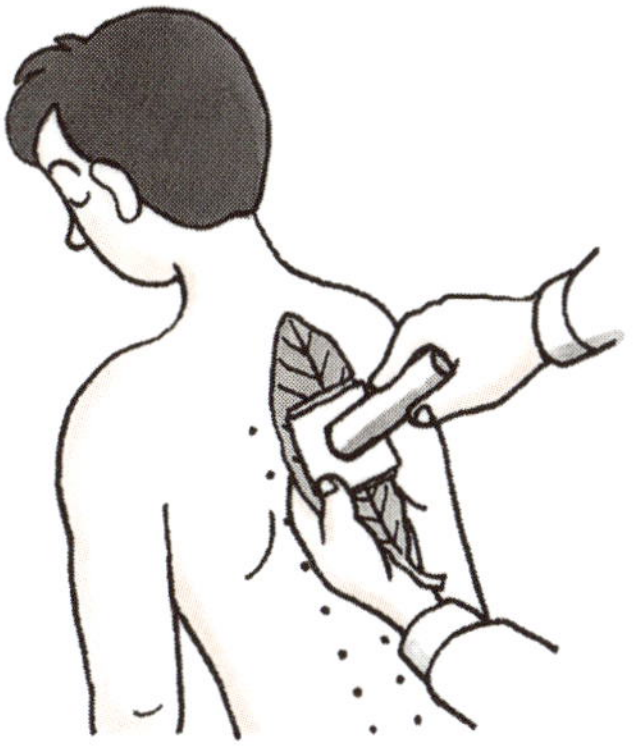

　これらのビワの葉療法には抗ガン作用や鎮痛作用だけでなく、血液浄化作用や殺菌・抗ウイルス作用などもありますが、ビワ葉の温灸の場合は、ビワ葉の働きだけでなく指圧やお灸などの東洋医学的な効果も得られます。そのため効力がとくに高く、最近は最も利用されるようになっています。

　ですからビワの葉温灸を始めるときは、東洋医学の簡単な知識を頭に入れておくとわかりやすくなります。ビワ葉の温灸では悪いところだけでなく背中やお腹、手足の特効ツボにも温灸するので、東洋医学の考え方やツボや経絡《けいらく》の知識が非常に役立ちます。

東洋医学は体と心の全体を治療する

東洋医学は漢方薬やあんま・はり・灸《きゅう》で病気を治療したり、気功や生薬を使う食膳など鍛練や食事の工夫で心身を整えるもので、中国の伝統的な医療が土台になっています。

　そのため西洋医学とまったく別の考え方をしており、病気に対する見方や治療方針も違います。

体の中はみんなつながっている

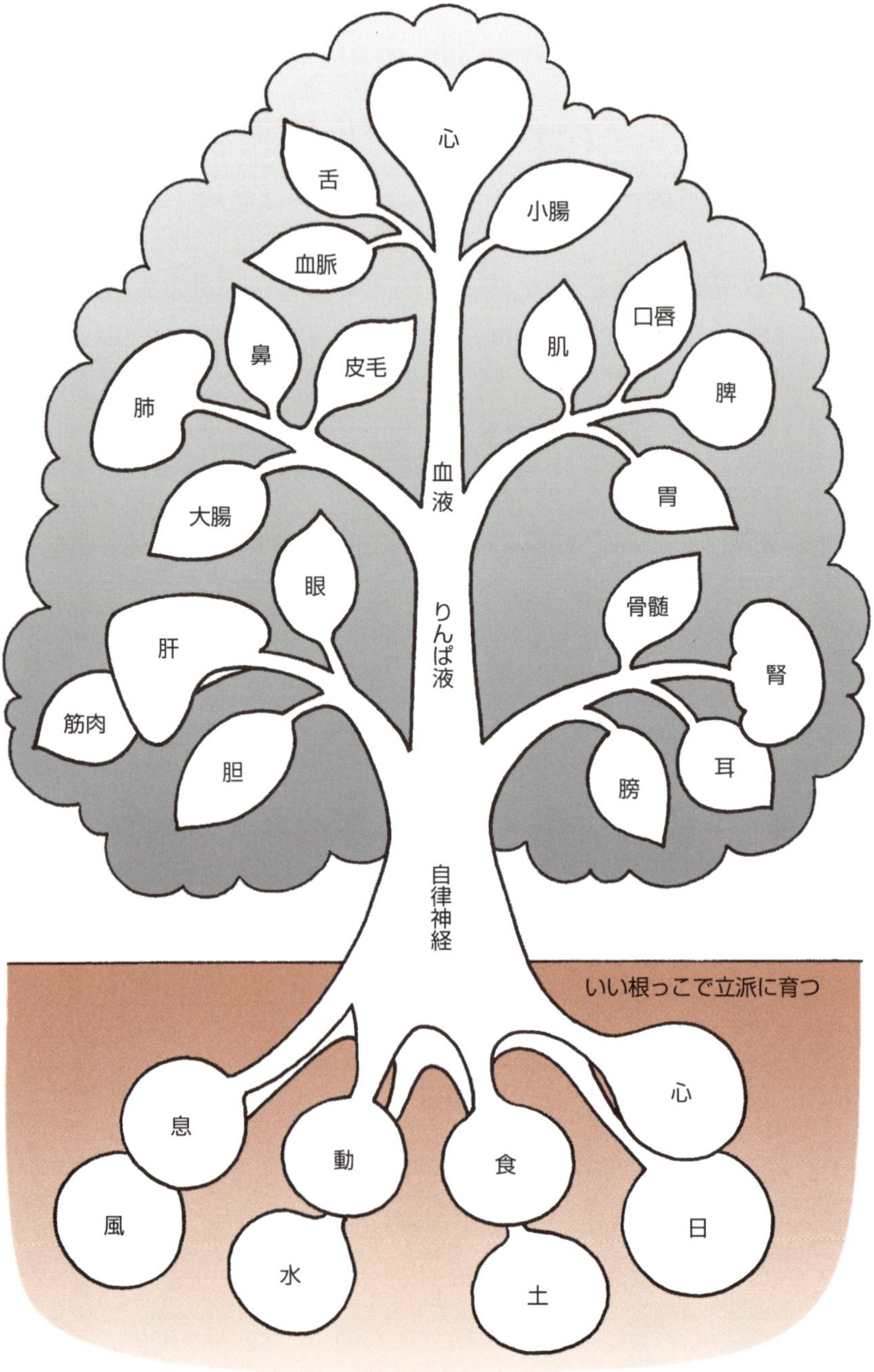

西洋医学では病気になった悪いところだけを治療するのがふつうですが、これは人体を一種の精密機械のように見ているためで、「不調の場所はそこの部品だけを修理するか取り替えれば元通りになる」という考え方が土台にあります。

これに対して東洋医学では人体をひとつの「自然」と見ており、体のどの部分もすべて互いに影響し合って生命活動を営み、心もそれにつながっていると考えます。

だから体のどの部分も体と心の全体と関係しており、病気を治すときも、悪いところだけを対象にするのではなく、体と心の全体を整えることを目指します。

つまり西洋医学が病気だけを見るのに対し、東洋医学は病人全体を見るわけです。そのため西洋医学は「病気を治す医学」、東洋医学は「病人を治す医学」とも言われます。

でも「自然療法は、病気を治すのは自然の力で、病人は病気に学ぶ」という考え方は、ビワの葉療法などの自然療法と共通しています。自然療法の場合も、体と心の全体を治すことが目標となります。

実際に体の中はいろいろな内臓や器官が別々に働いているのではなく、すべてつながっていて、心もつながっています。ですから病気の悪いところだけを治そうとしても、きちんと治すことはできません。それは、重い病気や難しい病気になるほどはっきりしてきます。

体内では気が絶えず流れて循環している

東洋医学では、体の健康を保つためには気《き》と血《けつ》を整えることが大切と考えています。気と血というのは生命活動のエネルギー源で、体内では気と血が絶えず循環し、いろいろな内臓や器官、筋肉などに送られてその働きを支えています。

気は生まれつき体内に持っているものと、食事の栄養から作られたり大気から吸い込んで補給されるものがあります。気が正常に供給されていれば「元気」ですが、気が不足したり異常になると自己治癒力や抵抗力が落ちて「病気」になります。

気は目に見えないので、「想像上のもの」と言われたこともありますが、最近は科学的な研究が進められ、電磁波の一種で実際に存在すると考えられるようになっています。

血は気が物質になったもので、体の成分になったり、全身に栄養を与

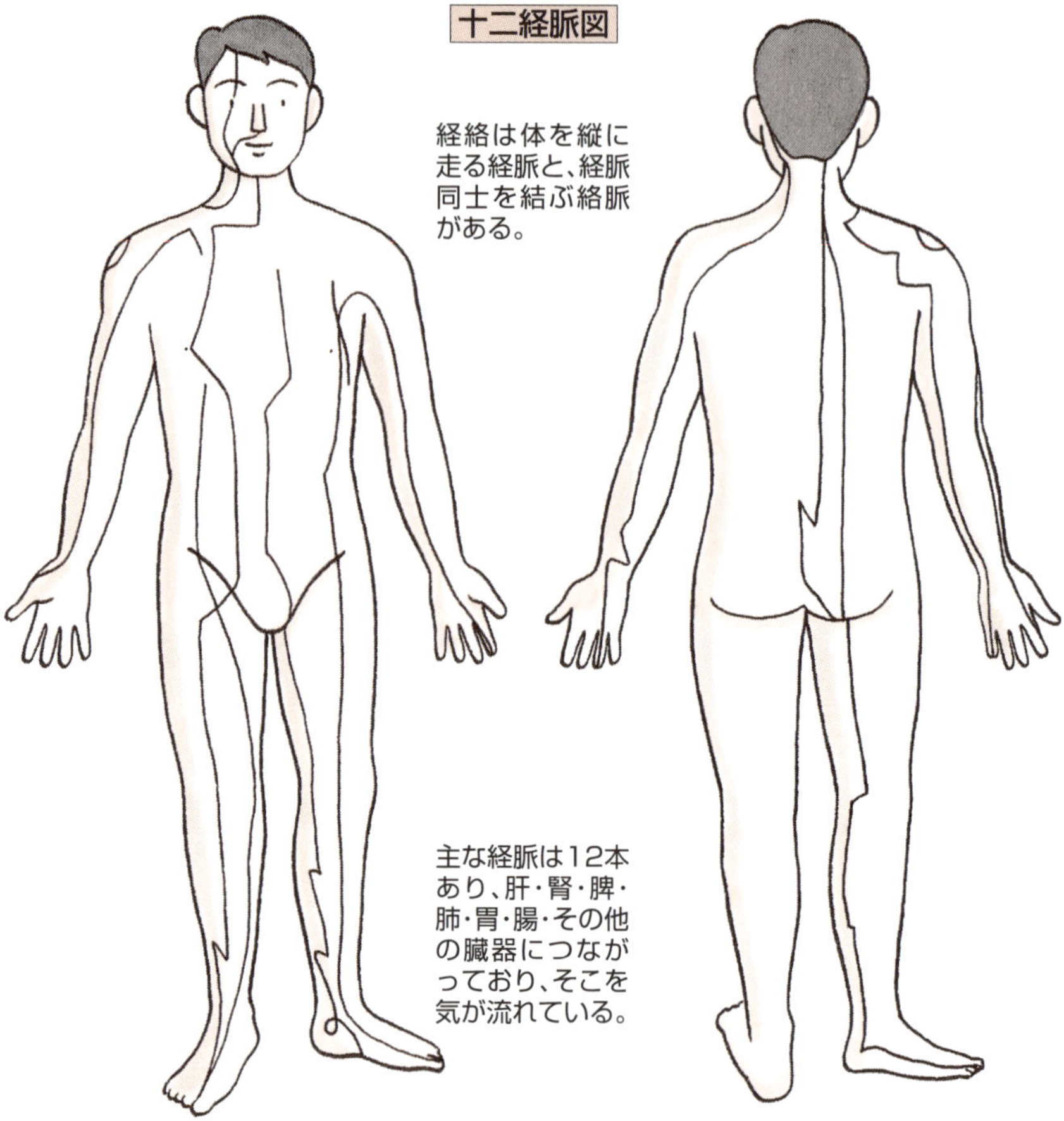
十二経脈図
経絡は体を縦に走る経脈と、経脈同士を結ぶ絡脈がある。
主な経脈は12本あり、肝・腎・脾・肺・胃・腸・その他の臓器につながっており、そこを気が流れている。

えます。気の助けを得て体内を循環しています。

最も重要なのは気で、体内では専用の通路を流れています。この気の通り道が「経絡《けいらく》」と呼ばれるもので、気は絶えずここを流れて循環しています。

気の流れが乱れたり不足すると病気になる

経絡は、主に皮膚の下の浅いところを頭から手足まで縦に走っています。その本流は下から上へ流れるものが6本、その逆の流れが6本で、全部で12本あり（ほかに2本の特殊な経絡と支流がある）、それぞれがいろいろな臓器や器官につながっています。

ちなみに東洋医学では人体には6つの重要な臓器（肝・腎・脾・

心・肺・心包《しんぽう》）と、それに協力する空洞状の6つの臓器（胃・小腸・大腸・胆・膀胱・三焦《さんしょう》）があると考えています。12本の経絡は、これらの臓器のどれかにつながっているのです。

体内の経絡は互いに接続しており、体のあちこちまで気がめぐっています。

たとえば肝につながる経絡は「肝経《かんけい》」と呼ばれ、足先から出てお腹を通り肝に至ります。そして肝から出て胸部にむかい、そこで肺につながっている別系統の経絡（肺経《はいけい》）に接続します。

これらの経絡を流れる気が停滞したり、逆流したり、不足すると内臓や器官の働きが悪くなっていろいろな症状が出たり、病気になると考えられています。

ツボを刺激すると気が整えられて元気になる

経絡の上には、ところどころに「ツボ」（経穴《けいけつ》）と呼ばれる場所があります。これは気の出入口とされる場所ですが、内臓の状態を敏感に反映する性質があり、内臓に異常があると、しばしばしこりや圧痛が現れます。

たとえば腎の疲れがひどくなると、腎につながっている経絡（腎経《じんけい》）の上にあるツボ（湧泉《ゆうせん》、照海《しょうかい》、その他）のどこかが痛んだり、しこりができたりします。

このように内臓の異常が遠く離れた場所にあるツボに伝わるので、逆にツボを刺激すればそれが内臓に伝わります。

その結果、刺激された経絡や内臓の気の流れが整えられるため、内臓の働きが活発になって病気と戦う抗病《こうびょう》力《りょく》や自己治癒力が強まり、病気や症状が改善されます。

こうしたツボの働きは、現代医学の実験でも確かめられています。経絡についても、「空想の産物で実在しない」と言われていましたが、最近の研究で、電気的なエネルギーが伝わるルートが体内に存在することがわかってきました。

また、ツボを刺激すると体に薄紫色の細長い筋が浮かび上がる特殊な過敏体質の人がごくまれにいて、その筋が経絡とほぼ一致することも報告されています。

全身にはこのようなツボが365カ所にあると言われており、私たちがお伝えしているビワの葉温灸でもとくに重要なツボを取り上げ（95頁～参照）、そこに温灸することをお勧めしています。

また、気を養う丹田《たんでん》呼吸（腹式呼吸）などを続けると呼吸が整えられ、新鮮な酸素も取り入れられます。それで血液の浄化も進むので、これもお勧めしています。

温灸には鎮痛作用やグローミュー再生作用もある

東洋医学の針や温灸には、すぐれた鎮痛作用もあります。これはツボの刺激でモルヒネのような作用をもつエンドルフィンという物質が体内で作られるためで、この働きを上手に応用したのが中国で広く行われているハリ麻酔です。

ハリ麻酔では、大手術をするときも麻酔薬をいっさい使いません。それでも患者さんはまったく痛みを感じず、手術中もふつうに看護婦さんと話をしています。この光景は初めて見ると衝撃的ですが、ハリの鎮痛作用の大きさをよく示しています。

温灸の場合はツボ刺激だけでなく、温灸の熱の作用で体内に特殊な物質ができたり、小さなストレスが生じるため、免疫力が高まって抗病力も強くなります。

また、温灸に使うよもぎのもぐさは熱の伝導率が高く、よもぎの薬効成分も影響して熱の浸透力が非常に強力になり、体の奥まで熱が伝わります。だから温熱効果が高く、痛みをやわらげたりガン細胞を破壊する効果が得られます。

このほか、ビワの葉温灸にはグローミューの再生効果があることもわかっています。グローミューというのは動脈と静脈をつなぐバイパスの働きをするミクロの微小な血管で、全身のいたるところに無数に存在します。

この血管は非常に細いので体調の影響を受けやすく、食生活が片寄っていたりストレスが強いとすぐ壊れて消えてしまいます。そして、それがひどくなると生活習慣病や慢性病をおこしたり、病気が悪化してしまいます。

ですから食生活を改めたり体によい運動を続けて体調を整え、グローミューを守ることが大切ですが、血行をよくする温冷浴もグローミューを再生する効果が高いと言われています。

また、ビワの葉温灸も温灸を断続的に続けるので温冷浴のような働きがあり、毎日続けると全身のグローミューを再生したり活発にする効果が得られます。

このように東洋医学には、西洋医学にない独特の働きがあります。しかも重い副作用がほとんどないので、自然療法を行うときも上手に利用することが大切です。

グローミュー

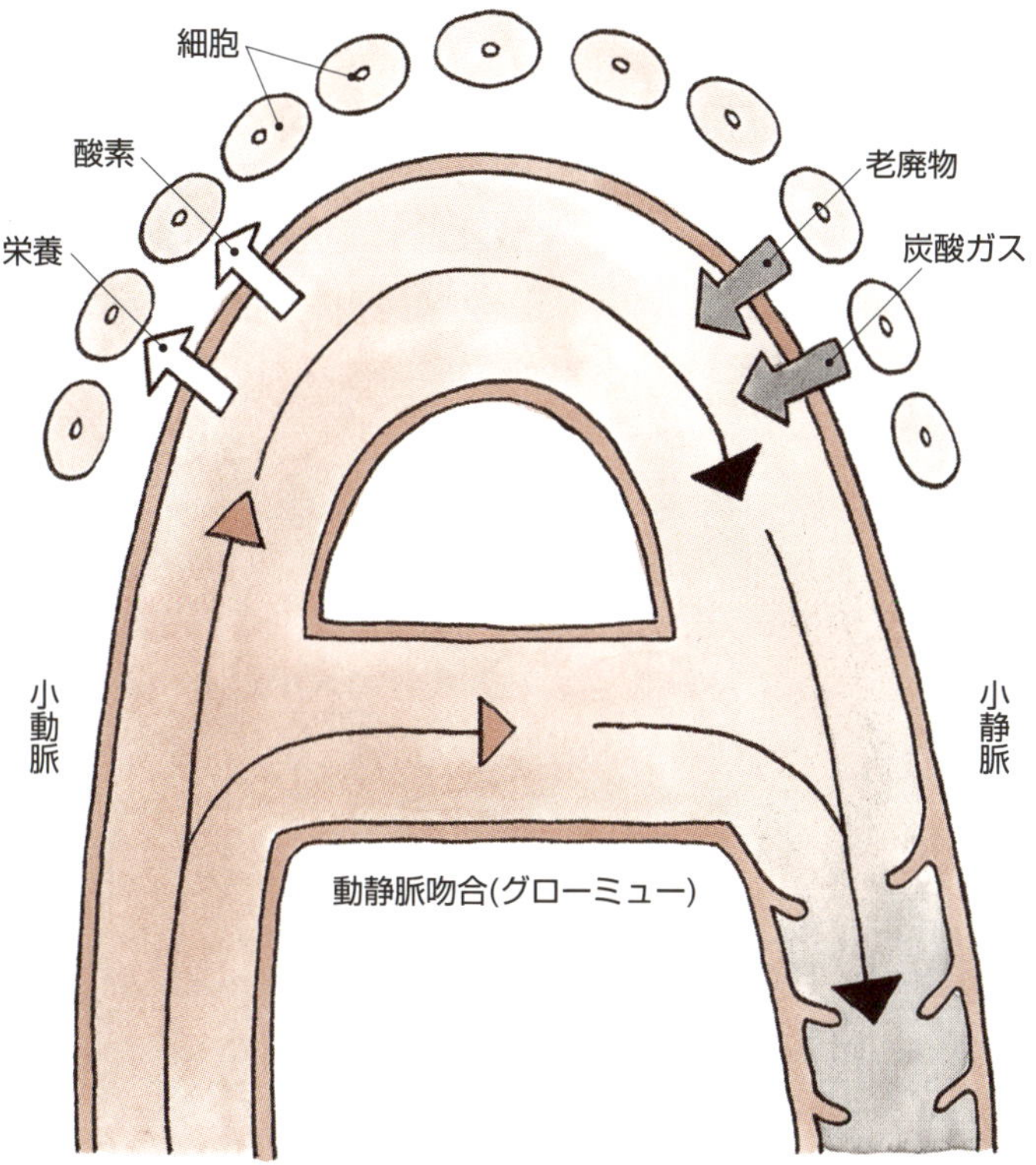
細胞
酸素
栄養
老廃物
炭酸ガス
小動脈
小静脈
動静脈吻合(グローミュー)

5 治りにくい病気には自然療法が最も効果的

治りにくい病気は「病気の根」が深い

ビワの葉温灸は東洋医学的な作用も加わるので効力が高く、とくに良性の病気や痛みをともなう病気、比較的軽い症状には非常に効果的です。

もちろん慢性の病気や難しい病気にもよく効きますが、この場合はビワの葉温灸だけでなく、玄米食による食養など他の自然療法を併用することをお勧めします。

慢性の病気や難しい病気は「病気の根」が非常に深く、症状や病変があるところは単なる「枝葉」に過ぎません。「生活習慣病」という言葉もあるように、こうした病気は毎日の暮らし方や生き方の悪いところが長い間に蓄積して病気の土台になってるのです。

もちろんアレルギー体質や糖尿病体質、ガン体質など、生まれつきの体質が関係していることもありますが、そうした遺伝的な要素も毎日の生活状態によって大きく左右されます。

たとえばアトピー性皮膚炎や花粉症の原因になるアレルギー体質は、その人の家系が受け継いできたと考えられますが、実際にこれらの病気が急増したのは、急速に都市部が広がって生活環境と食生活が激変したこの20～30年のことに過ぎません。

それ以前はアトピー性皮膚炎や花粉症はほとんど見られませんでした。たとえ遺伝でアレルギーの素因を受け継いでいても、毎日の生活がアレルギーを招くような内容でなければアトピー性皮膚炎や花粉症にはならないのです。

これは糖尿病体質やガン体質などもみな同じで、遺伝的な素因があっても毎日の生活がきちんとしていれば発病する恐れはあまりありません。

ですから、治りにくい病気は生まれつきの体質より毎日の生活で生じた「病気の根」、つまり病気を招くような不自然な生き方で作られた不健康な体質と心のひずみが最大の問題で、健康になるためにはそれを根本から改める必要があります。

ところが現代医学の場合は体の悪いところ、つまり病気の「枝葉」を治療対象にするので、使う薬も特定の症状や病状だけに効くものが中心になります。

こうした薬は一時的に病気を抑えるのに役立ちますが、慢性病の「根」となっている不健康な体質を変える働きはないのでいつまでも完治しません。

たとえ食事療法や運動療法を併用して生活を改めても、病気をコントロールするのが目的で、全治させることはできません。

病気が全治しないので強い薬を死ぬまで飲み続けなければならず、肝臓や腎臓にも大きな負担がかかります。

これに対してビワの葉温灸の場合は、悪いところだけでなく肝臓や腎臓にも温灸するのでその機能が回復し、体調がよくなります。

これに他の自然療法を上手に併用すれば相乗効果が得られるうえ、体の感受性もよくなるためビワ葉の作用に反応しやすくなり、治療効果がさらに高まります。

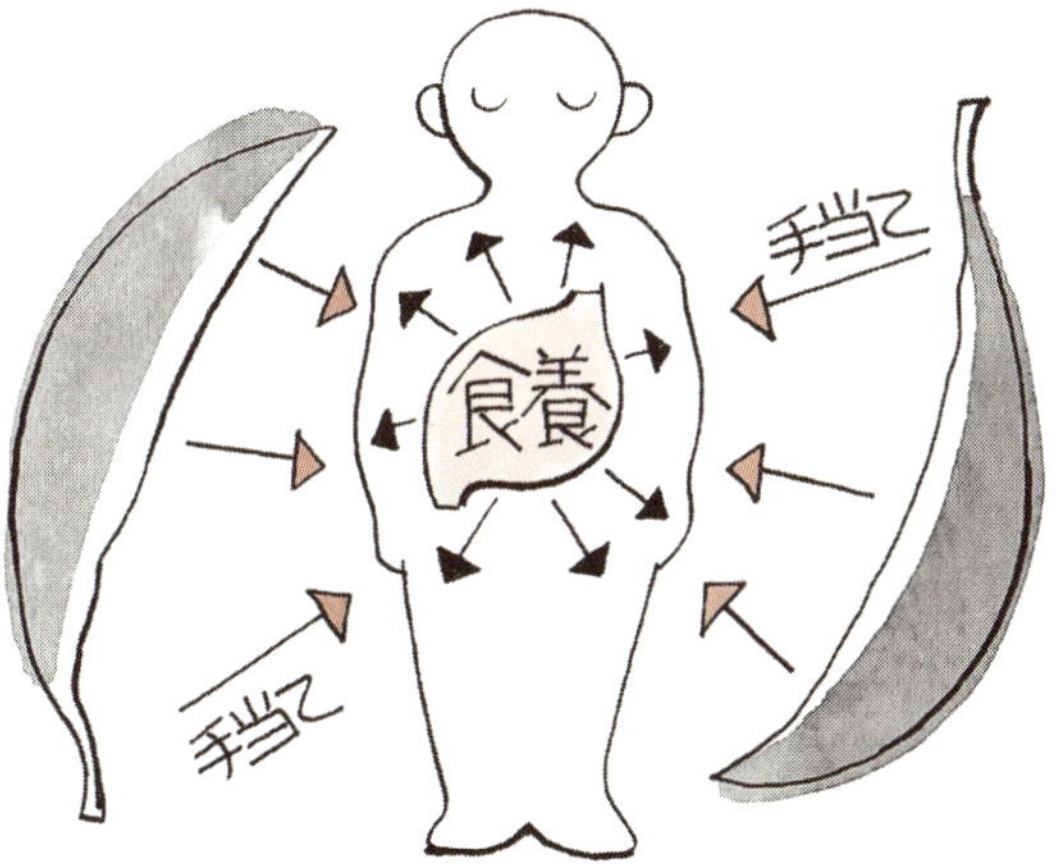

それで病気の根になっている不健康な体質が徐々に作り変えられていくので、治りにくい慢性病でも大きな効果が期待できます。

自然療法には「手当て」と「食養」がある

自然療法というのは、ビワ葉など自然のエネルギーが豊富な材料を利用する療法で、ビワの葉療法をはじめとして玄米自然食その他のいろいろな種類があります。

これらの自然療法には、体の外側から働きかける「手当て」と、体の内側から働きかける「食養」の二つのタイプがあります。

手当てはビワの葉療法が基本です

が、ほかにも生姜温湿布、こんにゃく温湿布、すぎな療法、芋パスター、その他の療法があります。

自然療法の「手当て」は、患部だけでなく肝臓・腎臓・脾臓にも行うのが特徴で、ビワの葉温灸では背中やお腹、手足のツボにも行います。

肝臓と腎臓は体の浄化槽で、血液を浄化したり毒素を流し出す働きをしていますが、病気が長びいている人は毒素がたまって血液が汚れているので肝臓や腎臓が弱っています。

ですから自然の材料でそこを手当てすれば活力が出て、浄化機能が回復して体調がよくなってきます。肝臓の働きは精神面にも影響があるので、肝臓が回復すればイライラや不安が治まるなど精神状態もよくなります（自然療法の詳細は第3章以降を参照）。

脾臓も体を守る働きをしていますが、病気が長びくと疲れて腫れてくるので、やはり手当てが必要です。ビワの葉温灸で背中やお腹、手足のツボを刺激するのも、内臓の働きを活発にしたり、気力を高めるのに役立ちます。

一方、体の内側から働きかける自然療法の「食養」は最も根本的な食事療法で、玄米を主食にして、副食は自然の野菜や豆類、薬草などを上手に利用します。

玄米にはイノシトール、ベーターシステロール、ガンマーオリザノールなどのすぐれた有効成分と白米にはない豊富な栄養成分が含まれているので、体内にたまった毒素を流し出し、全身の細胞を新生させます。神経にもよく効き、神経系を整えて強化します。

副食も肝臓や腎臓に負担をかける動物食品や砂糖、人工添加物などが含まれていない食材を使うので、内臓の疲労がとれて浄化され、機能が回復します。

このように手当てと食養をうまく併用すれば、体の外と内の両方から自然のエネルギーをいただけるので、体と心のすみずみまで作用を及ぼすことができます。それで内臓や血液が浄化され、慢性病のもとになった体質が少しずつ変わっていきます。

自然療法を併用して ビワ葉の効果を高める

ビワの葉療法に他の自然療法を併用すると体調と神経が整えられるので、体の感受性、つまり治療に対する反応もよくなります。その影響でビワ葉療法の効果が高まるうえ、他の療法への反応もよくなり、総合的な治療効果が上がります。

体の感受性は体や心の状態によって変わりますが、病気が長びいている人は治療に対する反応が低下しがちです。このような場合は、ビワの葉療法を行ってもその作用が浸透しにくく、治療効果が不安定になりかねません。

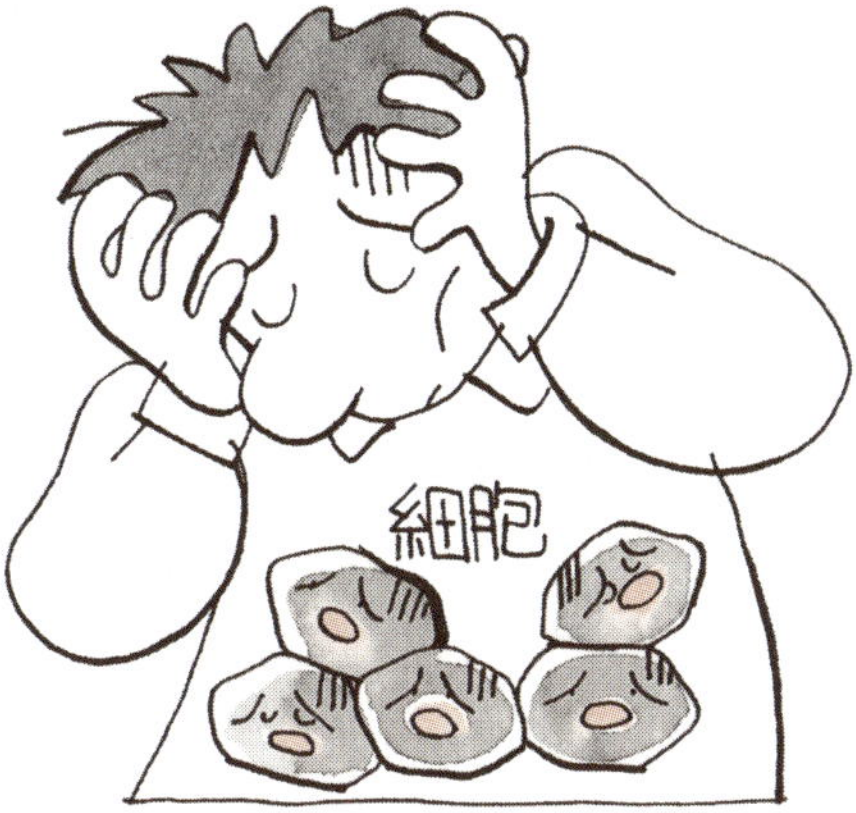

また、最初のうちはビワの葉療法がよく効いても、ビワの葉療法だけを長期間続けていると体がなれてきて反応が鈍くなり、効き目が落ちてくることが少なくありません。

これはビワの葉療法だけでなく現代医学でもよく見られる現象で、長期間ひとつの療法や同じ薬だけを続けていると、たいていは効き目が悪くなってきます。

こうした事態を防ぐためにも、ビワの葉療法に食養など他の自然療法を上手に併用し、できるだけ体調を整えて体の感受性が落ちるのを防ぐことが大切です。

心が暗いと神経が詰まって硬化する

治療に対する体の反応は、心の状態にも左右されます。心は神経とつながっているので、心が暗かったりひずみがあると神経が詰まって硬化してしまいます。気力が低下したり不安が強いような人も同じで、神経の働きが悪くなります。

神経は細胞を動かしますから、心に問題があると細胞の働きも悪くなって体調がなかなか回復せず、治療に対する反応も低下して思うように効果が上がりません。

もともと慢性病や難しい病気になったのは、不自然な生活を続けて「病気の根」を作ったためですから、そうした人は心の状態にも何らかの問題があります。

毎日の気持ちのもち方だけでなく、ものの見方や考え方、判断力などにもどこかに悪い点があったため、不自然な暮らし方や生き方を続けてもあまり抵抗感がなく、積極的に改めようとせずに続けてきたのです。

ですから自然療法で「病気の根」を根本から治そうとするときは、そうした自分の姿をきちんと見つめ直して改めていかなければなりません。

つまり、自然療法では自分の心の問題点を見つけてそれを改める「心治し」も大切で、それが進めば神経も整えられて強化されます。それで体の反応がよくなるので、必ず治療効果が上がります。

ところが自然療法を始めても、なかには病状や症状など病気の「枝葉」の治療、つまり「病気治し」だけにとらわれてしまい、「心治し」を忘れてただ病状や症状の変化に一喜一憂する人も見られます。

こうした人は体の感受性がなかなかよくならないので、自然療法をやっても自然のエネルギーを充分いただけず、一時的に病状が改善してもいつまでも完治できません。

このように心のあり方が病状に大きな影響を及ぼすので、病気になったのをただ悲観するのではなく、自分を見つめ直すよいきっかけにして前向きに自然療法に取り組むことが大切です。

長年、自然療法の普及に努めてきた母がよく言うように、「病気は治すものでなく、自分を見つめ直して学ぶもの」でもあるのです。

自然療法は驚異的な治療実績を残している

自然療法を通じて不自然な生き方を改め、「心治し」にも取り組めば、体内にはびこった「病気の根」が変わり始めるので大きな効果が期待できます。

「あなたと健康社」ではこのような考え方で自然療法をお勧めしており、実際に大きな実績を上げています。

以前、「あなたと健康社」を通じて自然療法を始めた人にアンケートを行ったときも、回答者の8割近くが「治癒または好転」と答えています（調査対象は「自然療法実施者」から無作為で抽出／アンケート総数：１５６０名／回答者：６６３名／無回答者・住所不明者：８９７名）。

もちろん、なかには悪化したり病気が進行して亡くなった人もいますが、そのような例はごく少数で、5%程度にすぎませんでした。治らなかったのは、自然療法をきちんと実行しなかった人です。

アンケートの回答がなかった人もいますが、たとえその人々が全員よくならなかったと最悪の事態を想定しても、

「あなたと健康社」アンケート結果

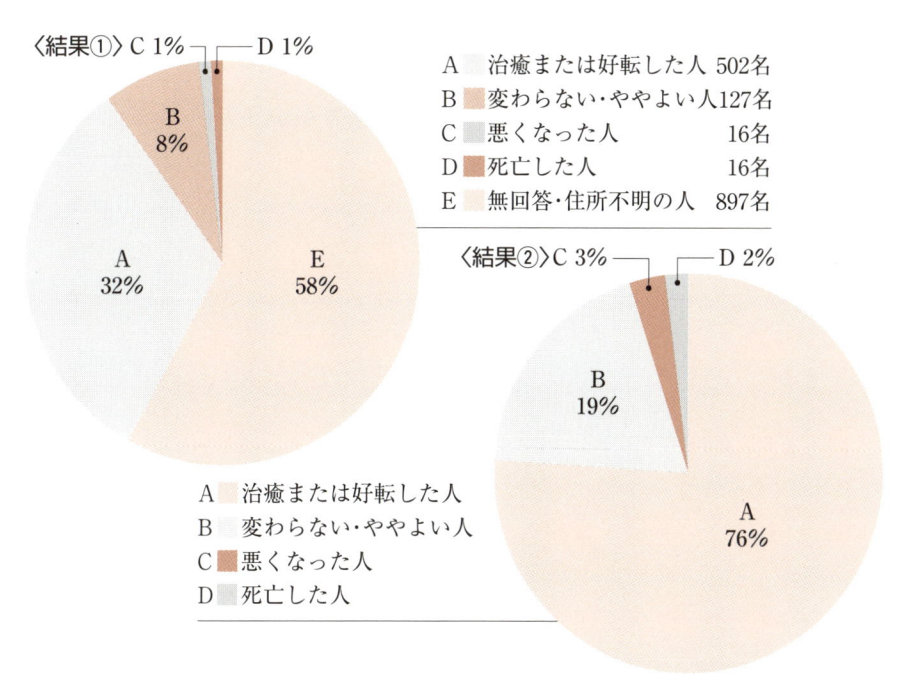

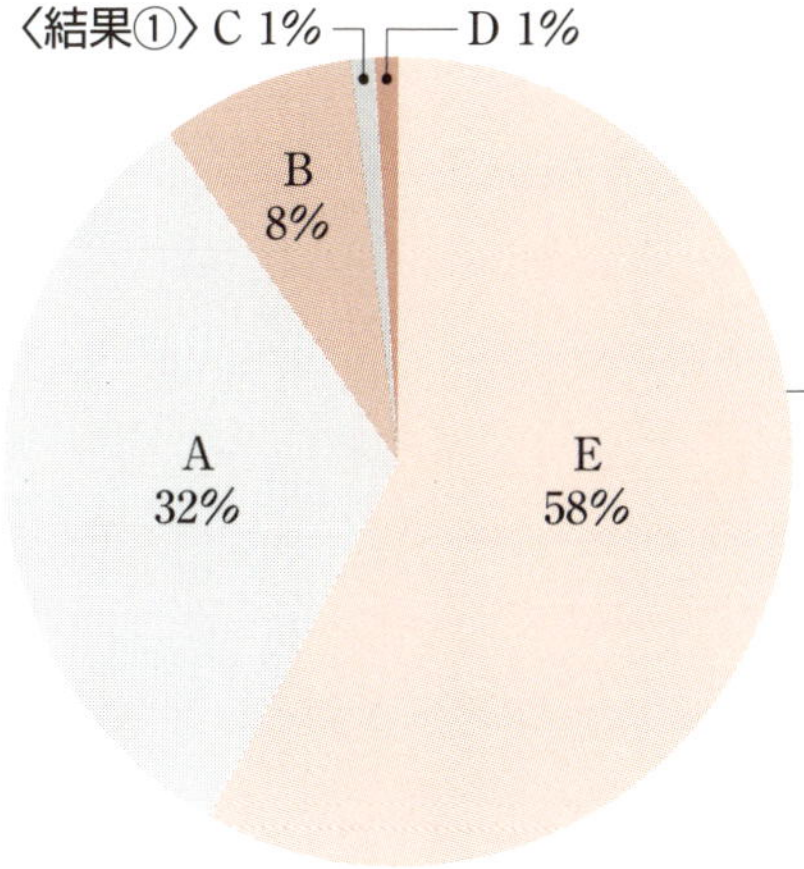
〈結果①〉C 1%
D 1%
B
8%
A
32%
E
58%

A 治癒または好転した人 502名
B 変わらない・ややよい人127名
C 悪くなった人 16名
D 死亡した人 16名
E 無回答・住所不明の人 897名

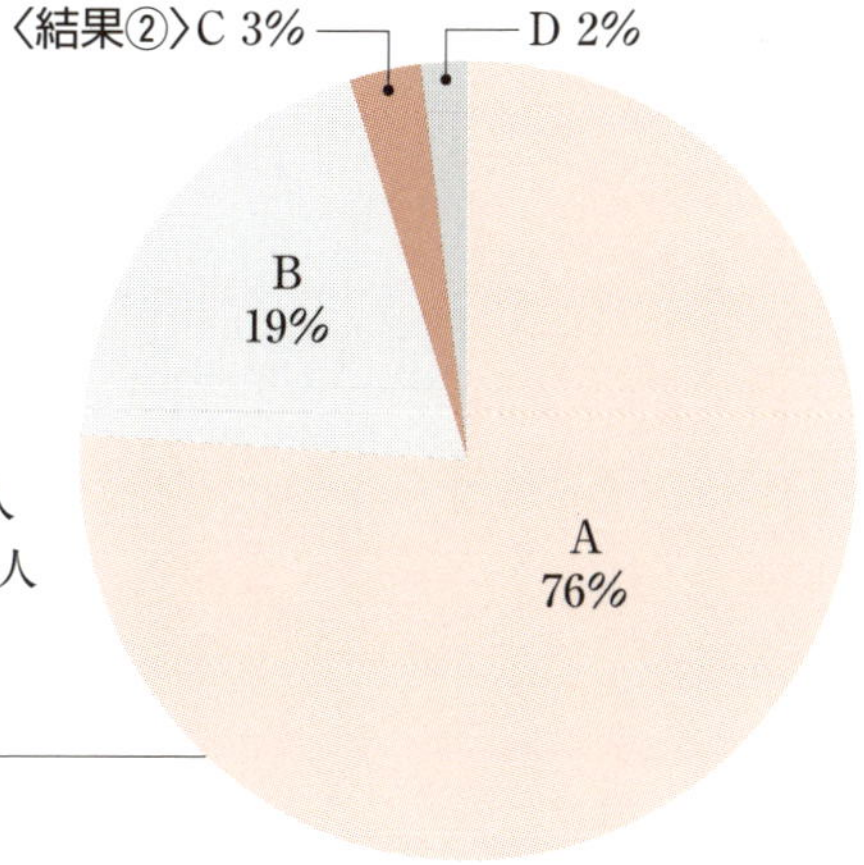
〈結果②〉C 3%
D 2%
B
19%
A
76%

A 治癒または好転した人
B 変わらない・ややよい人
C 悪くなった人
D 死亡した人

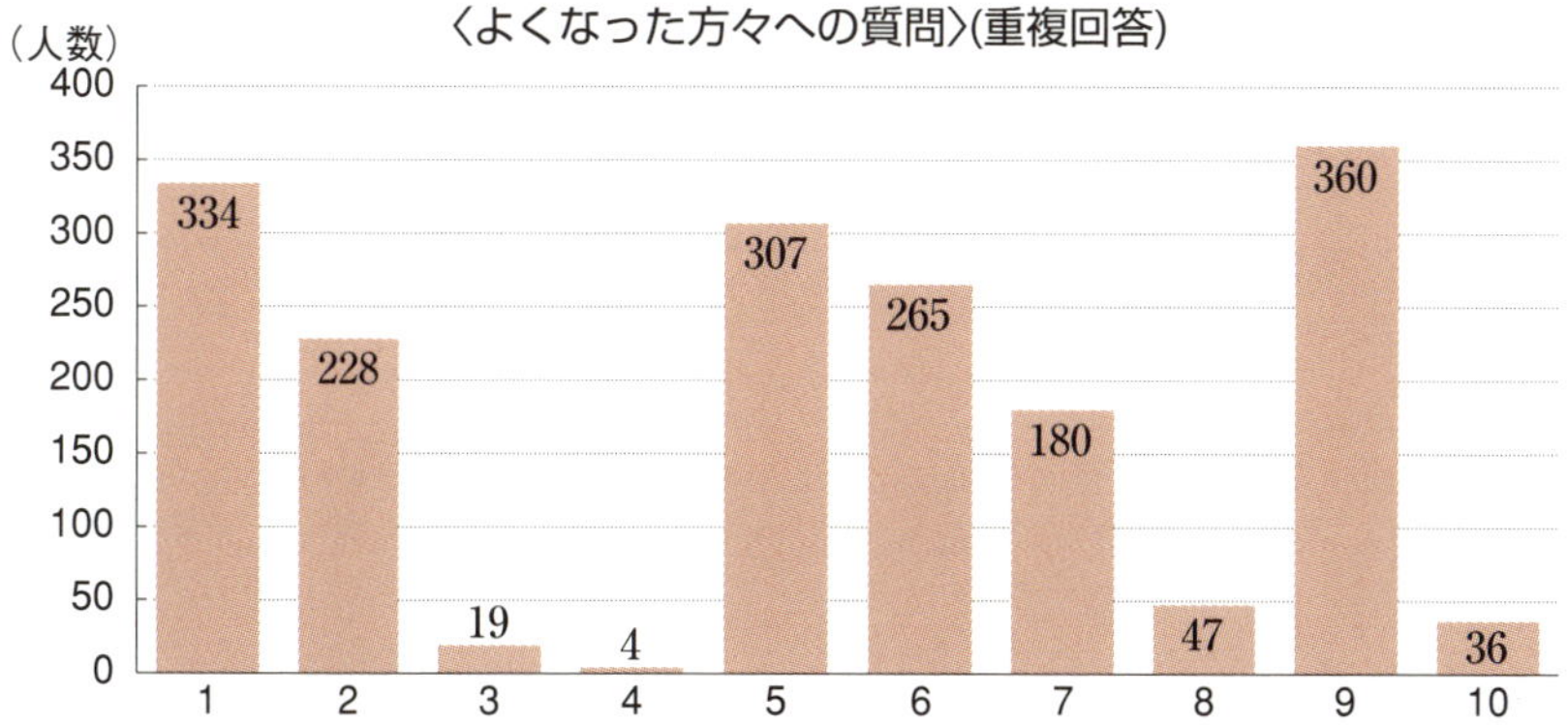
〈よくなった方々への質問〉(重複回答)
(人数)
400
350
300
250
200
150
100
50
0
334
228
19
4
307
265
180
47
360
36
1
2
3
4
5
6
7
8
9
10

質問事項

1：自然食を続けている
2：病人食でなく健康食に徐々にレパートリーを広くしている
3：今も病人食をしている
4：自然食も病人食もやめている
5：生き方・考え方が変わった
6：明るく希望が生まれた
7：喜びがわいてきた
8：病気が治ったことで満足。他に望まない
9：人に伝えたい
10：グループができた

※アンケート対象者502名

自然療法を行った人の30％以上が病気が治るか好転したことになります。

「あなたと健康社」で自然療法を始める人の大部分が治りにくい慢性病や難しい病気であることを考えると、「30％以上」という数字でも驚異的な結果と言えます。

もちろん無回答だった人のなかにも治るか好転した人がかなりいるはずですから、実際には30％より多くの人がよい結果になったのは間違いありません。

「治癒または好転」した方の多くは、「この療法を人に伝えたい」「生き方・考え方が変わった」「明るく希望が生まれた」などと現在の心境を記しています。

この結果からおわかりいただけるように、医師から見放されるような病気であっても決してあきらめたり絶望する必要はありません。たとえ現在の状態がどんなに厳しくても、どうか希望を失わず元気を取り戻してください。

自然療法を通じて、今まで見失っていた自然のやさしさといのちにふれて、新しい歩みを始めてください。「必ず治る」という強い気持ちをもち続ければ、自然はすばらしいプレゼントをしてくれるでしょう。

コラム6

ビワの実はむだが少ない果物

ビワの実は大部分が水分ですが、栄養成分も炭水化物が10パーセント含まれているほか、微量のたんぱく質と脂質があります。

また、ビタミンA、B_1、B_2、Cなどのビタミン類や、カルシウム、リン、鉄、ナトリウム、カリウムなどのミネラル類、セルロースやペクチンなどの食物繊維も含まれています。

ビワの実は種が大きいので、食べられる部分が少ないような印象を受けますが、実際には皮が薄いので可食部が多く、果実全体の70パーセントを食べることができます。

種がないバナナでも可食部は60パーセントですし、皮が厚いオレンジやすいかも同様に60パーセントしか食べられません。

これに対してビワの実は種も利用できます（74頁参照）から、むだの少ない果実といえます。

第3章
ビワの葉療法の種類と実際の進め方

ビワの葉療法の種類と特徴

ビワの葉療法にもいろいろある

　現在、日本で行われているビワの葉療法にはビワの葉温灸、ビワ生葉の湿布、ビワ葉のこんにゃく温湿布、ビワ葉パスター、ビワの葉エキス療法（ビワ葉の焼酎漬）、ビワ葉の煎じ汁療法、その他のさまざまな方法があります。

　このうち基本になるのはビワの葉温灸ですが、体の状態に合わせて他のビワの葉療法を上手に併用すれば効果が高まります。

　この章では、いろいろなビワの葉療法の実際の進め方をご説明します。

①ビワの葉温灸

三つの作用が働いて大きな効果を発揮する

　ビワの葉温灸療法は体にビワ葉をあて、その上から火のついた「棒もぐさ」を押しつけて圧力を加えるもので、ビワ葉の作用だけでなく、お灸の作用と棒もぐさの押圧による指圧作用が働くため非常に大きな効果を発揮します。

「棒もぐさ」というのは、もぐさを棒状にして固めてあるもので、ビワの葉温灸用に作られた製品です。

　これを使って温灸すると、まずジーンと心地よい熱さが体に伝わります。このときビワ葉に含まれる成分が体内深く浸透しますが、そこにお灸と指圧の作用が加わるため、温灸を終えるとスーッと心地よい風が入るような感じがして痛みや疲れがとれます。

　この温灸に玄米による食養を併用して続ければ、徐々に体質も改善されていきます。

　これらの特長をまとめると、

①ビワ葉の作用とお灸、指圧の効果が相乗的に作用するため効力が大きい。

②痛みその他の自覚症状をすみやかに改善するだけでなく、全身を活

性化する。

③玄米自然食による食養を併用すれば体質も改善される。

④副作用がほとんどなく、安全性が高い。

⑤簡単で、誰でも手軽に家庭で続けられる。

など非常にすぐれた。療法であることがわかります。

ビワの葉温灸

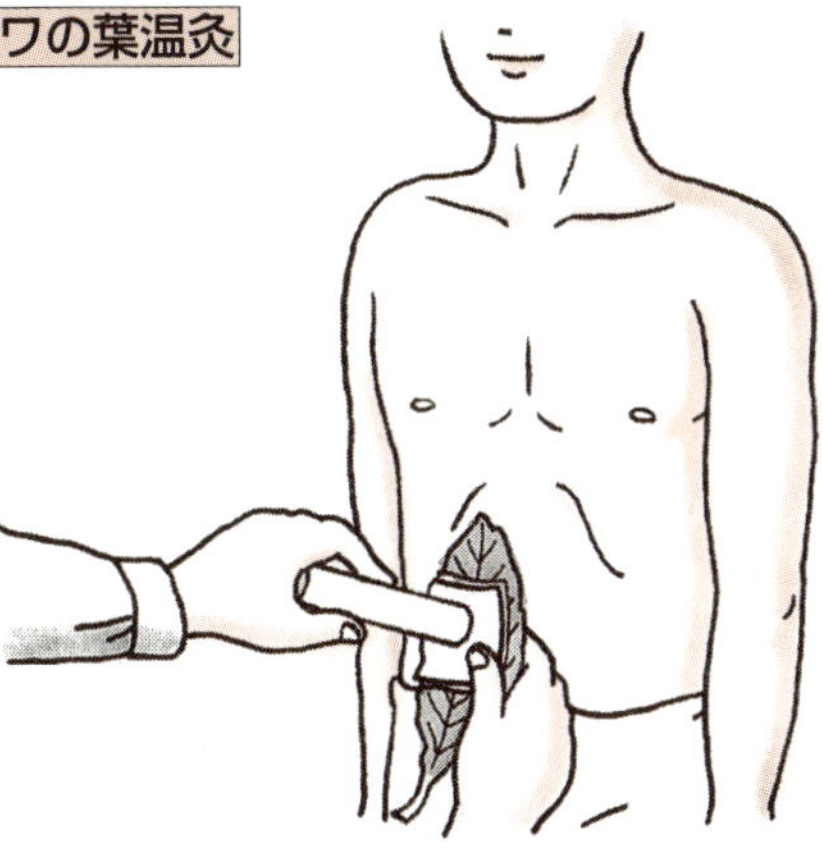

足の障害もビワの葉温灸で乗り越えた

ビワの葉温灸の実際の手順は、まずビワの生葉を体にあて、その上に8枚に畳んだ綿布と8枚に畳んだ紙を重ね、その上から棒もぐさに火をつけて押圧します。

温灸する場所は症状のある悪いところだけでなく、肝臓、腎臓、背中、お腹、手足の基本ツボに行うことが非常に重要です。このやり方は後で詳しくご説明します。

ビワ葉は若葉ではなく（若葉しかないときは2枚重ねて使う）、1年以上枝についていた緑の濃い厚めの葉を選びます。これを2～3分水に浸してからよく洗い、水気を拭いて体にあてます。このとき、ビワ葉に湿り気を残しておくことが大切です。

ビワ葉の上に重ねる布と紙は棒もぐさの熱を和らげ、ビワ葉の成分をうまく浸透させるために欠かせませんが、一度押圧すると焦げ目がつくので、全部やり終えるまでに裏返したり引っ繰り返してください。

この温灸は全身の細胞に活力を与え、血液を浄化するのを助けてくれるためガンや慢性病、難病にも大きな効果が得られます。

つらいところや苦しいところがすぐ楽になるので、私の母もできるだけ毎日行うようにしています。

母は子どものときの事故で足や背骨に後遺症があるため、足の負担がかさむと痛みだすのですが、ビワの葉温灸を続けたおかげで何とか元気にやってこられました。

若いときにかかった結核が再発して体調がひどく低下したときも、この温灸に助けられました。

コラム 7

ビワ葉エキスを使って温灸する

ビワの葉温灸を行う場合、新鮮なビワ葉がないときは代わりにビワ葉のエキスかビワ種子のエキスを使うこともできます。

ビワ葉エキスは玄米焼酎（または焼酎）にビワ葉を2～3カ月漬けてできる褐色の液体で、ビワ葉成分がたっぷり溶け込んでいます（65頁）。

ビワ葉の代わりにビワの種子を漬けてエキスを作ってもよいでしょう。

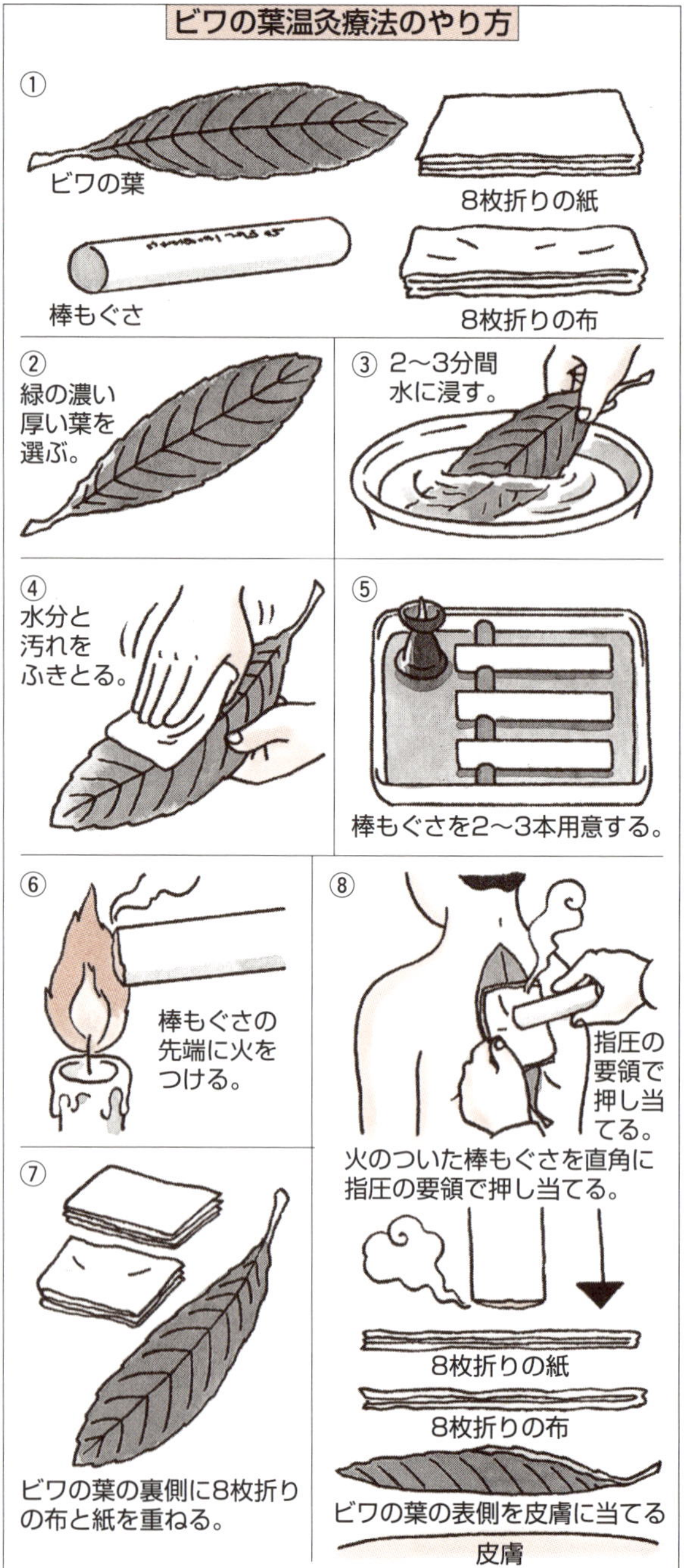
ビワの葉温灸療法のやり方
①
ビワの葉
8枚折りの紙
棒もぐさ
8枚折りの布
② 緑の濃い厚い葉を選ぶ。
③ 2～3分間水に浸す。
④ 水分と汚れをふきとる。
⑤ 棒もぐさを2～3本用意する。
⑥ 棒もぐさの先端に火をつける。
⑦ ビワの葉の裏側に8枚折りの布と紙を重ねる。
⑧ 指圧の要領で押し当てる。
火のついた棒もぐさを直角に指圧の要領で押し当てる。
8枚折りの紙
8枚折りの布
ビワの葉の表側を皮膚に当てる
皮膚

細い棒もぐさなら4本、太い棒もぐさなら2本用意する。

重病の人は細い棒もぐさを使うのが基本

ビワの葉温灸に使う棒もぐさには、細いもぐさと太いもぐさがあります。太い棒もぐさはあとから開発されたものですが、これには「あなたと健康社」も協力し、スタッフが自分で試しました。

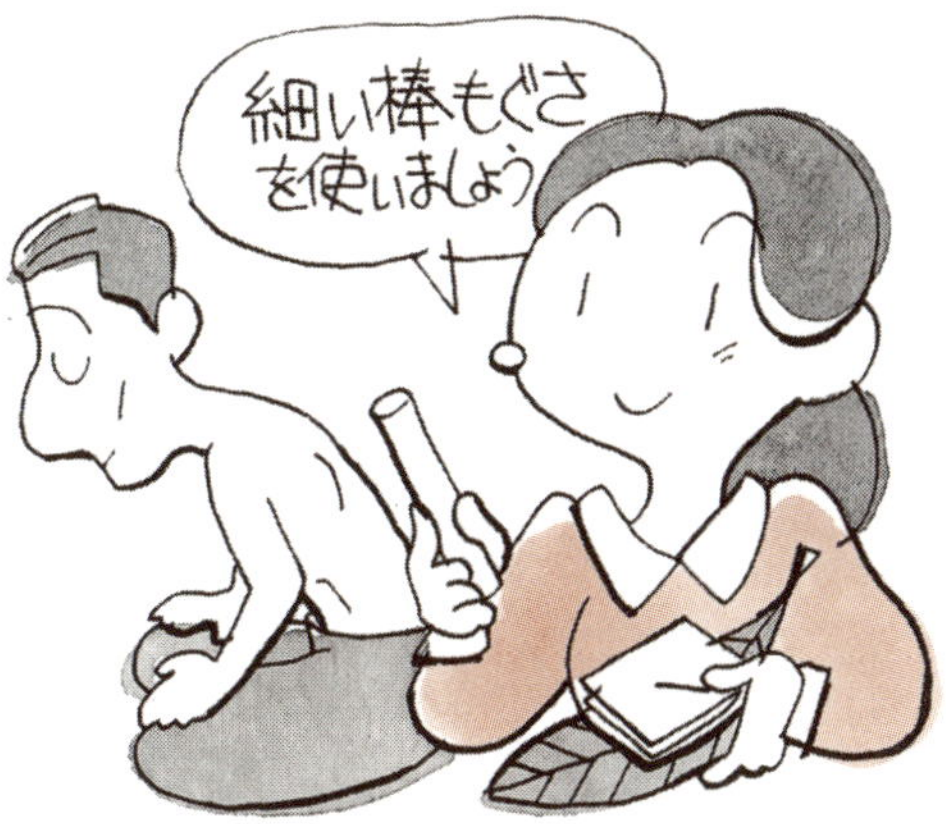

太い棒もぐさは火力が強いうえ、押圧する力も入りやすいので効力が強くなります。そのため温灸時間も少なくてすみます。

細い棒もぐさは押圧すると火勢が弱くなりますが、太い棒もぐさは火が消えにくいので、そのまま何回でも使えます。

ただ、太い棒もぐさは作用が強いので、体が弱っている人や重病の人に長時間行うと疲れてしまいます。このようなときは反応が強くなりすぎないようにするため、細いもぐさを使います。まず、それで様子を見てください。

細いもぐさなら体のこまかいところにも温灸でき、弱った病人でも細胞の中まで効力が浸透します。ただ、細いもぐさでも温灸時間が長すぎると疲れるので、初めは時間を短くし、徐々に慣らしながら時間を長くしていくとよいでしょう。

細いもぐさは押圧すると火が消えそうになるので、あらかじめ4本用意し、すべてに火をつけて専用の置き台に並べておきます。そのうちの1本で押圧し、次の部位に移るときに別の棒もぐさに取り替えます。

この温灸は重病なら家族にしてもらいますが、それ以外は自分でやるのが基本です。

自分の健康は自分で管理するという気持ちが大切で、人を頼り、人のやり方に不満を持っていたのでは治るものも治りません。

まず自分で工夫し、実行する。これを続ければ、ビワの葉に宿る自然のいのちを体が感じ取るようになります。自分で体験しながら、いろいろなことがわかってきて「心治し」も進みます。

太い棒もぐさなら温灸時間を短縮できる

重病でない人は、慣れてきたら太い棒もぐさを使うとよいでしょう。太い棒もぐさを使うときはあらかじめ2本用意し、両方に火をつけて置き台に並べておきます。

太い棒もぐさは強力で、温灸するとビワ葉の力が体の奥までズシッと入ります。

太い棒もぐさは火も消えにくいので、同じもぐさで7〜8回続けて押圧できます。火力が弱ってきたら、もう1本のもぐさに取り替えて押圧し、それをくり返します（使い方は52頁の図を参照）。

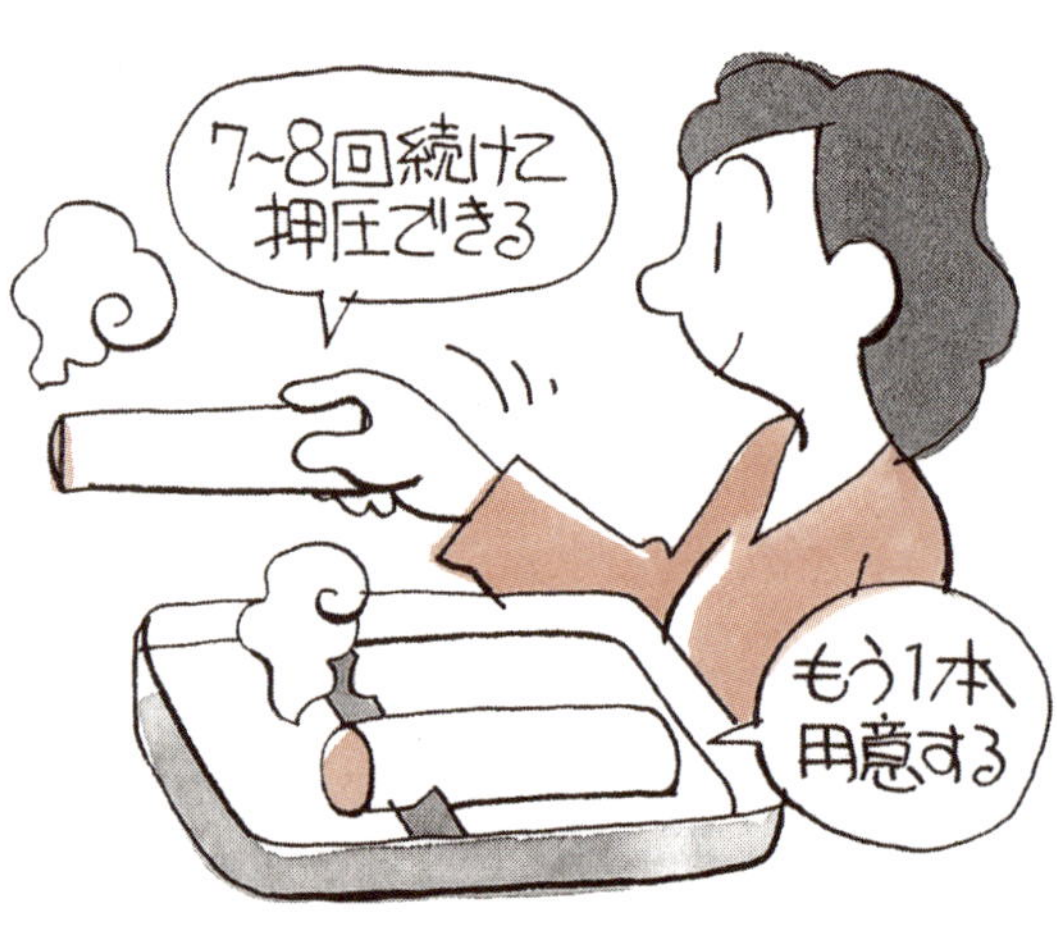

特別な慢性病や重い病気がなく、健康増進や体質改善のために行う場合は、太い棒もぐさを使えば短時間でも効果があります。忙しいときは首と背中、お腹、足腰、目を全部で15〜20分くらいですませれば充分です。

30〜40分かけて背中、お腹、両手・両足の基本ツボ（95〜105頁）にていねいにすれば、全身に新鮮な酸素ときれいな血液が回り出し、スキッとして仕事に向かえます。

単なる「病気治し」では長続きしない

ビワの葉療法には「絶対にこうしなければだめ」という規則はないので、いろいろ工夫して体験しながら自分の体に合うやり方を見つけていくことが大切です。

ただし、慢性病や重い病気がある人は肝臓や腎臓、脾臓が弱っているので、これらの臓器の手当てが欠かせません。

慢性病や重い病気、強い痛みなどがある人は、どうしても病気だけを気にするようになり、「心治し」を忘れて「病気治し」だけにとらわれがちです。

それで温灸する部位も体の悪いところだけに片寄り、肝臓と腎臓やその他の基本ツボへの温灸がおろそかになります。

しかも、病気から学んで自分の生き方や考え方を改めるという気持ちがないので、治療効果が現れないと続けるのがいやになってきます。

前にも述べたように、慢性の病気や難しい病気というのは単なる「枝葉」に過ぎず、その「根」が必ずあります。病気の「根」は全身にあり、それを生み出した生活と心のなかにその種子があります。

だからビワの葉温灸をするときも悪いところだけでなく、肝臓や腎臓などの重要臓器や全身の基本ツボにまんべんなく行わなければなりません。

そして、食養や他の手当てを併用しながら病気の「根」を作った生き方を見つめ直し、体と心を作り変えていくことが大切です。

大勢の人がビワの葉温灸に助けられた

ビワの葉温灸は煙が出て手間もかかるのでいやがる人もいますが、本当に健康になるためにはやはり努力が必要です。

ビワの葉温灸は細胞を活性化し、血液を浄化する体質に変えるのを助けてくれるので、しばらく効果が現れなくても、迷わず努力を惜しまず続けることをお勧めします。

実際に、今までにたくさんの人がこの温灸で難しい病気を治しています。

長年の結核で体力が落ち、抗生物質（抗結核薬）も効かなくなっていた65歳の男性も、ビワの葉温灸で健康を回復しました。この方は1回1時間ずつ毎日3回熱心にビワ葉温灸を続けたのですが、1カ月半後に検査をすると結核菌がきれいに消えていました。

また、末期の舌ガンで、ほとんど食物も通らず、医師に3カ月の生命と言われた方にも、ビワの葉温灸が役立ちました。

この男性はもう手のほどこしようがなく、点滴だけという状態でしたが、まず玄米スープと自然食品による食養と生姜湯湿布、1日1～3時間のビワの葉温灸とその他の手当てを始めました。

さらにビワ葉の煎じ汁をお茶代わりに飲み、ビワ葉のパスターを患部に貼っていたところメキメキ元気になり、医者も驚いてしまいました。

1カ月くらいすると大量の黒いお

通じが出て、水洗トイレが一度に流しきれないほどでした。これが数日続いたらさらに元気になり、ガンも徐々に縮小していきました。そして、現在は健康になって社会復帰も果たしています。

ただし、治ったからといってもガンを作った不健康な体質はまだ残っています。

現在の細胞がすべて新しくなるまでには、少なくとも7年はかかると言われていますから安心せず、完全に体質を変えるまで努力することが大切です。

ビワ葉に宿る自然の力に深く感謝

ほかにも現代医学が見放した難しい神経痛や腎臓病がよくなったり、末期ガンを治して喜んでいる方がたくさんいます。

アトピーなどの治りにくい病気にもよく効きます。アトピーでかゆくてつらいときは、この温灸を肝、腎から背中にして、患部にも直接するとチクッとしますが、かゆみや痛みがとれて早く治ります。

このように、ビワの葉温灸をはじめとする自然療法は大きな効果が期待できますが、何よりも根気よく続けないとよい結果が出ません。

少しやって調子がよくなったらすぐやめ、ほかのことに気を移して、しばらくして思い出してまたやるという調子では充分な効果が得られません。

自然療法に出会ったのもひとつの縁ですから、それを大切にしていただきたいと思います。

ビワの葉温灸などの自然療法は単なる「病気治し」ではなく、病気を招いた体と心を根本からつくり直す絶好の機会であり、そのための修練の場でもあるのです。

何よりも自分にきびしく、努力を惜しまず続けることが大切です。新しい自分をつくり出す気概で取り組んでください。

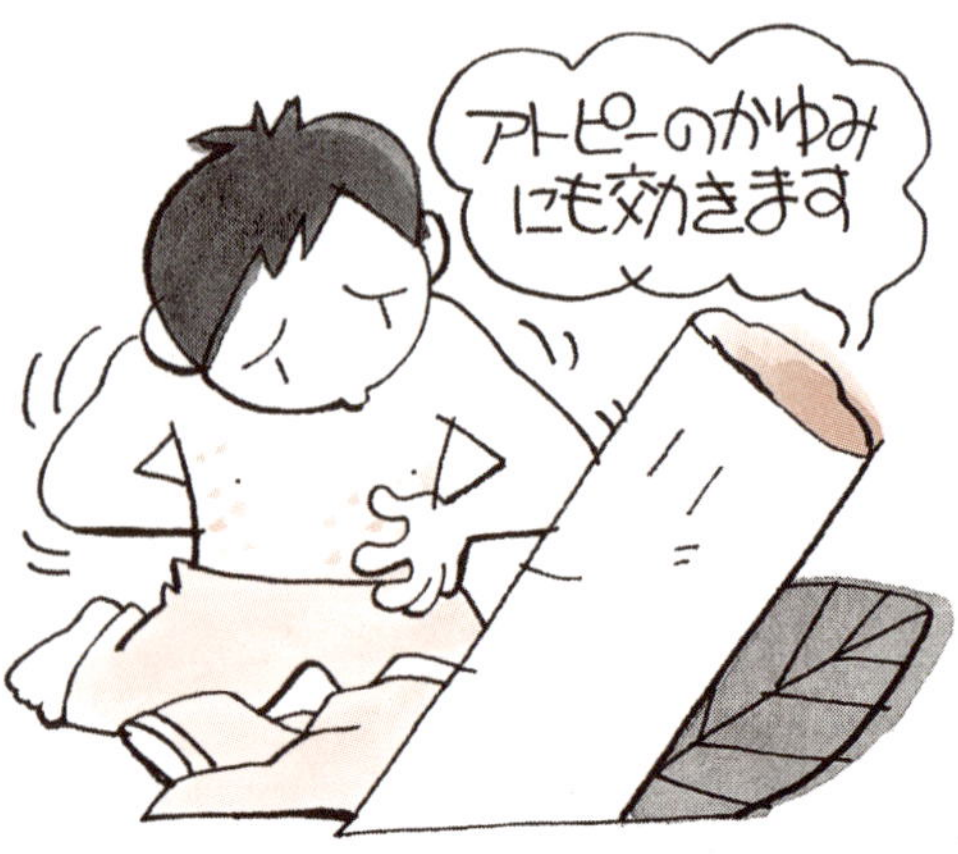

コラム8

ビワ葉エキスの遠赤外線治療器

ビワの生葉が手に入らないときは、ビワの葉か種子のエキスを布に塗り、これを棒もぐさで押圧してもかまいません。

また、最近は棒もぐさの代わりになる電気式の温熱治療器具も市販されています。これは、先端部に付いている含浸材にビワ葉かビワの種子のエキスをしみ込ませて遠赤外線を照射し、ビワ葉の薬効成分を体内深く浸透させると同時に、温熱刺激を加えるものです。

この製品はもぐさを使わないので煙が出ず、外出先でも気軽に使えます。棒もぐさより使い勝手もよいので、忙しくて時間がないときや、煙が出ては困る場所でもできます。

ただし、棒もぐさによる自然の熱と人工の化学の熱では体内に浸透する力が違うので、長期間この器具だけを使っていると棒もぐさの効果には及ばず、差が出てきます。

ビワ葉エキスの遠赤外線治療器

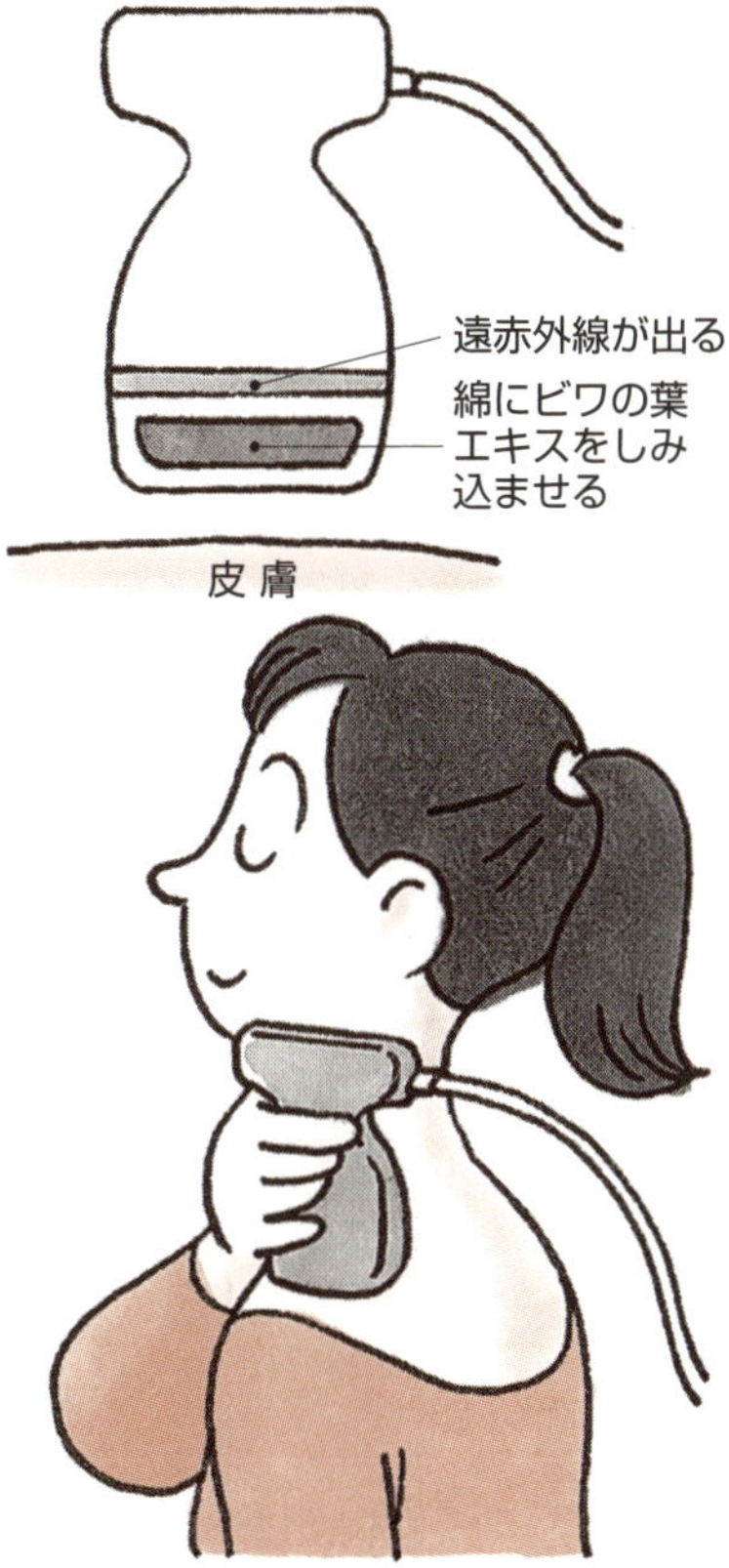
遠赤外線が出る
綿にビワの葉エキスをしみ込ませる
皮膚

②ビワ生葉の湿布

痛みや外傷には即効性がある

この療法はビワの生葉を直接体に貼るもので、古くから行われてきた最も素朴で手軽な方法です。

まず1年以上枝についていた緑の濃いビワの生葉を用意し、よく水で洗い、水気を乾かします。この葉の光沢のある表側を体にあてて包帯などで固定し、葉が乾いたら新鮮な生葉と取り替えます。体に貼る枚数は、症状や面積などに応じて増やしてください。

ビワの葉温灸では若葉を避けますが、この場合は若葉でも構いません。むしろ若葉は湿気があって柔らかいので、お子さんにはこのほうがよいでしょう。

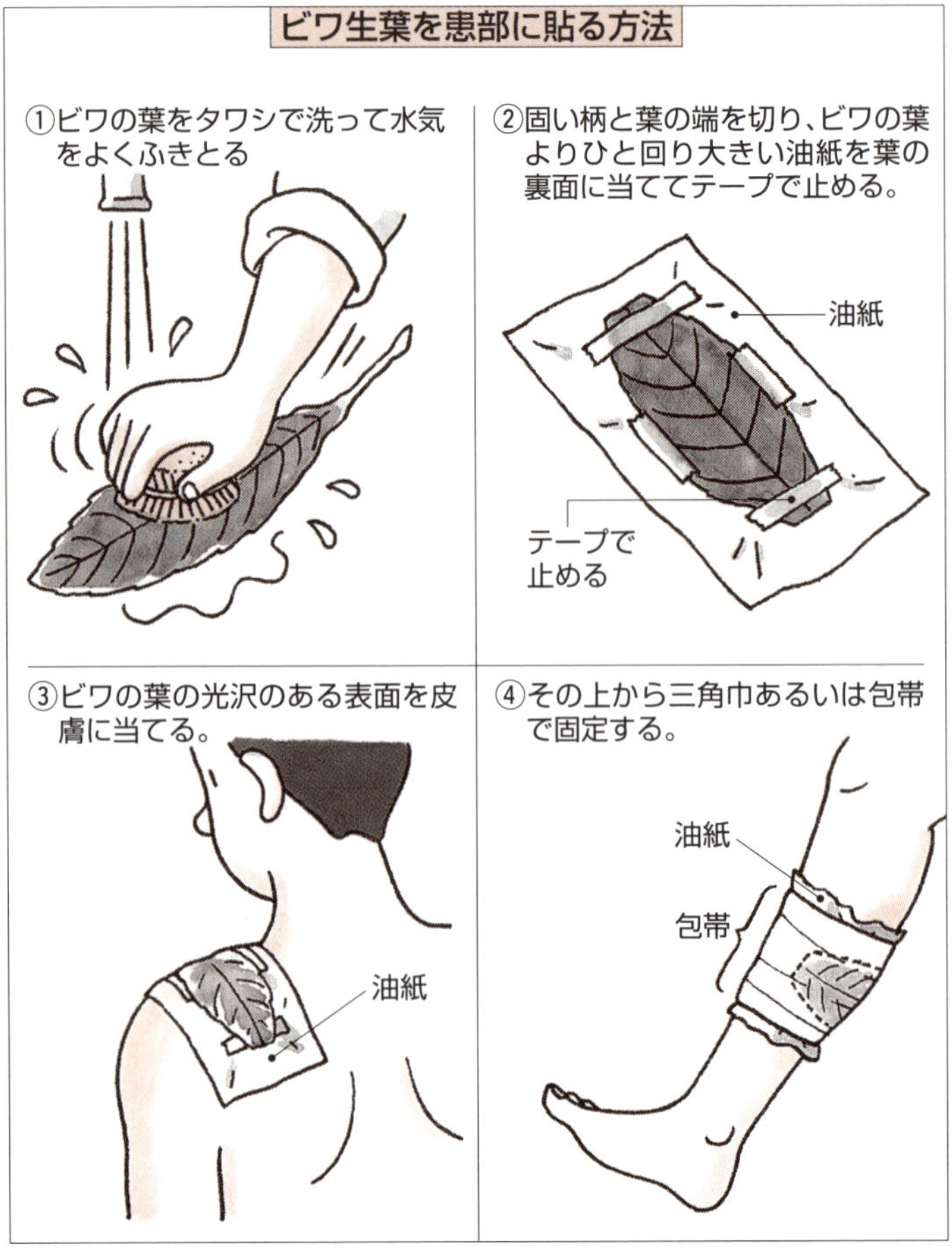
ビワ生葉を患部に貼る方法
①ビワの葉をタワシで洗って水気をよくふきとる
②固い柄と葉の端を切り、ビワの葉よりひと回り大きい油紙を葉の裏面に当ててテープで止める。
油紙
テープで止める
③ビワの葉の光沢のある表面を皮膚に当てる。
油紙
④その上から三角巾あるいは包帯で固定する。
油紙
包帯

取り替え用の生葉が少ないときはビワ葉の上を油紙でよく覆い、それを包帯や三角巾、腹巻などで固定しておきます。こうすれば長時間乾かないので、何度も生葉を取り替えなくてすみます。

皮膚が弱い人は馬油かゴマ油のような良質の油を皮膚に塗るか、よもぎの青汁を塗り、その上にビワ葉を貼るようにするとよいでしょう。

体に貼ったビワの生葉が体温で温められると、ビワ葉に含まれているアミグダリンなどの薬効成分と自然のエネルギーが体内に浸透し、細胞の中に入って炎症を治します。ガン細胞があれば細胞を新生させてくれます。

とくに痛みによく効き、どんな痛みも取り除きます。ガンのひどい痛みも治してしまいます。腹痛や内臓痛、リウマチ、神経痛、腰痛にもよく効きます。

外傷や火傷のときも生葉を貼っておけば、短時間で痛みがとれて驚かされます。この場合も上から油紙をして包帯をしておきます。

この前、母が手術で入院したときも、この療法に助けられました。これは子どものときの事故で後遺症が残っている股関節を人工関節に取り替える大手術で、手術後は激しい痛みと炎症があるのでふつうは鎮痛剤や抗生物質を使います。

ところが母はそうした薬をいっさい使わず、ビワ生葉の湿布と玄米スープだけで治してしまったのです。

これもビワ葉のすぐれた鎮痛効果によるもので、手術を担当したドクターも驚いていました。

慢性病の人は肝臓と腎臓にも貼る

かぜで頭痛や熱があるときは、頭

ビワ生葉の保存の仕方
①ビワの葉を採取して、そのまま揃えて束ねる。(洗わないで)
②ポリエチレンの袋に入れて空気を抜き、輪ゴムで止める。
輪ゴム
ポリエチレンの袋
③紙に包む。新聞紙やハトロン紙でもよい。
④冷蔵庫の野菜室に入れて保存する。
冷蔵庫

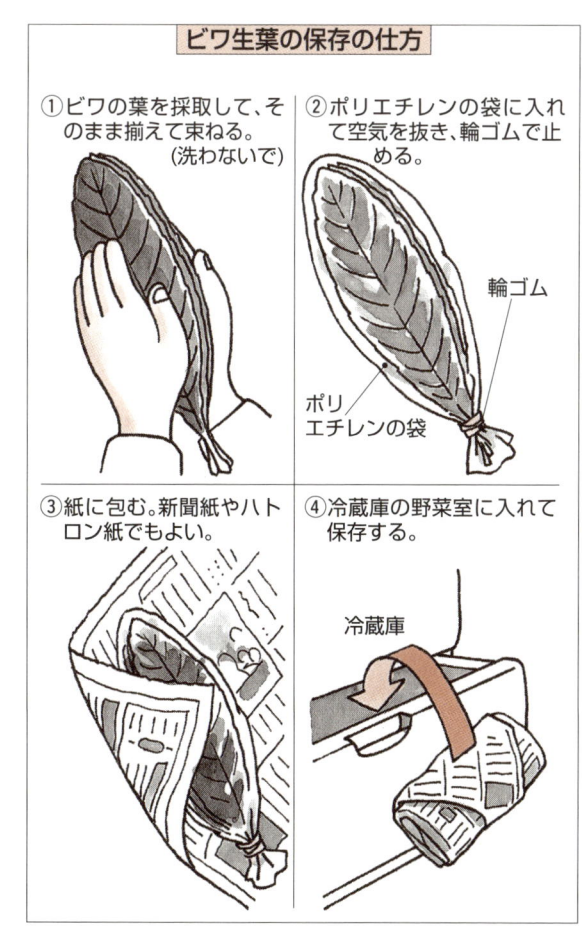

と後頭部にビワの生葉を貼っておくとすぐよくなります。のどが痛むときも、のどに貼っておくとよいでしょう。せきが出る人は、のどだけでなく胸と背中にも貼ってください。

　慢性病の人は、患部のほかに肝臓と腎臓のうえにも生葉を貼っておきます。肝臓と腎臓は血液を浄化する働きがありますが、慢性病があると肝臓と腎臓の働きが落ちているので、そこにビワ葉を貼っておけば機能が回復して体が楽になります。

　ビワの生葉湿布は簡単で大きな効果が得られるので、ぜひ試してみてください。自然療法は自分で体験し、体で覚えるのが基本です。効果を疑って何も行わないのでは意味がありません。ビワ葉に詰まっている自然の力のすばらしさをぜひ体験してください。

③ビワ葉のこんにゃく療法

ビワ葉とこんにゃくの複合作用で効果を高める

　ビワ葉のこんにゃく療法はビワ葉とこんにゃくを使う療法で、よくビワの葉温灸療法に併用します。

　まず緑が濃いビワの生葉数枚と、こんにゃく2丁を用意します。こん

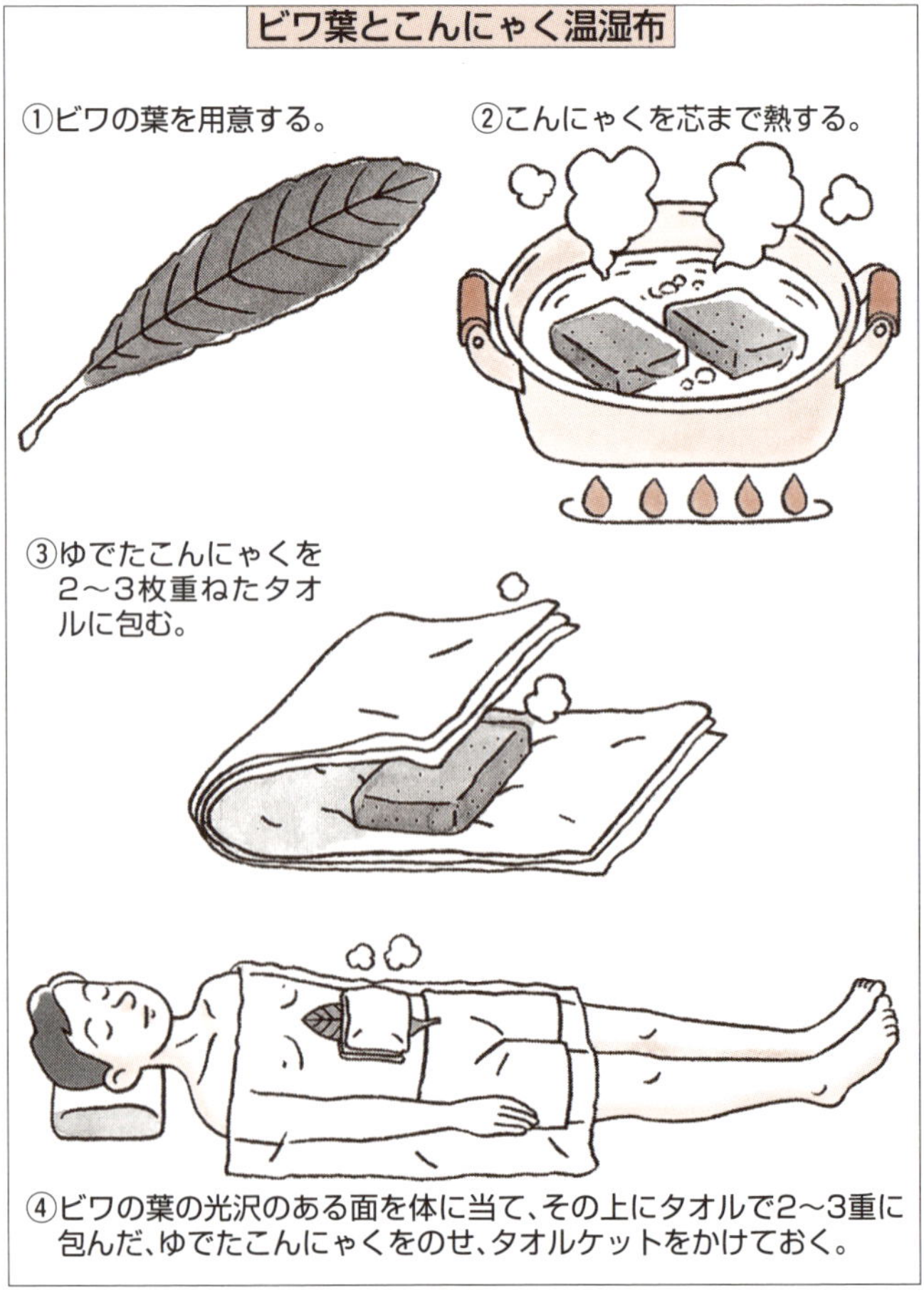

ビワ葉とこんにゃく温湿布
①ビワの葉を用意する。
②こんにゃくを芯まで熱する。
③ゆでたこんにゃくを2～3枚重ねたタオルに包む。
④ビワの葉の光沢のある面を体に当て、その上にタオルで2～3重に包んだ、ゆでたこんにゃくをのせ、タオルケットをかけておく。

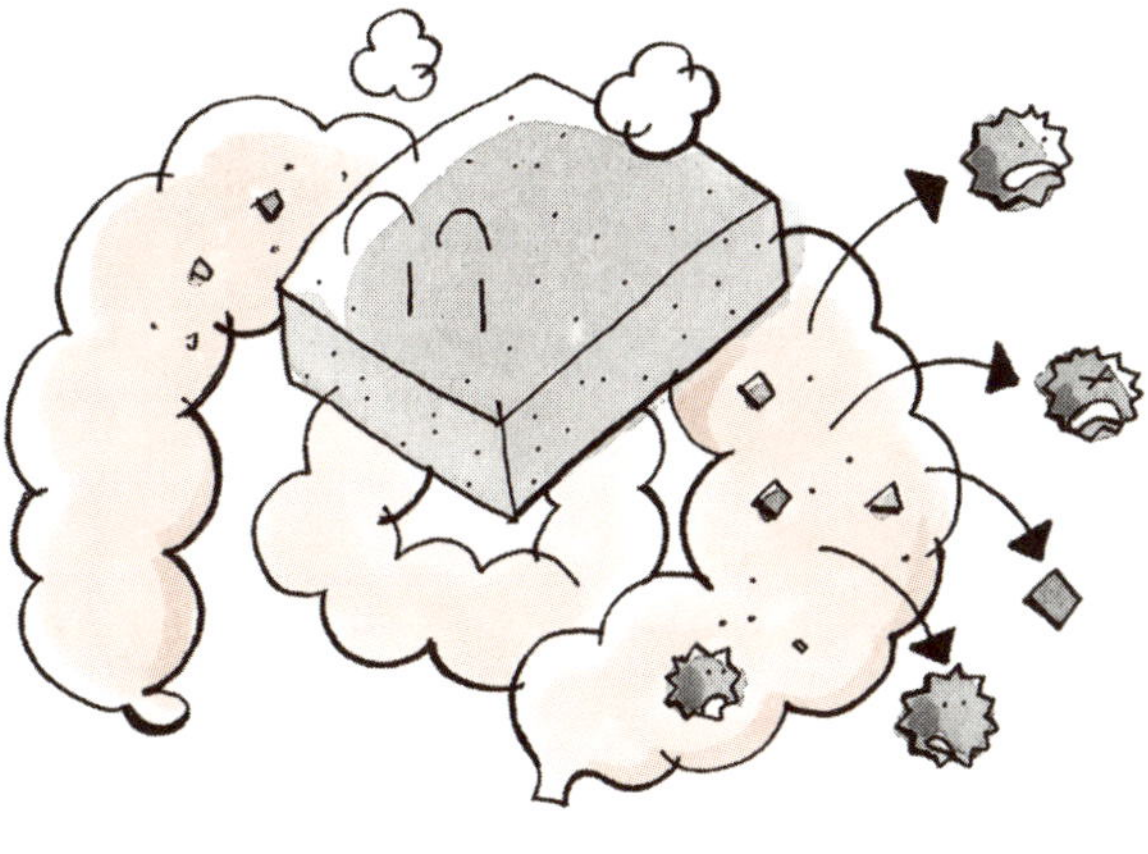

にゃくは10分ほど煮て芯まで熱くし、鍋から取り出してタオル2〜4枚に包みます。

次にビワ生葉の光沢がある表面をじかに体にあて、その上にタオルに包んだこんにゃくをおきます。そして、こんにゃくの上から包帯や三角巾などで巻いて固定し、30分くらいそのままにしておきます（老人、子どもは半分の時間）。

ビワ葉をあてたい面積が広ければ、ビワ葉とこんにゃくの数を増やしてください。

20〜30分くらい温めたら、包帯（または三角巾）をほどいてビワ葉とこんにゃくを取り外し、最後に冷たいタオルで拭きとります。

こんにゃくには水分があるのでビワ葉に湿り気を与え、ビワ葉の成分が浸透しやすい状態にしてくれます。これにこんにゃくの温熱刺激が作用し、ビワ葉の作用が体内の奥深くまで浸透していきます。こんにゃくの特殊な酵素の働きも、それを強めてくれます。

こんにゃくが体内の毒素を吸い出す

昔から、こんにゃくは「腸の砂おろしをする」と言われるように、腸の毒素や不要物を取り除く働きがあるので、体の手当てに使うと体内の毒素を吸い出してくれます。

しかも、原料になるこんにゃく芋は3年間土の中で育てられているので、大地の生命力と自然のエネルギーが詰まっています。

だからビワ葉を使わず、こんにゃくだけで温湿布をしても大きな効果が得られます。

ビワ生葉の温湿布では、よく「こんにゃくを使うより手間がかからない」と言って使い捨てカイロを使う人がいますが、それではこんにゃくのように細胞まで深く届きません。

使い捨てカイロとこんにゃくの効力の差は、体が教えてくれます。

また、こんにゃくを裸のまま使うと小さくなってしまい、タオルも濡れるというのでこんにゃくをビニール袋に入れ、それをタオルに包んで使う人もいます。

しかし、これではビワ葉に湿気を与えられませんし、こんにゃくの酵素の働きも妨げられてしまいます。こんにゃくは木綿の布1枚に包んで使うようにしてください。

呼吸器の病気にも卓効がある

ビワ葉のこんにゃく温湿布はどんな症状にもよく効きますが、とくに慢性腰痛やぎっくり腰で動けないとき、神経痛や関節痛、打ち身の痛みが強いとき、せきがひどくて気管支が痛むとき、ぜんそくでつらいとき、ガンの痛みが強いときなどにお勧めします。

ぎっくり腰や関節痛、打ち身などの場合は、急性期は冷湿布で患部を冷やす必要があるので、まず1～2日冷湿布を続けた後、ビワ葉のこんにゃく温湿布に切り替えます。

ぜんそくやひどいせきのときは、気管支のところにビワ葉を縦にあて、こんにゃくも縦に置きます。そのほかに気管支の後側や、背骨の上の方にも同じようにビワ葉とこんにゃくをあて、前と後の両方から温めるようにして三角巾でしっかり固定しておきます。

こんにゃくをのせて途中で肌が熱くなり過ぎたら、タオルをもう1枚入れて温度を調節してください。冷めてきたら、タオルを1枚ずつ取り除いてゆきます。30分温めてから1分だけ冷やすのが基本です。

慢性病がある人は肝臓と腎臓にも行う

ガンのひどい痛みもこの療法で止められますが、ガンや慢性病の場合は患部のほかに肝臓と腎臓にも手当てを行います。

肝臓と腎臓は「いのち」を支える重要な臓器で、血液を浄化したり毒素を体の外に流しだす働きをしています。慢性の病気があるのは体内の毒素がきちんと排出されていないためですから、肝臓と腎臓を癒してその働きを回復させなければなりません。

それで肝臓と腎臓にもこんにゃく温湿布を行いますが、体力がない人は肝臓と腎臓を一度に行うと体の反応が強くなって疲れるので、30～60

ビワ葉とこんにゃく温湿布の方法

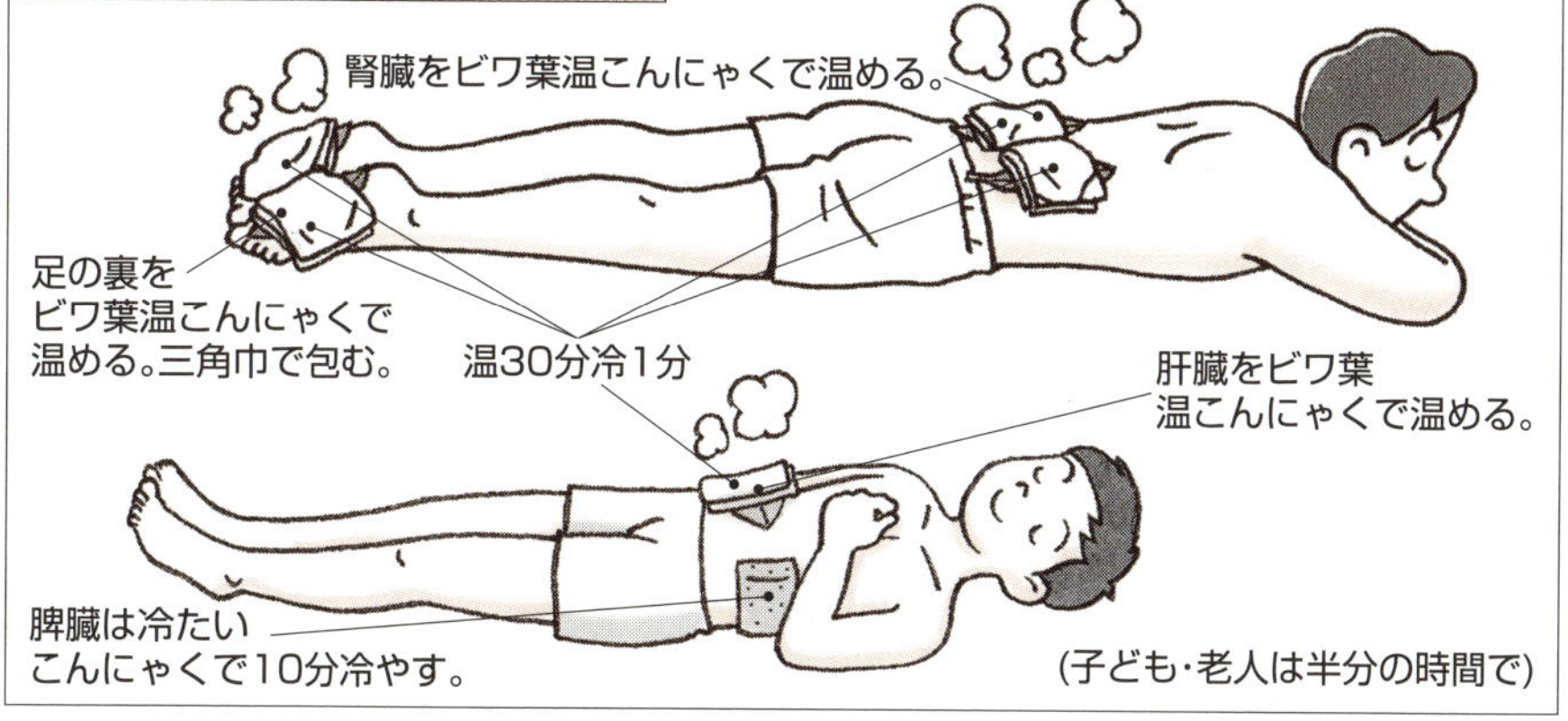
腎臓をビワ葉温こんにゃくで温める。
足の裏を
ビワ葉温こんにゃくで
温める。三角巾で包む。
温30分冷1分
肝臓をビワ葉
温こんにゃくで温める。
脾臓は冷たい
こんにゃくで10分冷やす。
(子ども・老人は半分の時間で)

分ほど間隔をあけて2回に分けて行ったほうが無難です。

ビワ葉は何度も繰り返して使えないので、たくさんの枚数を用意しておく必要があります。自宅に庭がある人はビワの木を1本植えて、育てておくとよいでしょう。

小さなビワ葉しかないときは、縦横20～30センチくらいの小さな木綿袋を作り、その中に幅1センチくらいに小さく刻んだビワ葉を詰めます。それを患部にあてて、その上に熱したこんにゃくをおいてください。

④ビワの生葉パスター

パスターは乾くまで使用する

ビワの生葉パスターはビワ葉で作ったパスターを患部に貼る方法で、痛みが早くとれます。

作り方は、よく洗ったビワの生葉3枚ほどをクルクル丸めておろし器でおろし、これにおろし生姜を1割くらい混ぜます。ビワ葉は、おろす代わりに細かく刻んで混ぜてもかまいません。

ビワ葉は生葉でも水分が少なくパサパサしているので、混ぜるときに少量の水を加えておろし生姜とビワ葉の成分が出やすくなるようにしてください。

水の代わりにビワ葉エキスを使ってもかまいません(65頁参照)。

このなかに少量の小麦粉をつなぎに入れ、よく混ぜ、水が流れ出さない程度まで練ってクリーム状にします。

これをガーゼかやわらかい木綿の上に1センチくらいの厚さにしてのばし、患部にあてて油紙で覆います。

そして、三角巾か包帯で固定して安

ビワの生葉パスター療法

①ビワの葉をすりおろし、それにおろしたひね生姜1割を加え、つなぎに小麦粉を少量入れる。

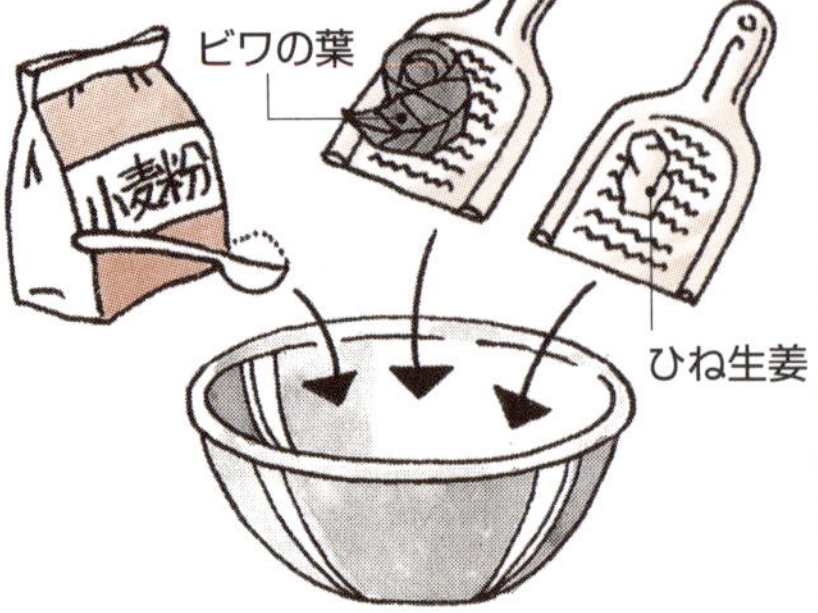

ビワの葉
小麦粉
ひね生姜

②よく練り、クリーム状のパスターを作る。

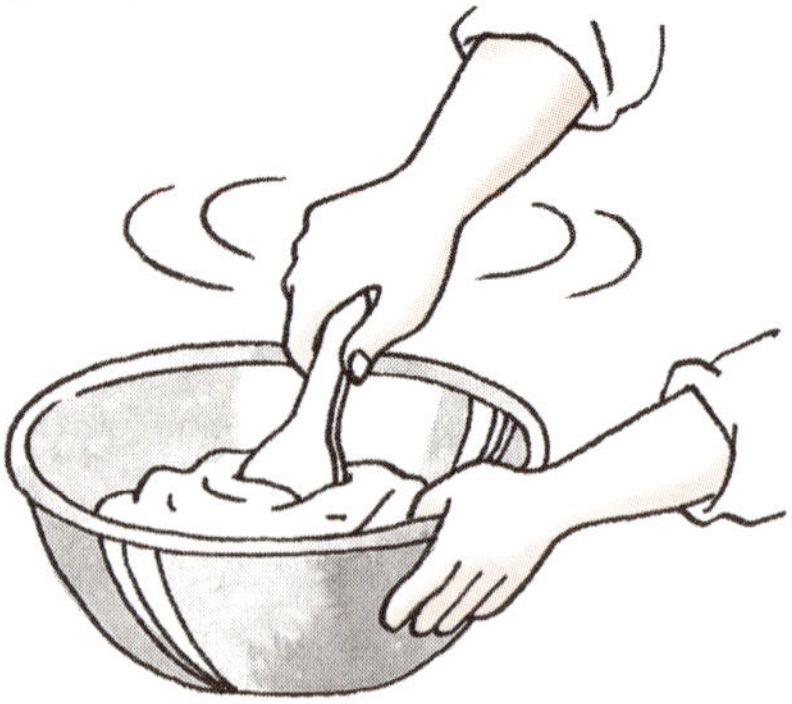

③木綿の布に1センチくらいの厚みにのばして包む。

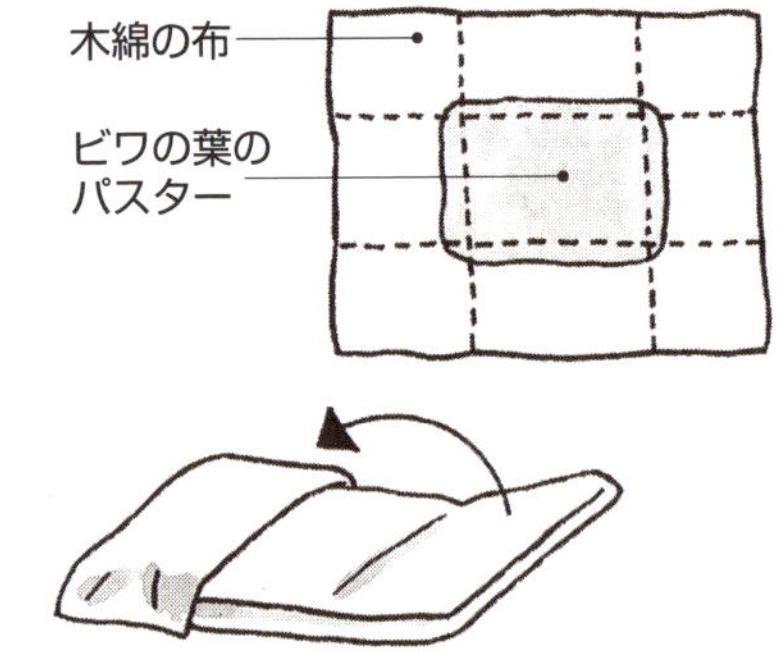

木綿の布
ビワの葉のパスター

④それを患部に当てて、その上から油紙をかぶせ、三角巾で押さえたり、場所によっては包帯を巻く。

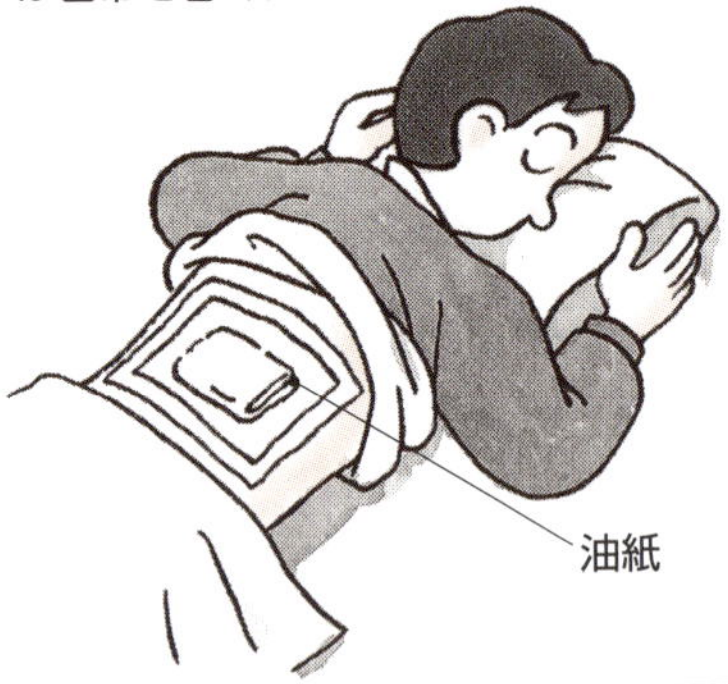

油紙

静にしています。

ビワ葉パスターは4～5時間で乾いてくるので、その間に次のパスターを作っておき、乾燥してしまう前に取り替えます。これを、1日に2～3回繰り返してください。

むくみや関節の水をとるのに偉効がある

ビワ葉のパスターは慢性腰痛やぎっくり腰、神経痛、打ち身、ねんざ、リウマチなどの痛みによく効きます。血行をよくして新陳代謝を活発にするので、胃腸や肝臓、腎臓の働きをよくしたり、目の疲れを治します。

足のむくみやひざの水をとりたいときには、彼岸花の根をおろしてビワ葉パスターに混ぜ、患部に貼ると偉効があります。

彼岸花は大昔に大陸から渡来した

帰化植物で、「曼珠沙華《まんじゅしゃげ》」とも呼ばれます。地下の鱗茎《りんけい》に腫《は》れや痛み、むくみをとる薬効があるので、鱗茎をすりおろして患部に貼ることもあります。

ただし、毒草なので口にするのは禁物で、民間療法では外用以外に使いません。

打撲やねんざのときは、里芋の皮を厚くはいでおろしたものをビワ葉パスターに混ぜて貼ると一層よく効きます（おろした里芋は小麦粉と同量程度にする）。

また、ビワの生葉のおろし汁の代わりに、ビワ生葉を焼酎漬にしたビワ葉エキスを使ってパスターを作ってもかまいません。

ビワ葉エキスで作ったパスターで子宮ガンを治した人もいます。

⑤ビワの葉エキス療法

痛みに特効を示す

ビワの生葉をよく洗ってからふきんでふいて乾かします。この生葉を1～2センチ幅にザク切りし、35度

ビワの葉エキスの作り方

①ビワの葉をタワシでよく洗う。

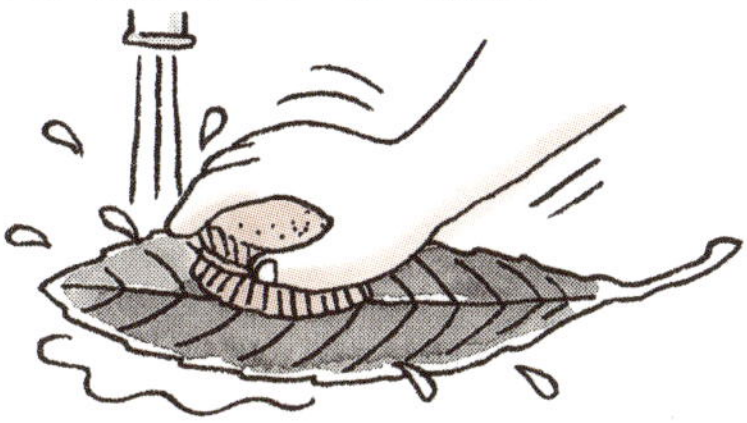

②ふきんでよくふいて乾かす。

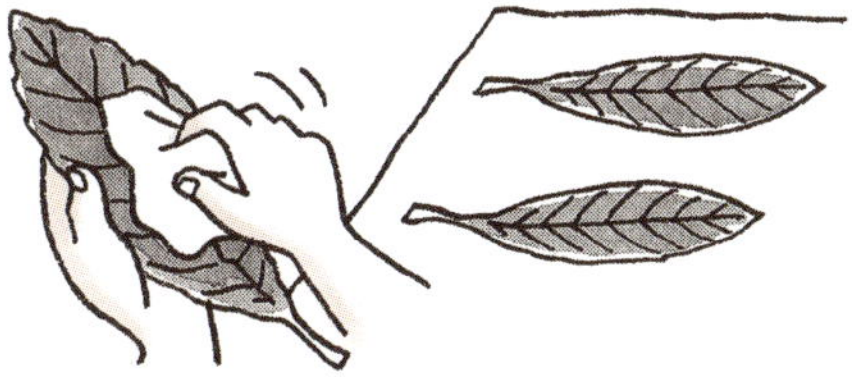

③幅2センチくらいに刻む。

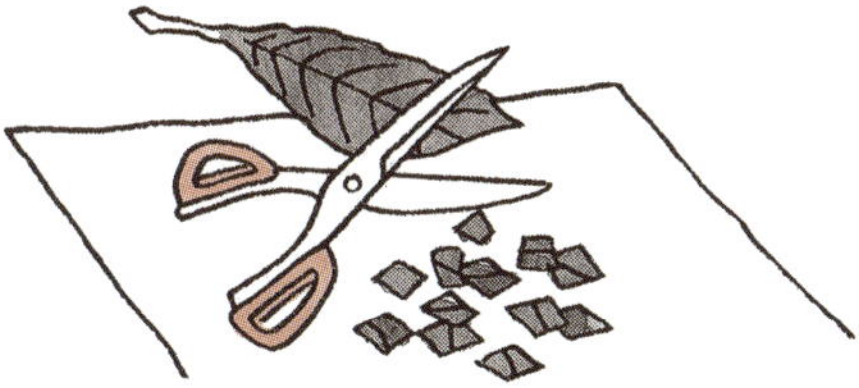

④刻んだビワの葉を広口ビンに入れ、35度のホワイトリカーを加える。

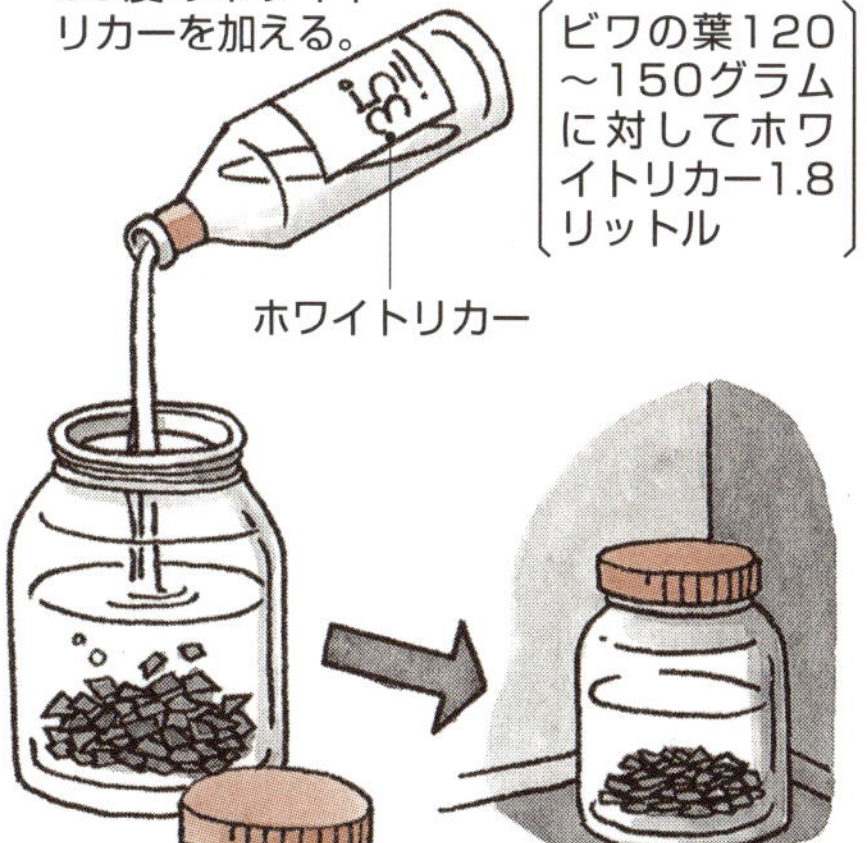
ビワの葉120～150グラムに対してホワイトリカー1.8リットル
ホワイトリカー

密封して室内の暗いところに保管しておくと夏場で2カ月半、冬場で4カ月ほどで出来上がる。

ビワの葉エキスの温湿布

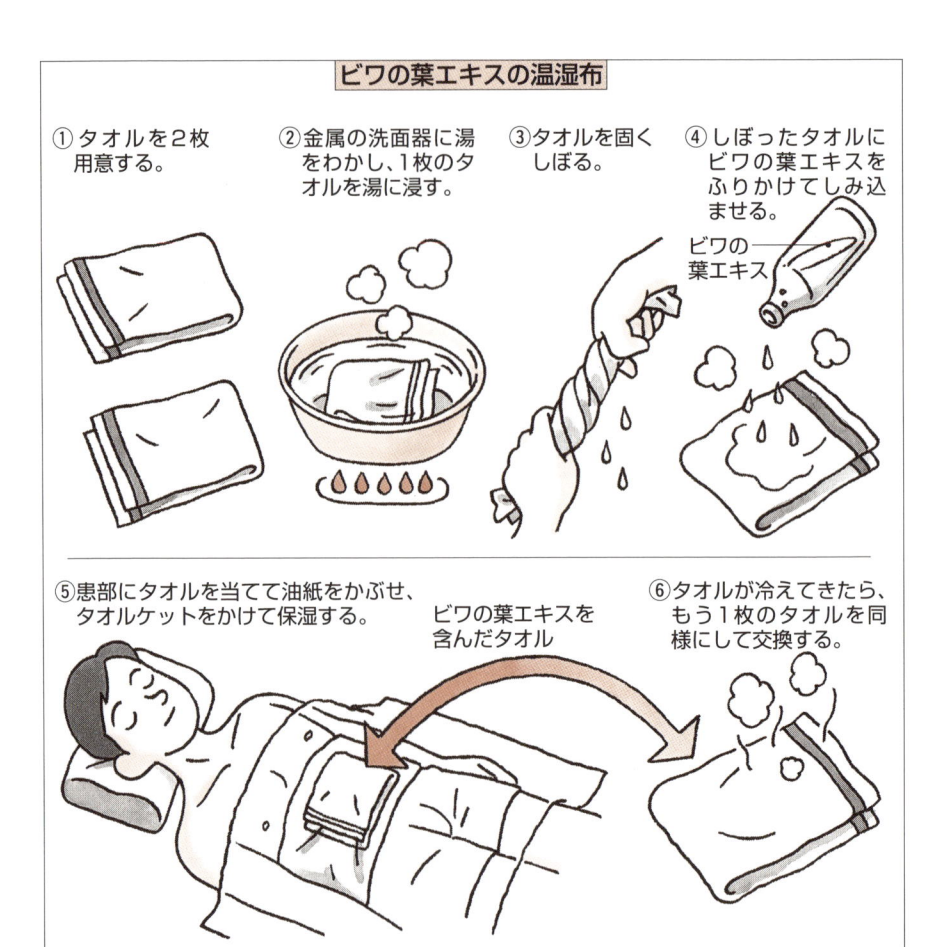

①タオルを2枚用意する。

②金属の洗面器に湯をわかし、1枚のタオルを湯に浸す。

③タオルを固くしぼる。

④しぼったタオルにビワの葉エキスをふりかけてしみ込ませる。

⑤患部にタオルを当てて油紙をかぶせ、タオルケットをかけて保湿する。

⑥タオルが冷えてきたら、もう1枚のタオルを同様にして交換する。

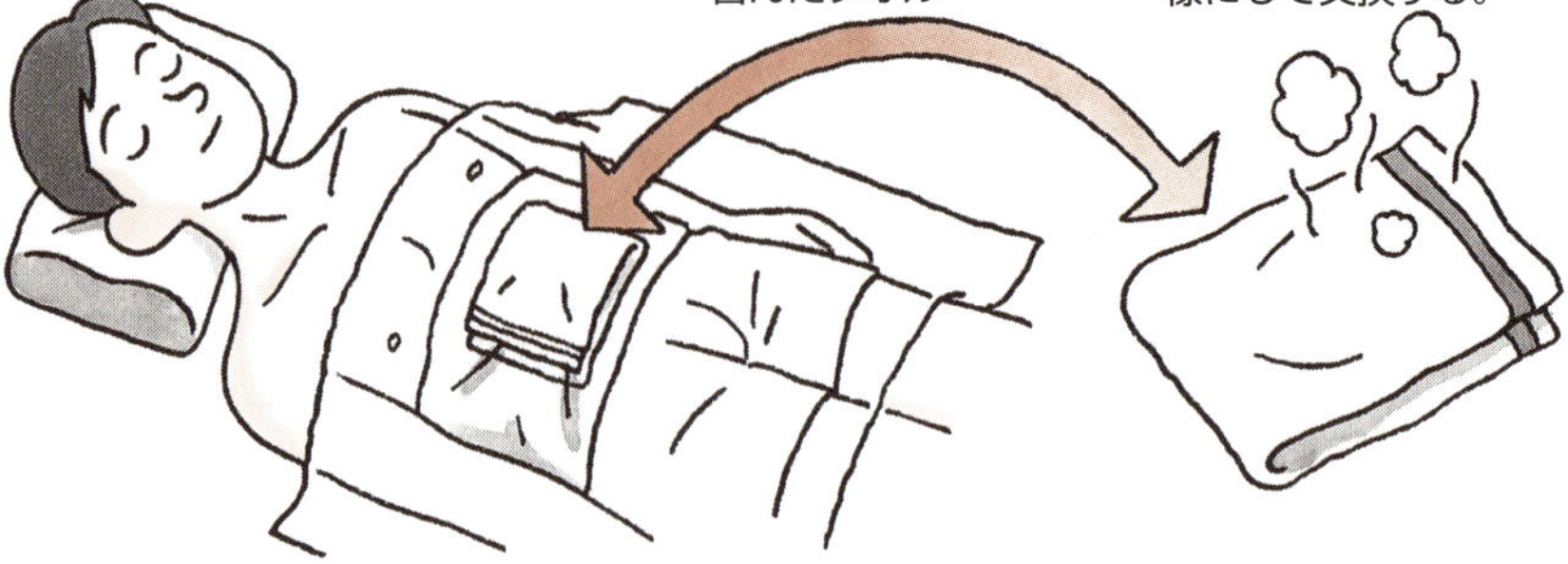

ビワの葉エキスを塗る、当てる

①ビワの葉エキスをガーゼに含ませる。

②ビワの葉エキスを含ませたガーゼを患部に直接塗る。あるいは、そのガーゼを当てて油紙で包んで包帯をする。

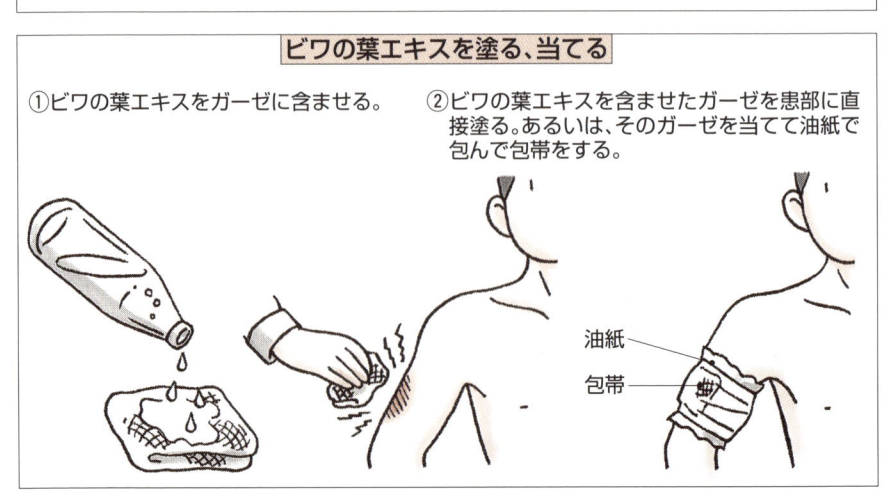

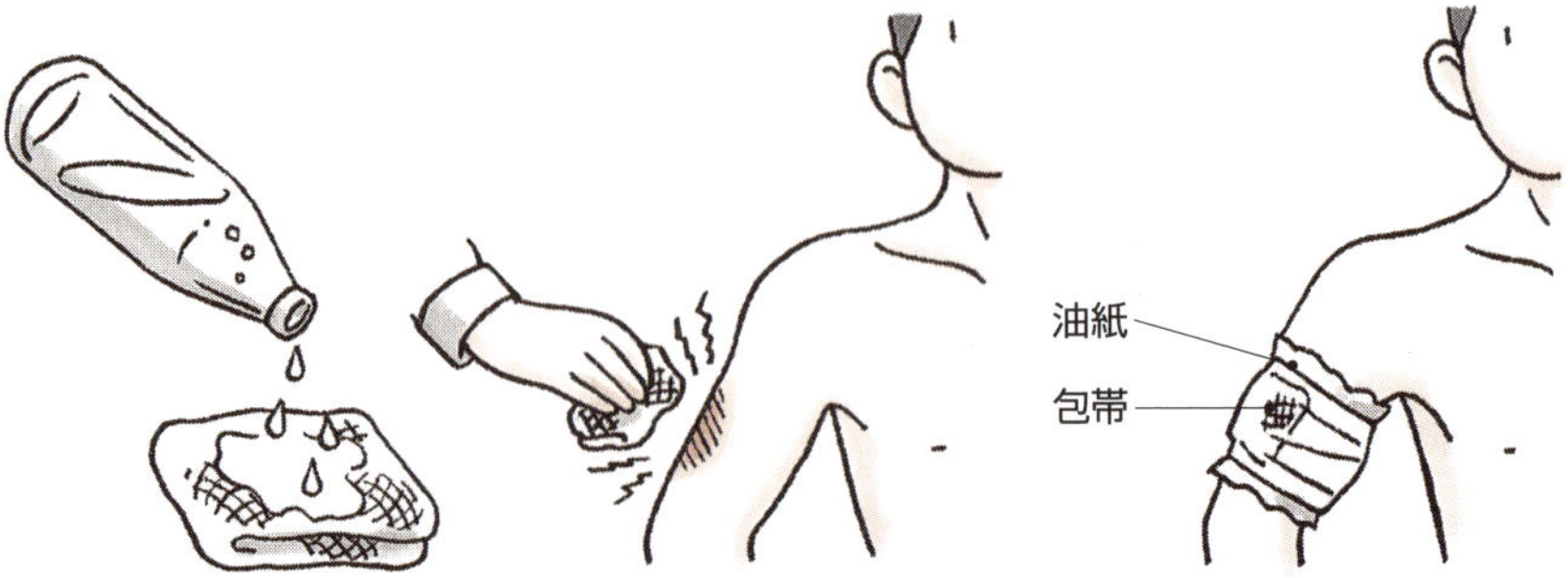

の焼酎に漬けて2カ月半くらいおくと濃緑色の液体ができます（冬場は4カ月ほど漬けておく）。これがビワ葉エキスで、ビワ葉の成分がたっぷり溶け込んでいます。

焼酎とビワ葉の比率は、焼酎1・8リットルに対してビワ葉を120〜150グラムにします。

ビワ葉の代わりに、ビワの種子を漬けてもかまいません。この場合は、ビワの種子600〜700グラムを水でよく洗ってから、天日で充分乾燥させます。

これを包丁で半分ずつに割って35度の焼酎に漬け込み、2〜3カ月おいておけば出来上がります。ビワの種子にもアミグダリンなどの薬効成分が豊富に含まれており、ビワの葉エキスと同様の効果が得られます。

ビワの葉エキス（またはビワ種子エキス）は痛みや炎症をとる働きにすぐれ、外傷や火傷にも卓効があります。

受傷部につけるとすぐ痛みがとれて、治りが早まります。ひどい火傷でも、患部をこのエキスにドップリ漬けるとケロイドも残さずきれいに治ります。

以前、母がドアにはさまれて爪をはいだときに、すぐこのエキスで湿布して固定しておいたら痛みもなく、翌日にははげた爪もついて治ってしまい驚きました。

打撲やねんざにもよく効きますが、この場合は受傷後1日くらいは急性期で炎症が強いので、まず患部を冷湿布します。

炎症が少し鎮まったら、ビワ葉エキスを水で2〜3倍に薄めてガーゼに塗って患部にあて、油紙で覆って包帯で固定します。

ぎっくり腰や四十肩（または五十肩）も同様で、急性期に冷湿布をして、そのあとビワ葉エキス療法を行います。慢性の腰痛や肩こりは、すぐビワ葉エキスを使ってください。

薄めて飲むと疲労回復が早まる

アトピー性皮膚炎や普通の湿疹、かぶれ、じんま疹、にきび、虫さされ、水虫などの場合は、1日に何回か患部に直接エキスをぬれば早く治ります。刺激が強いときは水で2〜3倍に薄めて使います。

ただし、幼児のアトピーに使うとしみるので、この場合は使用できません（幼児のアトピーはビワ葉の煮汁を使うとよい）。

ビワの葉エキスを化粧水の代わりにつけてもよく、非常に便利です。

旅行や外出のときは小ビンに入れたり、カット綿に含ませて持ち歩くと助けられます。

入院のときもエキスを温めて肝・腎・お腹を湿布すれば、痛み・苦しみ・腹水などもとってくれます。エキスならビワの葉温灸のような煙が出ないので、病院でも使えます。

家庭では蒸しタオルにエキスをつけて患部にあて、上からタオルケットをかけて保温すればビワの葉エキスの温湿布ができます。

慢性の病気がある人は、肝臓と腎臓にもこの温湿布を行ってください。タオルが冷めたら次のタオルに取り替えます。

歯痛、口内炎、歯そうのうろうの痛みがあるときは、エキスを口に含んでいると痛みがとれます。のどが痛むときも、エキスを薄めてうがいをするとよいでしょう。

胃腸のもたれや体が疲れたときには、オチョコ1杯分のビワ葉エキスを3～5倍に薄めて飲むと楽になり、疲労回復が早まります。

その効果には驚かされますが、エキスが強すぎると胃が荒れるので、体の反応をみながらちょうどよい濃さに薄めることが大切です。飲用として使う場合は、玄米焼酎で作ると効き目が強くなります。

余ったビワ葉はお風呂に入れる

このようにビワの葉エキスはさまざまな使い方ができるので、近くにビワの木がない都会や寒冷地の人は機会をみてビワ葉を入手し、エキスを作って常備しておくと大変便利です。

ビワの木は寒さが苦手なので、栽培ビワは埼玉県あたりが北限ですが、自宅の庭なら福島県や宮城県あたりでも何とか育ちます。

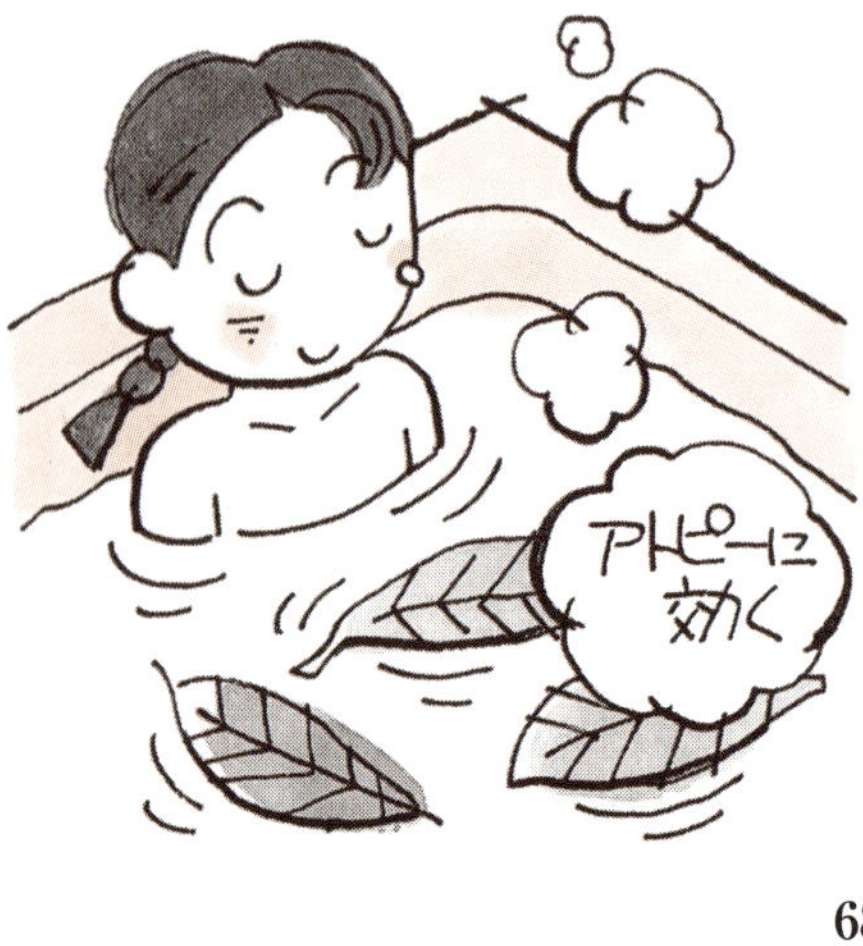

それより南の地域なら秋にビワの枝落としをして捨てる家があるので、そのときにビワ葉をたくさんもらってきてエキスを作っておくとよいでしょう。余ったビワ葉は、乾燥してお風呂に入れるとアトピーにも効きます。

焼酎に漬けたビワ葉は1年くらいしたら取り出して布袋に入れ、お風呂に使うと体がよく温まります。ビワ葉エキスは常温で保存しても、何年でももちます。

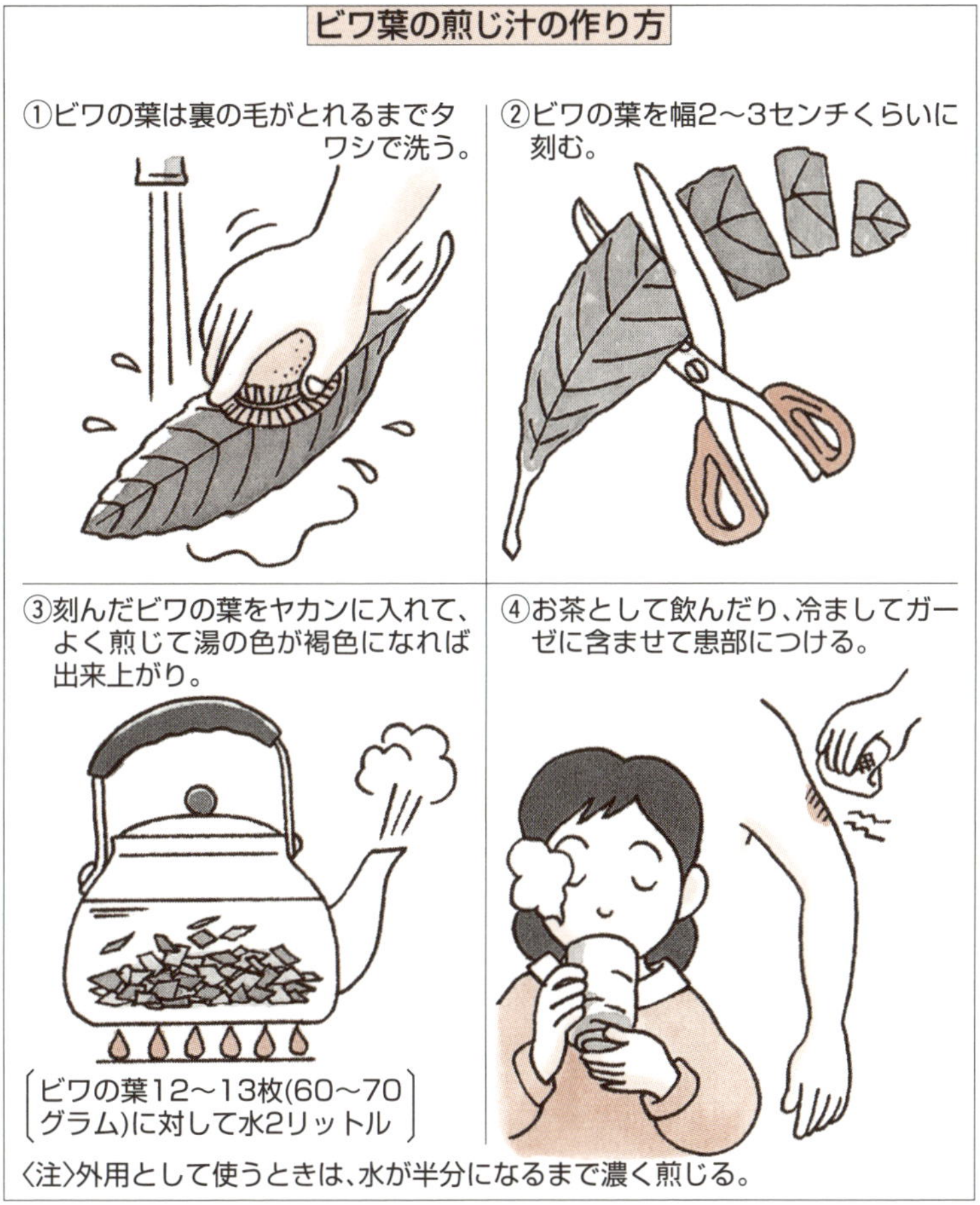
ビワ葉の煎じ汁の作り方
①ビワの葉は裏の毛がとれるまでタワシで洗う。
②ビワの葉を幅2～3センチくらいに刻む。
③刻んだビワの葉をヤカンに入れて、よく煎じて湯の色が褐色になれば出来上がり。
ビワの葉12～13枚(60～70グラム)に対して水2リットル
④お茶として飲んだり、冷ましてガーゼに含ませて患部につける。
〈注〉外用として使うときは、水が半分になるまで濃く煎じる。

⑥ビワ葉の煎じ汁療法

青酸配糖体が大きな力を発揮する

ビワ葉の薄い煎じ汁（ビワ葉茶）は、胃弱や皮膚の弱い人によく効きます。夏バテ防止や疲労回復の効果もあります。少し濃いめの煎じ汁を飲めば、ぜんそくや胃腸、内臓その他の痛みにもよく効きます。

煎じ汁の作り方は、ビワ葉を12～13枚くらい（60～70グラム）用意し、よく洗ってから2～3センチ幅に切り、2リットルの水で煎じます。

お湯の色が褐色になってくれば出来上がりです。これで効果が不充分なときは、少し濃いめに煎じてください。

薄めに煎じたときは、ビワ葉を取

り出してストーブの上などにかけておくと、あと2〜3回はよく出ます。

ビワ葉は青酸毒があるので煎じ汁を飲むのは危険と心配する人もいますが、実際には青酸に糖分がくっついた成分（青酸配糖体）になっていて、毒性どころか薬効成分を強める働きをします。むしろ大きな力になるのです。

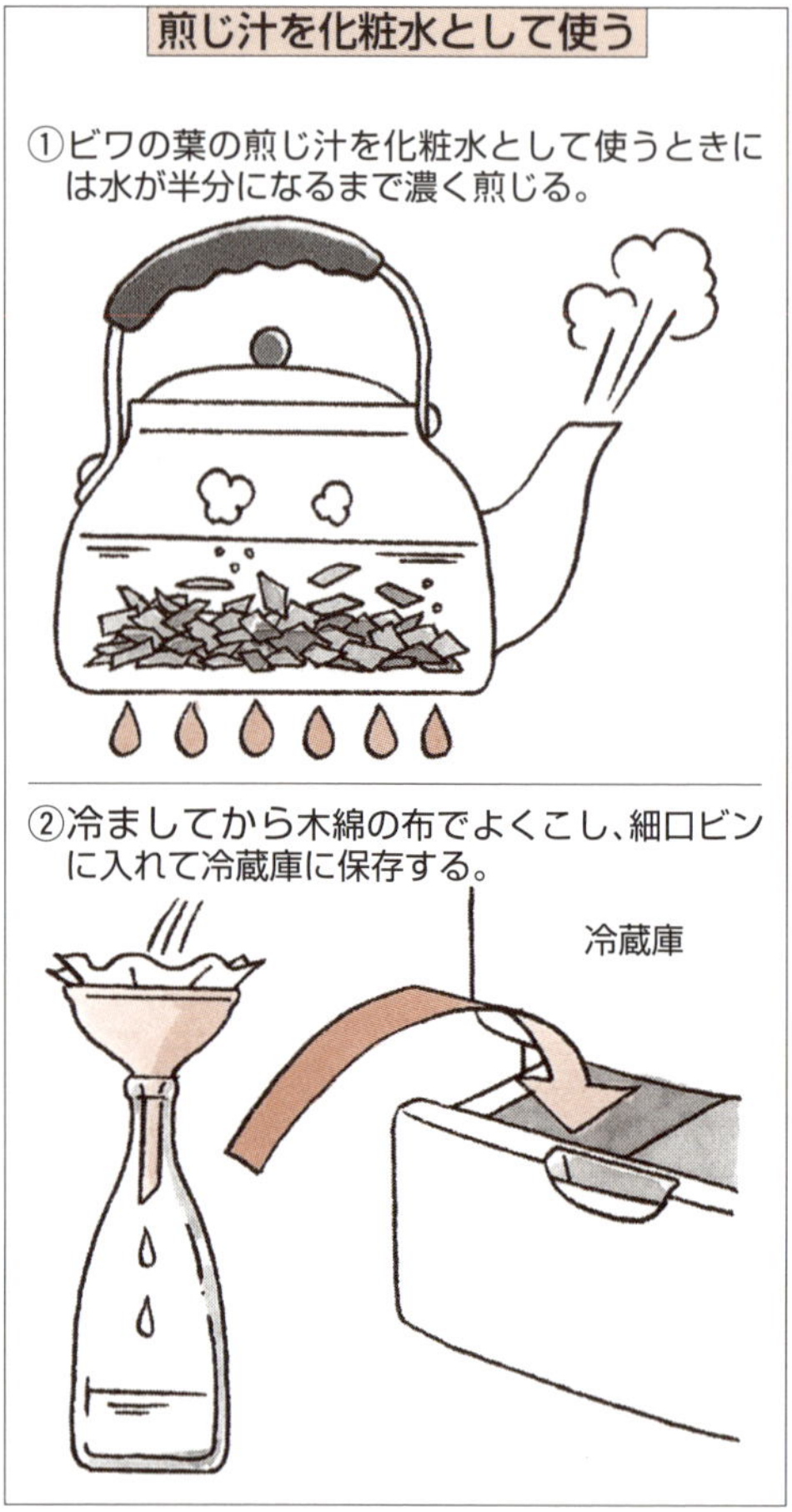
煎じ汁を化粧水として使う
①ビワの葉の煎じ汁を化粧水として使うときには水が半分になるまで濃く煎じる。
②冷ましてから木綿の布でよくこし、細口ビンに入れて冷蔵庫に保存する。
冷蔵庫

煎じ汁で洗顔するとスベスベになる

煎じ汁を肌に塗るときは、ビワ葉50グラムほどを1リットルの水に入れ、半量になるまで濃く煎じます。これで洗顔すれば素肌がきれいになりますし、シミやソバカスも目立たなくなります。手足が荒れたときも、濃い煎じ汁で洗えば肌がスベスベになります。

化粧水として使うときは濃く煎じた汁を木綿の布でこしてビンに入れ、冷蔵庫で保存しておきます。外出するときは、ビワ葉エキスと同様に小ビンに入れたり、カット綿に含ませて持参するとよいでしょう。

ビワ葉の濃い煎じ汁は抗菌力があるので、切り傷や虫刺され、ふきでもののときに直接塗ればすぐ治ります。アトピー性皮膚炎にもよく効きます。

赤ちゃんのあせもやおむつかぶれにも濃い煎じ汁を脱脂綿やガーゼにつけて、1日数回軽くたたくようにつけるとよいでしょう。冬に鼻が乾いたときにも、この煎じ汁を塗れば治ります。

頑固な水虫も、熱めの濃い煎じ汁

に毎日20分くらいつけていると治ります。この方法は、慢性化したひどいものでも根気よく続ければ特効があります。

⑦ビワ葉エッセンス療法

ビワ葉を煮詰めた濃縮液も万病に効く

ビワ葉エッセンスは梅肉エキスと同様にビワ葉を煮詰めて作った濃縮液で、ビワ葉をたくさん入手できる人は自宅でビワ葉の煎じ汁を煮詰めて作ることができます。

忙しくて毎日作る時間がない人は、液状の製品と粒状に加工した製品があるので試してみるとよいでしょう。粒状の製品は、つなぎに玄米の黒焼粉を入れていますが、携帯しやすいので旅行先や勤務先で手軽に利用できます。

どちらも内服用で、液状製品は1日3～4グラム程度、粒状製品は1日15～20個が標準的な服用量です。ただし、その人の体力や体調によって適量はかなり違ってきます。服用量が多すぎると胃がもたれることがあるので、自分で体の反応を見ながら、適量になるように量を調節してください。

液状製品は3～4倍に薄めて肌に塗れば卓効があります。これを水虫、アトピー性皮膚炎、できものなどに1日2～3回ずつ塗っていれば治ります。鼻やのどの症状があるときも、患部に塗っておきます。

ビワ葉エッセンスでガンや難病が治った

ビワ葉エッセンスの製品は、知人から推薦されたので1年半かけて「あなたと健康社」で研究し、いろいろな症状や治りにくい病気の方に試してもらいました。それで良い結果が出たので皆さまにもお役に立つと思い、ご紹介することにしました。

昔からビワ葉は呼吸系の症状によいとされてきましたが、ビワの葉エッセンスもそのような人に効果がありました。乳児期からの治りにくいアトピーやぜん息も、このエッセンスを長期間試飲して治りました。

また、数年前に海外旅行で大量に排気ガスを吸い、頭痛や手足のしびれなどの中毒症状が出た方がいますが、これもビワ葉エッセンスの粒を毎日10粒ずつ朝昼晩飲み続けたら徐々に症状が消え、半年後には完治しました。

私の母も幼児のときの事故で足や

コラム9

プロゴルファーもビワ葉エッセンスを愛用

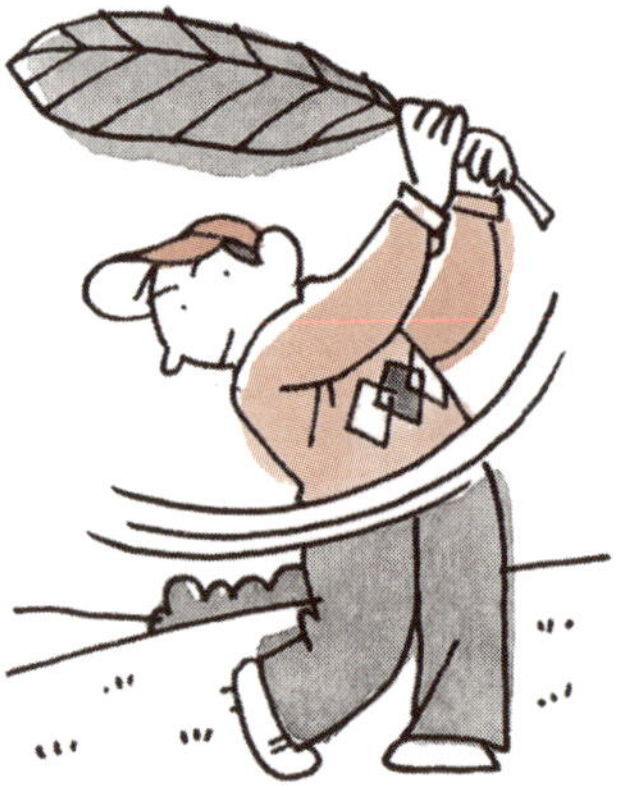

「世界一美しいフォーム」と言われるプロゴルファーの伊沢利光さんは、ビワ葉エッセンスを愛用しています。伊沢さんは2度の賞金王など輝かしいキャリアの持ち主ですが、10年ほど前の健康診断で医師から「尿酸値が高いので将来、痛風になる恐れがある」と言われました。

伊沢さんはその時はあまり気にしていませんでしたが、一昨年の検査では尿酸値が「8.3」もあり（正常値は「7.0」）、不安になりました。

そんなある日、知人にビワ葉エッセンスを薦められたので、毎日20粒ずつ飲み始めると、しばらくして尿酸値が「7.0」まで下がりました。それで安心して飲むのをやめると、再び尿酸値が「9.4」に上昇してしまいました。

そこで、伊沢さんは本腰を入れてビワ葉エッセンスを活用するようになり、きちんと飲み続けたところ「6.4」まで下がりました。

現在はこの良好な状態を維持していますが、伊沢さんは「ビワ葉エッセンスは自分の健康管理に手放せない」と言っています。それで先輩や友人にも熱心にビワ葉エッセンスを薦めるようになり、大変喜ばれているそうです。

背骨に後遺症があるため膀胱が圧迫されて尿が出にくいのですが、ビワ葉エッセンスを長期間飲んでいたら、ある日1回だけトイレで大出血をして、それ以来尿が詰まらなくなりました。

また、鼻にも炎症があってすぐ詰まりましたが、これもエッセンスを1年飲み続けたら青い鼻汁がドロドロと出て、2～3日出血が続いてからピタリと止まり、鼻が詰まらなくなりました（ビワの葉温灸を併用）。

ほかにもガンが縮小した例や、糖尿病に効いたというデータもあります。これもビワ葉エッセンスを長期間飲んだ結果で、まさしくビワ葉に宿る自然の力、自然の恵みです。

なお、ここにご紹介したビワの葉エッセンスの試飲例はすべて玄米自然食を併用しており、ビワ葉と食養の働きが相乗的に作用したものとみられます。

⑧ビワ葉のお風呂

ビワ葉のお風呂は肌や慢性病にもよい

ビワ葉を20~30枚用意し、よく洗ってから2~3センチ幅に切り、布袋に詰めてお風呂に入れます。ビワの葉療法に使った葉を再利用してもかまいません。追い炊きのできない給湯式の風呂なら、ビワ葉の煎じ汁を入れます。

このお風呂は一度で流さないで、4~5日くらい入るようにします。家族の人数が少なければ、1週間ほど入れます。2日目くらいからお湯が赤茶色になってきて、やわらかくなってよく温まり、疲れをとります。肌もスベスベしてきます。

このお風呂に毎日入っていると、いつの間にか湿疹やあせも、しもやけ、ただれ、水虫なども治ってしまいます。体がよく温まるので冷え性

ビワの葉のお風呂

①ビワの葉をよく洗う。
②ビワの葉を幅2~3センチに刻む。
③刻んだビワの葉を木綿の袋に入れる。
追い炊きのできない風呂のときは、煮出し汁をつくる。
④木綿の布袋に入れて風呂に入れる。
煮出し汁を風呂に入れる。

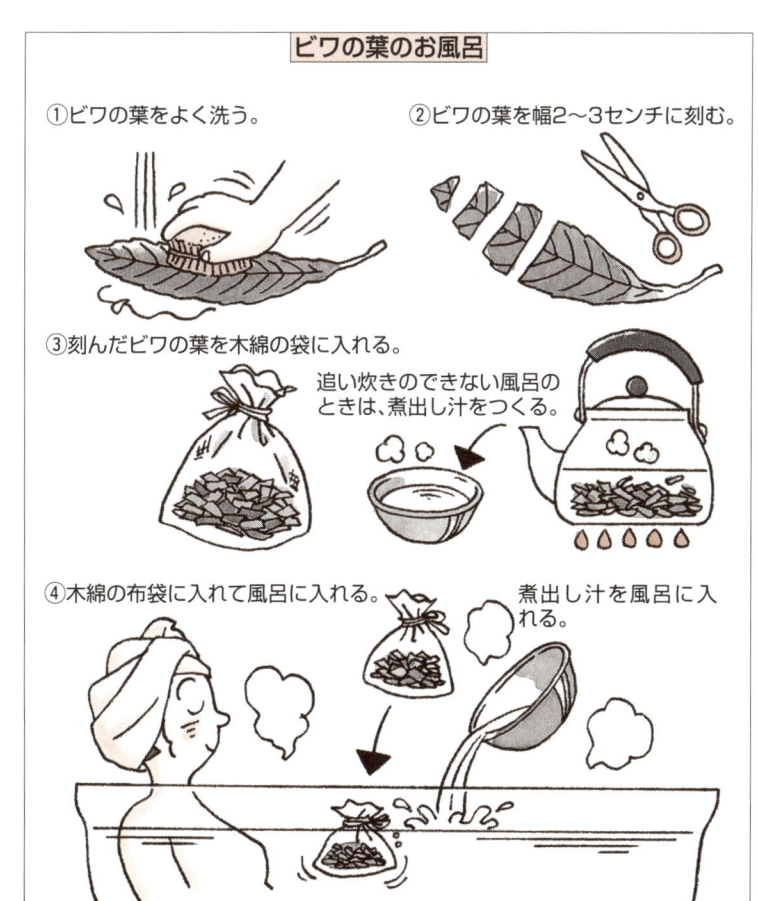

や神経痛、関節痛、肩こり、腰痛にも効果があります。

また、ビワ葉を干して保存し、これで煮出した汁で腰湯や足浴を続けると、ビワ葉風呂の効果がいっそう大きくなります。各種の慢性病や婦人病にもよく効きます。

⑨その他のビワ療法

ビワの種子を生で食べる

ビワ葉にはアミグダリンという薬効成分が含まれていますが、ビワの種子には葉の千倍以上のアミグダリンがあります。

それでビワの種子を食べれば効果があるだろうということで、重病の人が毎日ビワの種子を食べ続けたことがあります。この人は末期の骨髄ガンで、朝晩1個ずつ毎日2個のビワ種子を生でガリガリかじって食べたら、1カ月でガンが消えてしまいました。

この方はビワの種子だけでなく、ビワ葉温灸やビワ葉パスターその他の自然療法の手当てと食養を併用し、精神の安静を心がけました。それらの相乗作用でガンが治ったのです。

ビワの種子を摂取する場合は、そのまま生でかじってもいいのですが、固くて非常に苦いので、すりおろしてオブラードに包むか、乾燥させて粉末にしてオブラードに包んで飲むとよいでしょう。1日の摂取量は朝晩1個ずつ、合計2個を目安にします。

ただし、1日6個で前立腺ガンが治ったという例もあり、人によって適量が違うので、体の反応を見ながら摂取量を調節してください（ビワの種子は刺激が強いので、摂取量を

ビワの種子を食べる

①ビワの種子を生でかじってもよい。

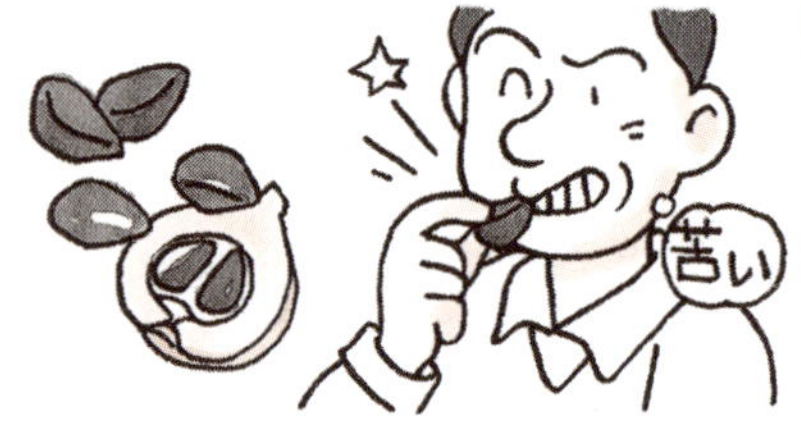

②種子をすりおろしてオブラートに包んで飲む。

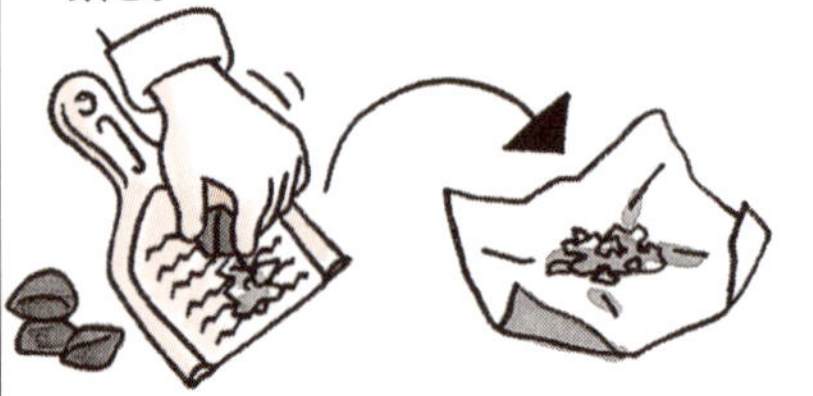

③種子を乾燥させ、粉末にしてオブラートに包んで飲む。

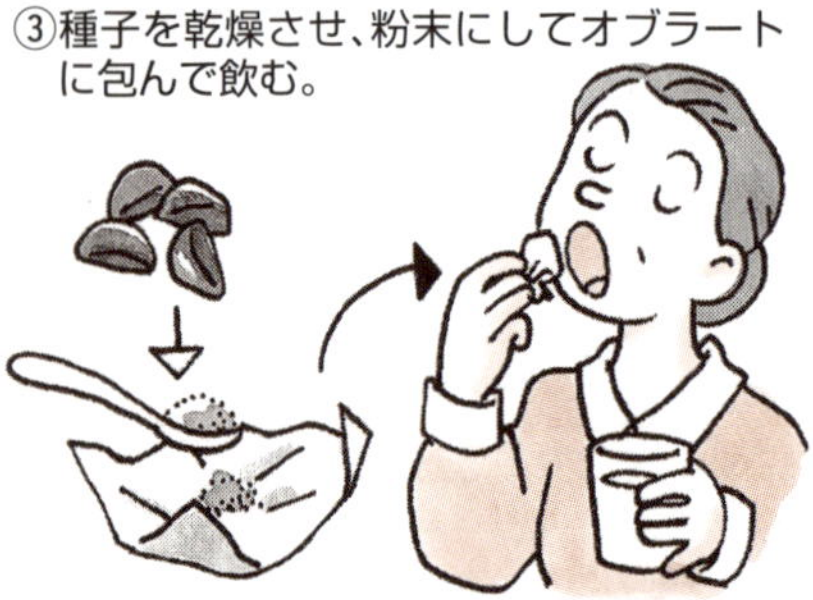

増やすのは慎重にする)。

ビワの種子の塩漬け

ビワの種子はガンだけでなく、ぜん息や肝臓病、腎臓病、糖尿病、神経痛、リウマチなどの治りにくい慢性病にも役立ちますが、長期にわたって常用したいときは塩漬けのビワの種子を用意しておくと便利です。

塩漬けにする場合は、種子を洗ってからよく拭き、ザルに入れて半日日陰干しをします。これにビワ種子の10パーセント弱の自然塩をまぶし、ビンに入れてしっかりフタをして保存します。このようにしておけば、必要なときは何時《いつ》でも出して食べられます。通常は1日1～2個を食べるようにします。

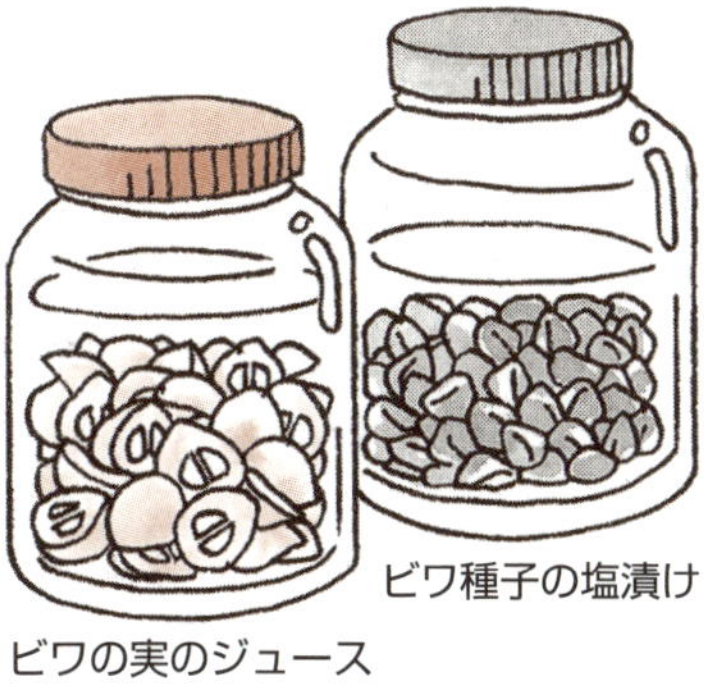

ビワの種子のエキス

ビワの種子にはアミグダリンがたくさん含まれているので、玄米焼酎に漬けて種子のエキスをつくるのも

ビワの種子の焼酎漬け

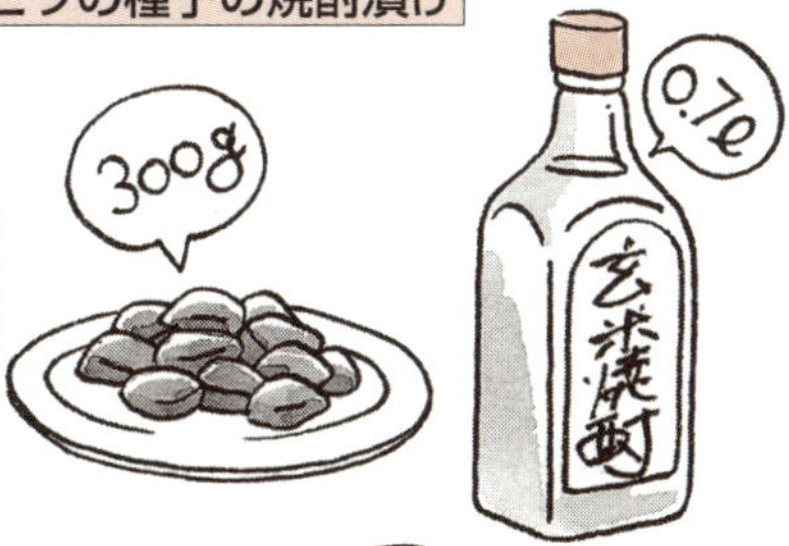

①ビワの種子300グラムに対し、玄米焼酎0.7リットルを用意する。

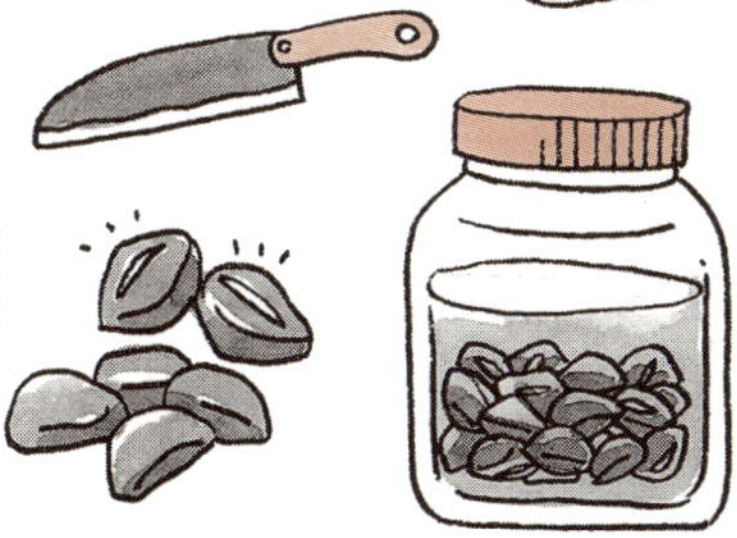

②種子に切れ目をつけ広口ビンに入れ、玄米焼酎に漬け込む。

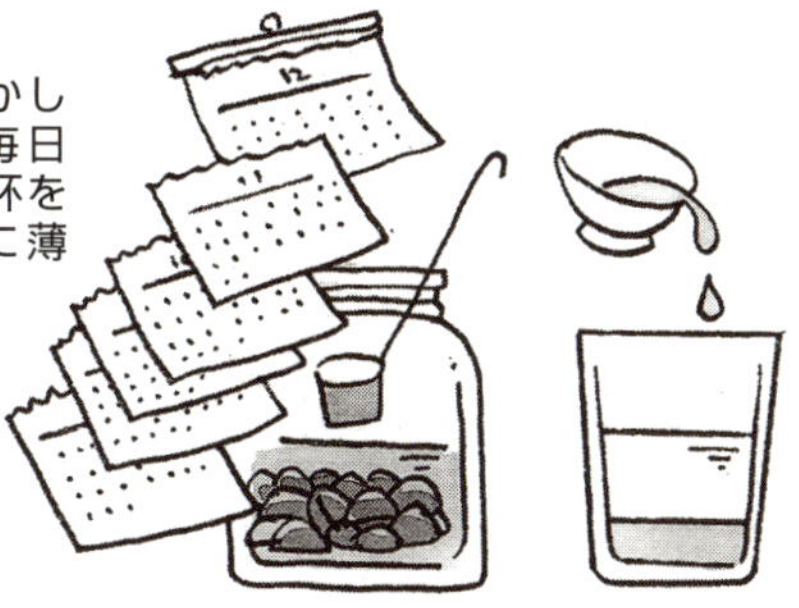

③1年ほどねかしたものを、毎日オチョコ半杯を水3～4倍に薄めて飲む。

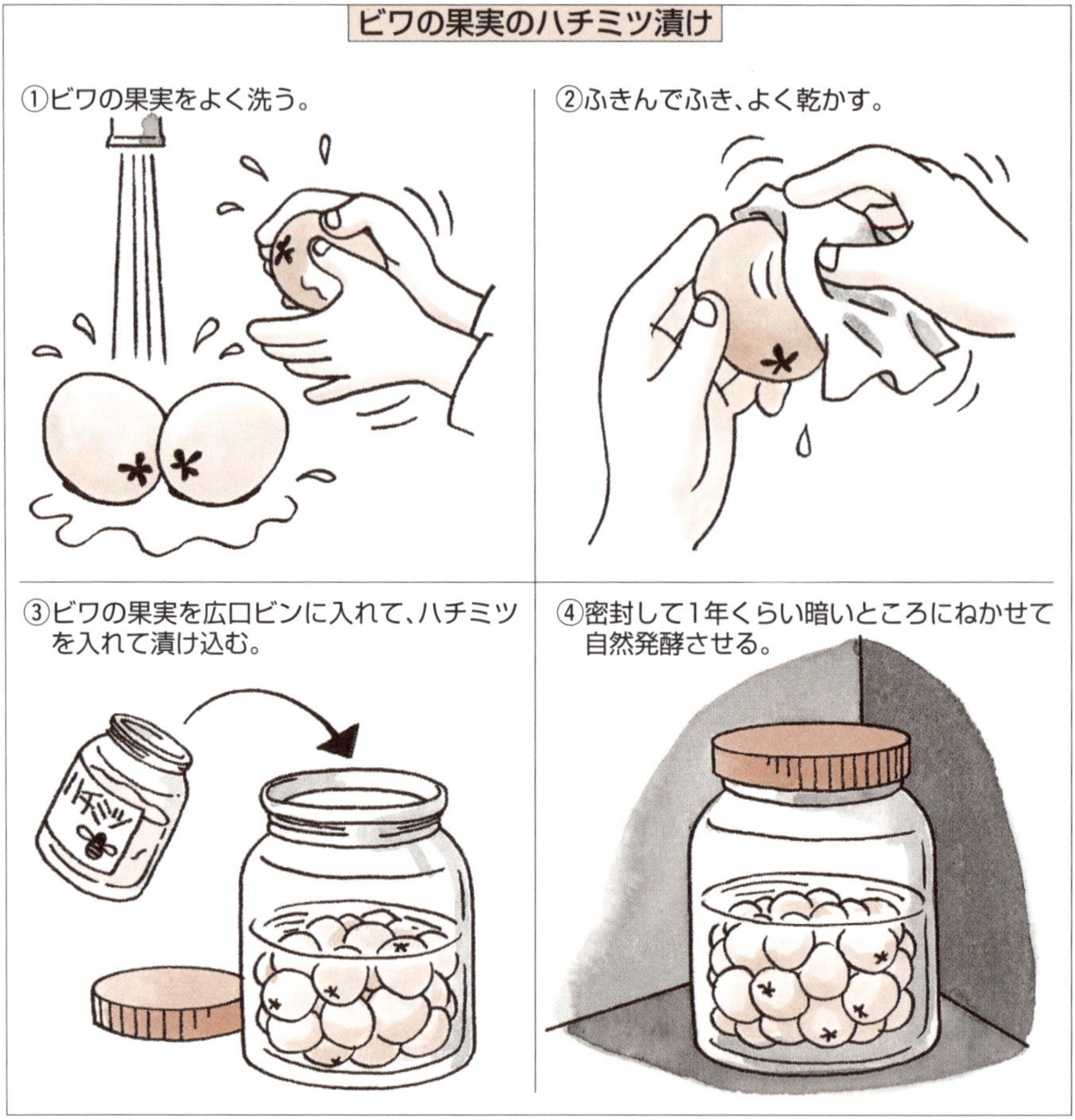
ビワの果実のハチミツ漬け
①ビワの果実をよく洗う。
②ふきんでふき、よく乾かす。
③ビワの果実を広口ビンに入れて、ハチミツを入れて漬け込む。
ハチミツ
④密封して1年くらい暗いところにねかせて自然発酵させる。

よい方法です。

この場合は、ビワの種子３００グラムに対して玄米焼酎0.7リットルにします。種子に切れ目をつけて広口ビンに入れ、玄米焼酎に漬け込むと1カ月ほどで茶色のエキスが出てきます。

この状態でも飲めますが、少しねかせたほうがよいので、1年ほどしてから飲むようにします。毎日オチョコ半杯を水で3〜4倍に薄めて飲むのが基本です。甘味が欲しければ良質のハチミツを入れるとよいでしょう。

飲む量を増やすと効きすぎてのぼせることもあるので、体の反応を見ながら量を調節してください。ガーゼにつけて外用薬として使えば、痛みや外傷、火傷を治します。

ビワの果実のハチミツ漬け

ビワの果実は酸味が少なく、食べ

ると香りのよい甘味が口の中に広がります。

中国では、昔からビワの果実にも薬効があるとされており、「体内の気の流れを整えてのどを癒し、のどの違和感やむかつき、吐き気を鎮める」と言われています。

そのため、のどがひどく渇くときや吐き気が治まらないとき、せきが続くときなどにビワの果実が薬として使われてきました。

そこで、ビワの果実のハチミツ漬けを作っておくと、一年中使えて便利です。

作り方は、ビワの果実をよく洗いふきんでふいてよく乾かし、広口ビンに入れます。これに良質のハチミツを入れて漬け込みます。

ビワの実ジュース

①ビワの実を二等分に切り、広口ビンに入れハチミツに漬け込む。

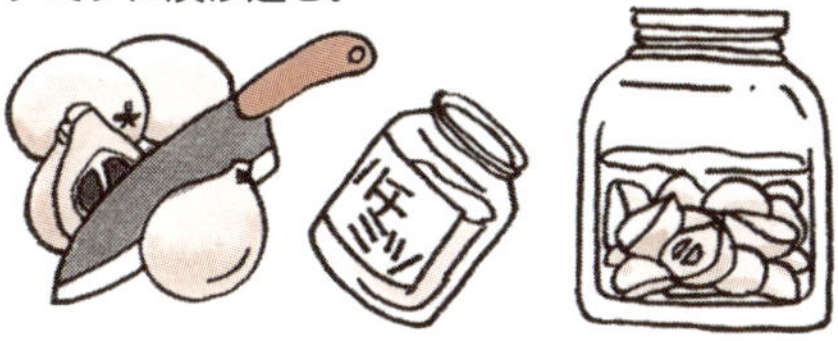

②密封して冷暗所に1年くらいねかし、自然発酵させる。

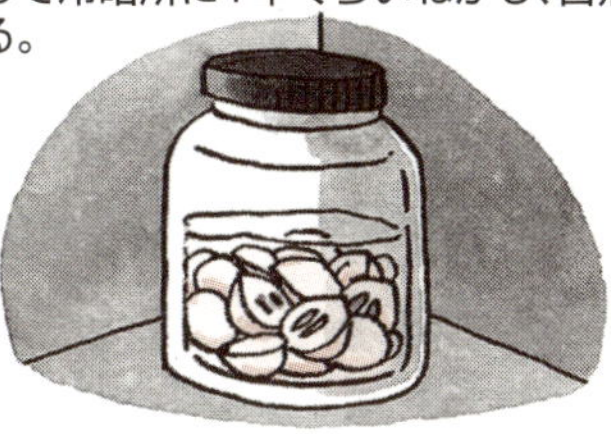

③原液を水2～3倍に薄めてコップ半分くらいを1日2回ほど飲む。

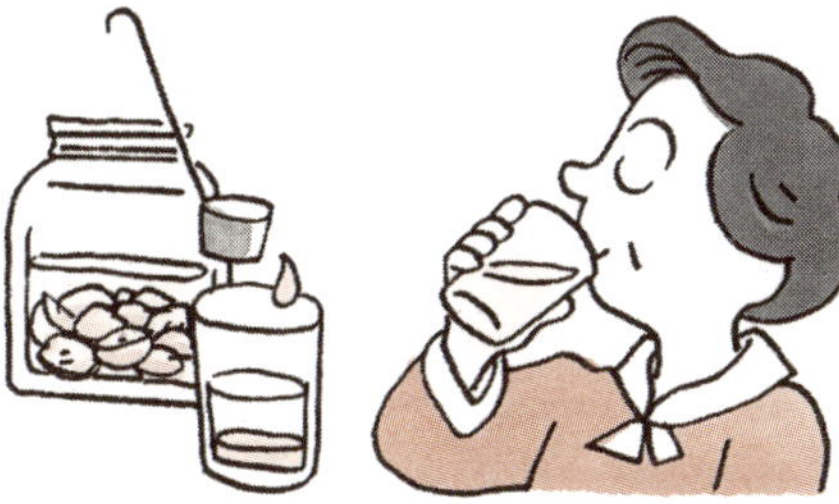

密封して冷暗所に置き、1年くらいねかせておくと自然発酵して、おいしいハチミツ漬けができます。

ビワの実ジュース

前述のビワの果実のハチミツ漬けに似ていますが、種子入りのビワの実ジュースを作っておくと役立ちます。

ビワの種子は味に難があるので食べにくいという人には便利な飲みものです。

作り方は、種子入りのビワの実をよく洗って乾かしてから二等分し、そのまま広口ビンに入れて良質のハチミツに漬け込んでおきます。

密封して暗いところで1年もねかせておくと自然発酵して、ビワの香りがする甘い飲み物になります。少しくせがありますが、種子の中のアミグダリンも溶け込んでいるので健康の助けになります。

この飲み物はビワの実も種子もそのまま食べられるので、病弱の方や慢性化した病気がある人によいと思います。原液を2～3倍に薄めてコップ半分くらいの量にし、それを1日2回ほど飲みます。

ただし、強すぎると反応をおこすことがあるので、体の状態を見ながら飲む量を調節し、飲み過ぎないようにしてください。

気管支炎やぜんそく、かぜなどの呼吸器の病気によく効きますが、特別な病気がない方も健康増進と病気の予防に役立つ飲み物です。

コラム10

ビワ葉の保存法は？

ビワは常緑樹なので、一年中どの季節でも葉を採取することができます。ですから身近にビワの木がある人は、毎日ビワ葉を採取して新鮮な葉を使うようにするとよいでしょう。ビワの葉は緑が濃くて、肉厚のものを選ぶのがコツです。

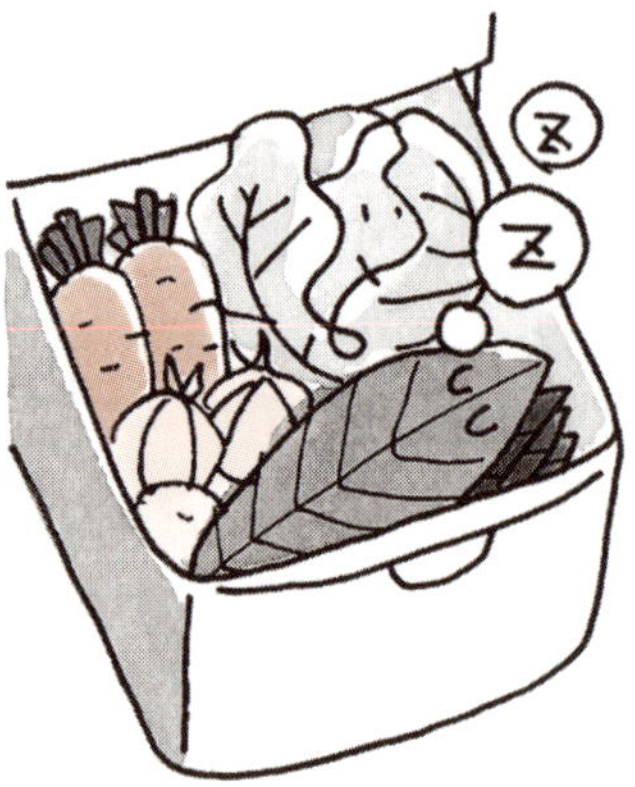

ビワの木が身近にない人は何枚かのビワ葉をまとめて入手し、保存しながら使います。

ビワ葉を保存するときは、葉を洗わずに4～5枚ずつ束ねてポリエチレンの袋に入れ、空気を抜いて葉の根元のところで袋の口をしぼり、袋ごと輪ゴムで止めておきます。これを新聞紙かハトロン紙に包んで冷蔵庫の野菜室に入れておけば、2～3カ月は保存できます（59頁の図参照）。

ただし、最近はビワ農家の栽培量が減っているので、できれば自宅にビワを植えておくとよいでしょう（ビワは鉢でも育てられます）。

第4章
ビワの葉温灸の効果を高めるコツ

1 体の浄化槽の肝臓を手当てする

ビワの葉温灸は手当ての基本

ビワの葉療法で最も多用されているビワの葉温灸は、自然療法の「手当て」の基本ですが、この温灸をするときは押圧する場所に注意する必要があります。せっかく温灸を始めても、ただ自分勝手にしていたのでは、その効力を生かせません。

ビワの葉温灸は体の悪いところだけでなく、肝臓と腎臓、背中とお腹、手足の基本ツボにも温灸することが何よりも大切です。

肝臓と腎臓は体の健康を支える重要な臓器で、東洋医学でも昔から「肝」と「腎」のふたつをとくに重視し、「肝腎要」（かんじんかなめ）という言葉も生まれました。

肝臓は右の乳の下にある大きな臓器で、体内の「加工工場」と「浄化槽」の働きをしています。食べたものは胃腸で消化されて小腸から肝臓に運ばれ、体内で使えるように加工されて全身に送られます。

食品添加物や公害物質などの有害成分は肝臓が取り除き、分解して排泄してくれます。毒素や老廃物、化学物質なども肝臓が分解して流してくれます。だから肝臓が弱ると、そうした大切な働きができないので治りにくい慢性病や難病、ガンをおこすようになります。

肝臓には胆汁をつくる働きもあります。胆汁は脂肪を分解する消化液ですが、細菌も毒素も一瞬で浄化してしまう強力な性質があります。この胆汁成分がリンパ液とともに全身を回っており、細胞の活動を支えています。しかし、肝臓の機能が落ちると胆汁の働きも低下し、殺菌力が弱って炎症も防げなくなり病気のもとができてしまいます。

肝臓は脳の働きと深く関係している

肝臓は血糖の量も調節しています。食事からとった炭水化物（糖質）が多

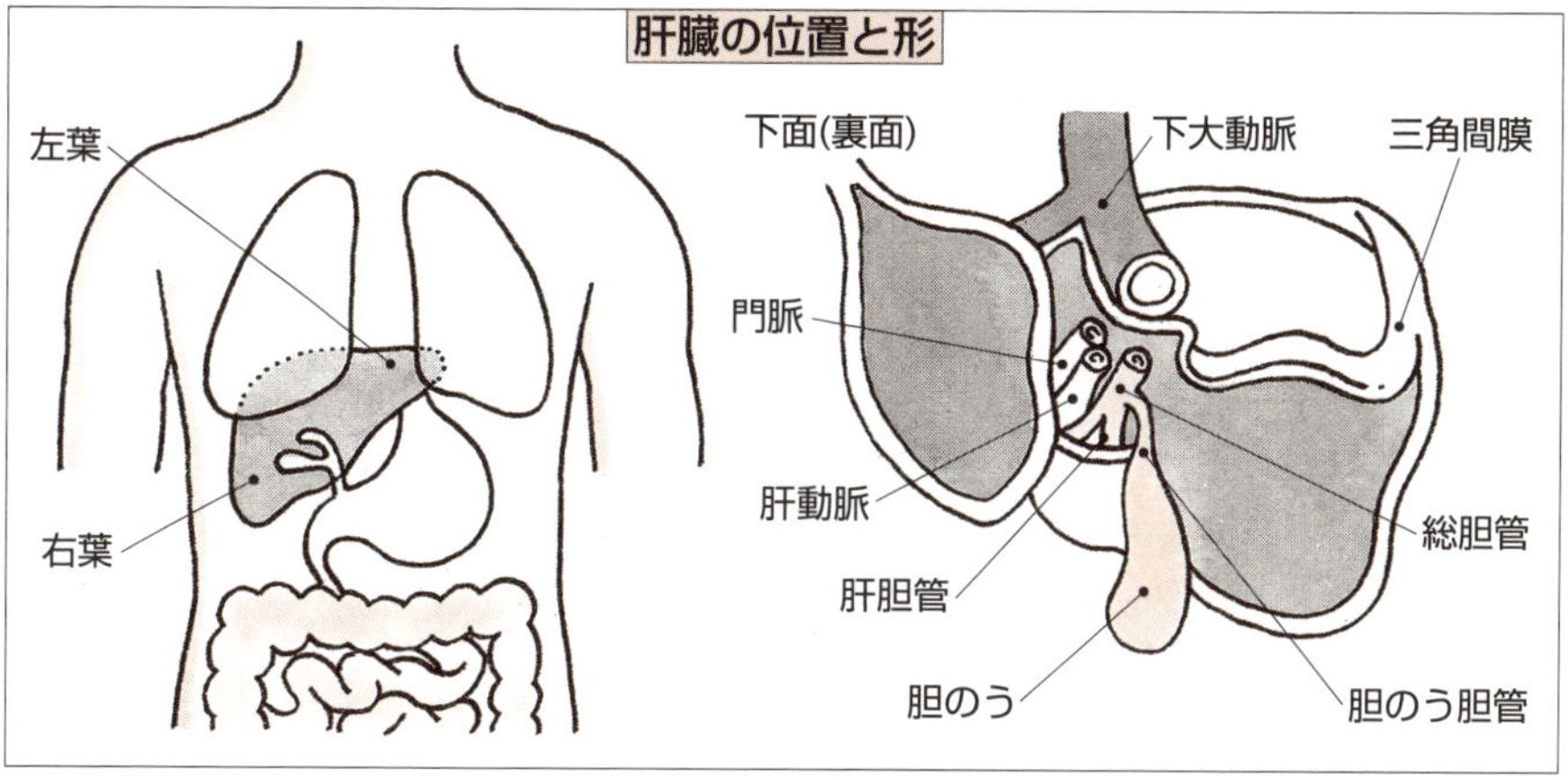
肝臓の位置と形
左葉
右葉
下面(裏面)
下大動脈
三角間膜
門脈
肝動脈
総胆管
肝胆管
胆のう
胆のう胆管

いと、その一部を肝臓に貯えて血糖値が上がらないようにしているので、肝臓が悪いと血糖のバランスが乱れて血糖が増え、糖尿病になります。

糖尿病では膵臓で作られるインスリンが問題にされますが、実際には肝臓の病気でもあるのです。

食べすぎて運動もせず、肝臓を疲労困ぱいさせるような生活を続けて肝臓が悲鳴をあげている状態です。

肝臓には大量の血液が流れ込んでおり、血液の循環量も調節しています。この働きが低下すると異常に寝苦しくなったり、心臓の負担が増えて心臓病になったりします。

肝臓は脳の働きにも深く関係しており、脳で思うことはすぐ肝臓に響きます。精神状態がストレートに肝臓に影響するので、いつもイライラしたり、深刻な悩み事があると肝臓が悪くなります。年中取りこし苦労をして、気持ちに余裕がない人も肝臓を傷めます。

逆に肝臓が疲れると、神経も疲労して働きが悪くなってきます。肝機能が低下すると視神経が傷んで失明したり、神経がマヒして脳卒中のように倒れてしまうこともあります。

肝臓が悪い人は気が短く、怒りっぽくなり、その影響でさらに肝臓が悪くなるという悪循環におちいります。

肝臓は肉や砂糖も苦手で、とりすぎると肝臓に負担がかかり疲労します。だから美食や暴飲暴食は肝臓にダメージを与えます。

肝臓が悪くなると食物の好き嫌いが激しくなり、食欲が低下します。そのため栄養がつかなくなって全身的に弱っていきます。病気の治りも遅くなってしまいます。

肝臓が健康回復の鍵を握っている

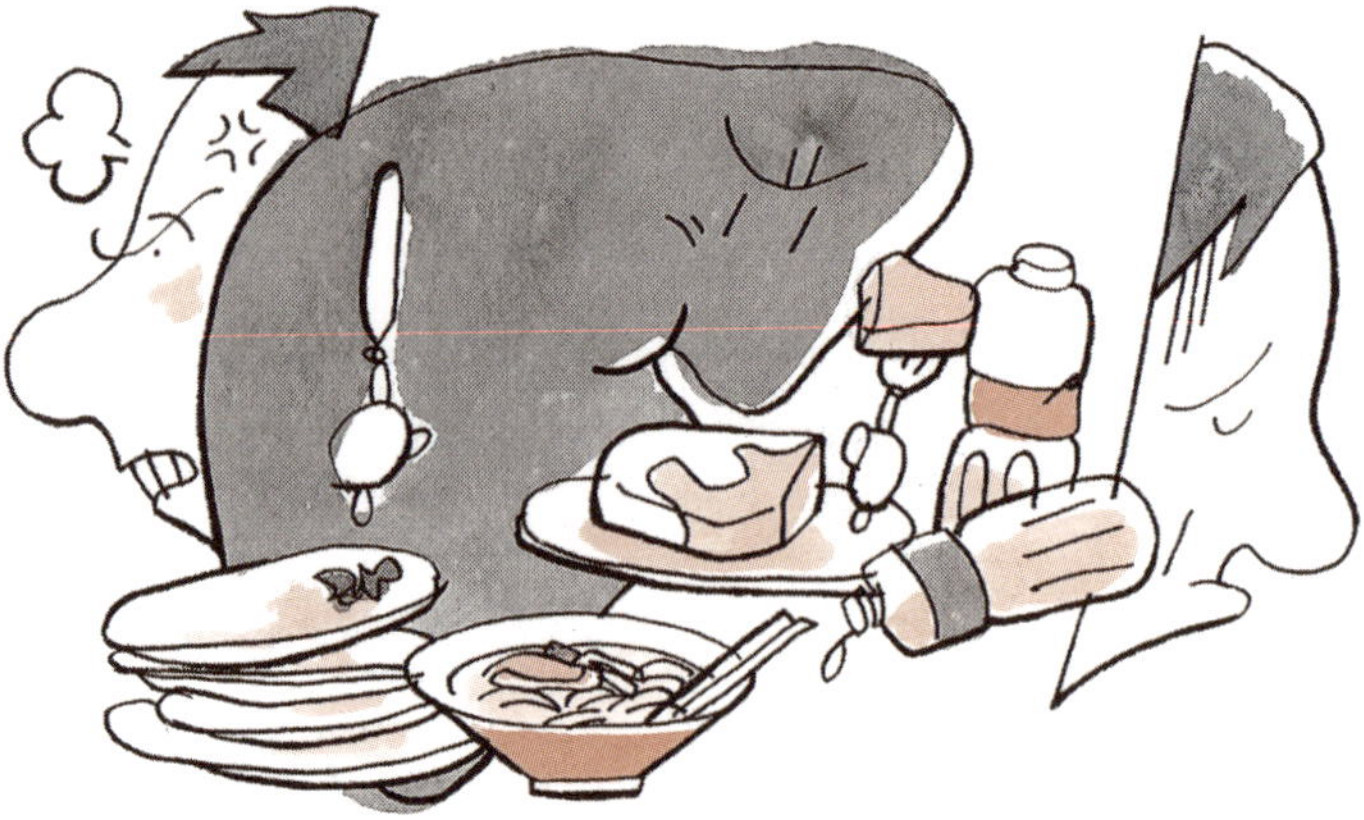

現代医学では、肝臓は栄養素の保管倉庫で肝臓が弱ったら高栄養の食品をとればよいと考えます。それで、動物性のタンパクをたくさんとるので、動物性脂肪もくっついてきます。

栄養の摂取量をどんどん増やしますが、それではかえって肝臓の負担が増え、ますます疲労してしまいます。

肝臓を治せないなら、慢性化した生活習慣病や難病も治せないことになります。だから肝臓の性質をよく考えて、肝臓にとって一番よいことをしなければなりません。これは食べ物の内容と量を変えることと、肝臓の手当てを続けることです。

食べ物はまず美食をやめ、食品添加物や化学合成成分が入った人工的な栄養食品や加工食品もやめ、肝臓の働きを助け、また最良の薬である玄米を中心とした自然の菜食に変えます。

玄米はよくかみ、食べる量はおかずを含めて少食にします。体の状態がなかなかよくならなければ2～3日断食をするか、1週間くらい玄米スープだけで様子を見ます。

手当てはビワの葉温灸を基本にして、できればビワ葉のこんにゃく温湿布か生姜湯の温湿布などを併用するとよいでしょう。ビワの葉温灸の代わりに、ビワ葉のこんにゃく温湿布か生姜湯の温湿布だけを行ってもかまいません。

ビワの葉温灸は、肝臓のある場所を3～4カ所くらい押圧します。肝臓が終わったら腎臓、背中、お腹、両手・両足、症状や病変がある患部の順に温灸します。

ビワ葉のこんにゃく温湿布や生姜湯の温湿布などの他の手当ては、全身の血行をよくし、肝腎の働きを助けるので、その後に温灸をしてもよいでしょう。この場合は2、3時間おいてから行いますが、疲れるようならやりすぎです。

温湿布を行うときは、肝臓のある場所を30分温め（老人と子どもは10～15分／乳幼児は7分くらい温める）、最後に1分だけサッと冷湿布をするのが基本です。

重病の場合はいきなりでなく、体の状態を見ながら、疲れないで気持ちよいことを目安にします。これらの手当てを毎日根気よく続けると効果が高まります。

コラム11

肝臓は人体で最大の臓器

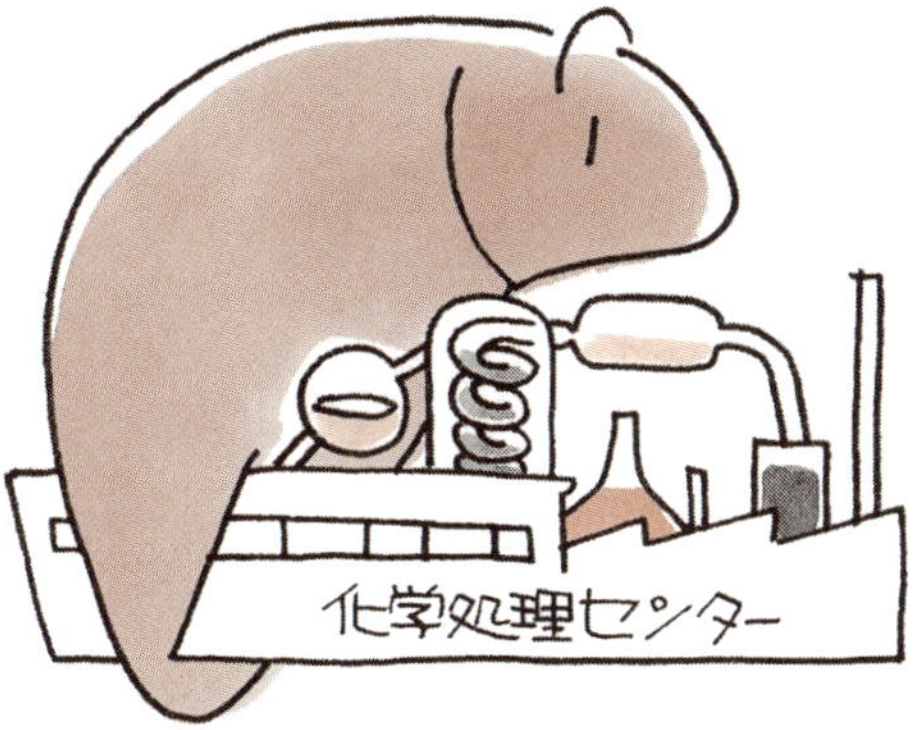

肝臓は、横幅が25～30センチ、縦幅が15～20センチもある巨大な臓器で、成人では重さが1.2～1.5キログラムになります。

そのため上腹部の半分くらいを占めていますが、人体でこれほど大きな臓器は脳以外にありません。

肝臓は生命を支える「巨大な化学処理センター」で、栄養成分の加工・合成、胆汁の合成、有毒物の分解・解毒など、500種類以上の働きをしているため大量の血液が流れ込んでいます。

その量は心臓から出る血液の約25パーセント、毎分1～1.5リットルに達します。そのため健康な人の肝臓にはたくさん血液が含まれており、その影響で焼き鳥屋のレバーのように赤茶色をしています。

肝臓には、つねに全身の血液の10～15パーセントが存在しますが、必要に応じて肝臓内の血液量を増減し、体内の血流量を調節する働きもしています。

2 腎臓の手当てで血液を浄化する

腎臓は血液を浄化する大事な臓器

肝臓の手当てが終わったら、腎臓の手当てをします。腎臓は腰骨の上にあるそら豆形の小さな臓器で、左右に1個ずつあります。

腎臓の位置

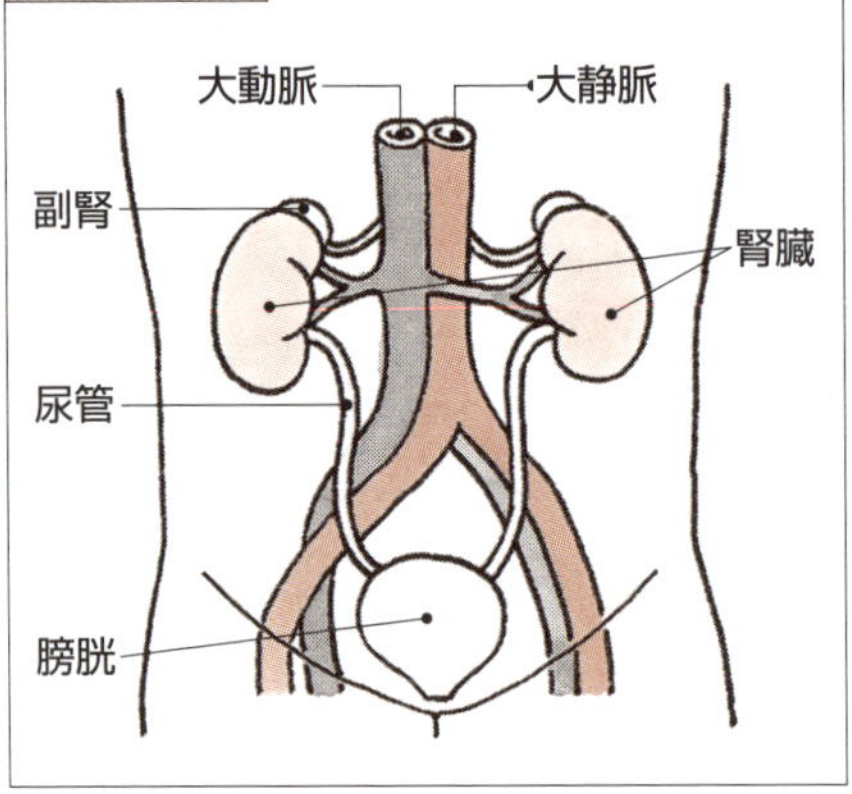

腎臓は血液中の老廃物や不要物をろ過して尿にして流し、血液をきれいにする働きをします。つまり肝臓とともに体内を浄化するために働くので、とても大切な臓器です。

体内ではつねに新陳代謝が行われていて老廃物が出ますが、腎臓の働きが悪いとそれを充分排泄できず、血液が汚れてきます。それで血液が酸性になり、治りにくい慢性病や難病、ガンの原因になります。

腎臓の働きがさらに低下すると、老廃物の毒素が体内にたまって全身に回るようになり、生命がおびやかされます。ですから肝臓だけでなく腎臓の働きも整えないと、慢性病や難病はよくなりません。

腎臓にとって最も悪いのは動物性タンパクのとり過ぎで、これを続けると腎臓が疲れ、働きが悪くなってしまいます。

また、肝臓と同様に現代医学の化学薬品、とくに血圧降下剤、血糖降下剤などの薬や、食品添加物、農薬その他の有害物質が腎臓にダメージを与えます。

慢性病がある人は腎臓も弱っている

腎臓に入る血液は足から戻ってくる血液なので、足の血液循環が悪い

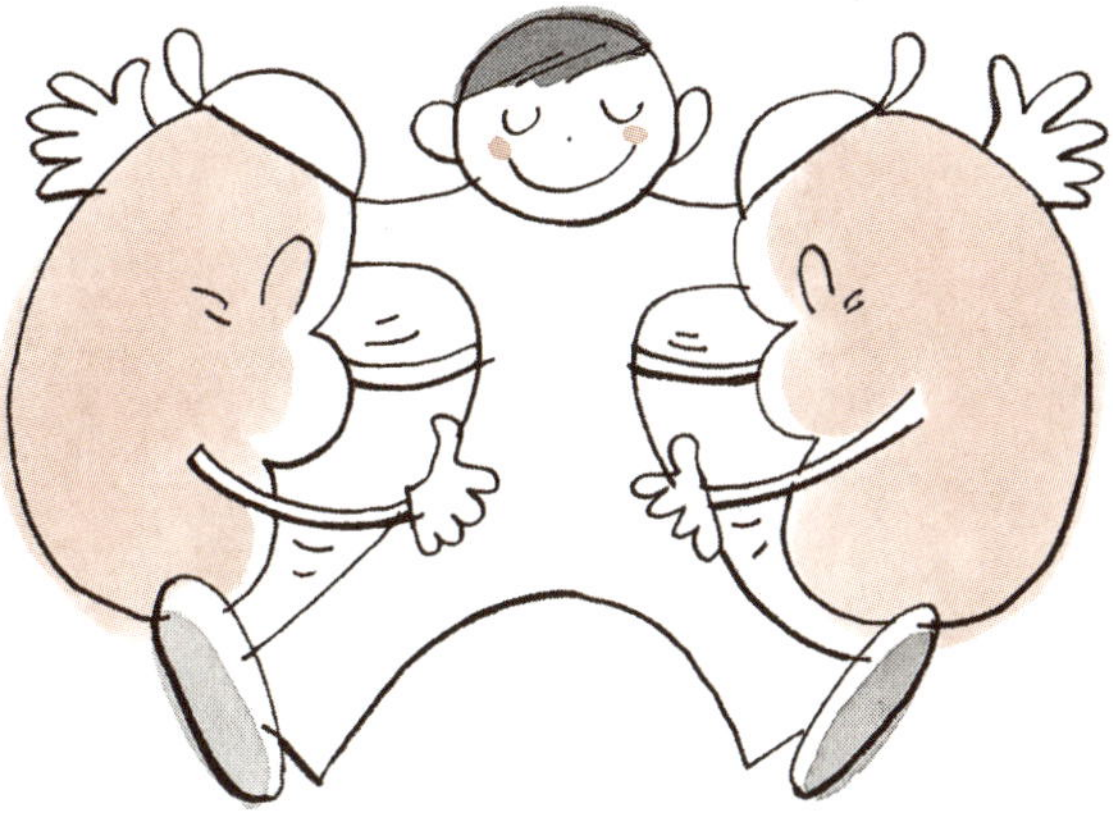

と腎臓の働きが低下します。ですから足を冷やすと、腎臓の回復が遅れます。足の運動不足も血流を悪くするので、腎臓に悪影響を与えます。

　また、神経や頭の疲れも腎臓の疲労につながります。頭が混乱すると腎臓の働きも乱れます。頭の弱さは腎臓を弱め、老人の頭の硬化は腎臓の硬化につながります。

　腎臓の上には副腎という小さな臓器がくっついていますが、これも腎臓の影響をもろに受けます。副腎は腎臓の付属物のようなものなので、腎臓が悪くなると副腎も乱れます。

　副腎は体の抵抗力や活力を支える特別なホルモンを作っているので、副腎の働きが悪くなるといろいろな病気を招きます。性ホルモンにも関係しているので、婦人病や男性のインポテンツの原因にもなります。

　このように副腎を含めた腎臓は、肝臓とともに「いのち」を支える重要な働きをしています。長生きする人は肝臓と腎臓が強くて老化しにくいのですが、何らかの病気をもっている人は肝臓と腎臓が弱っていて、体内や血液が汚れて毒素がたまっています。

ビワの葉温灸や温湿布で腎臓を回復させる

　副腎を含めた腎臓の養生法も、肝臓と同じように食養と手当てが基本になります。食養はやはり玄米自然食がよく、腎臓の疲れをとって活力を与えます。食べすぎは禁物で、腹八分目に食べることが大切です。

　手当てをする場合、いきなり悪いところだけにビワの葉温灸をして反応をおこした人もいるので、温灸の前にこんにゃく温湿布や生姜湯湿布をして、2～3時間休んでからビワの葉温灸をしましょう。ビワの葉温灸では、腎臓のある場所を左右1～2カ所ずつ押圧します。

　こんにゃく温湿布や生姜湯湿布は、

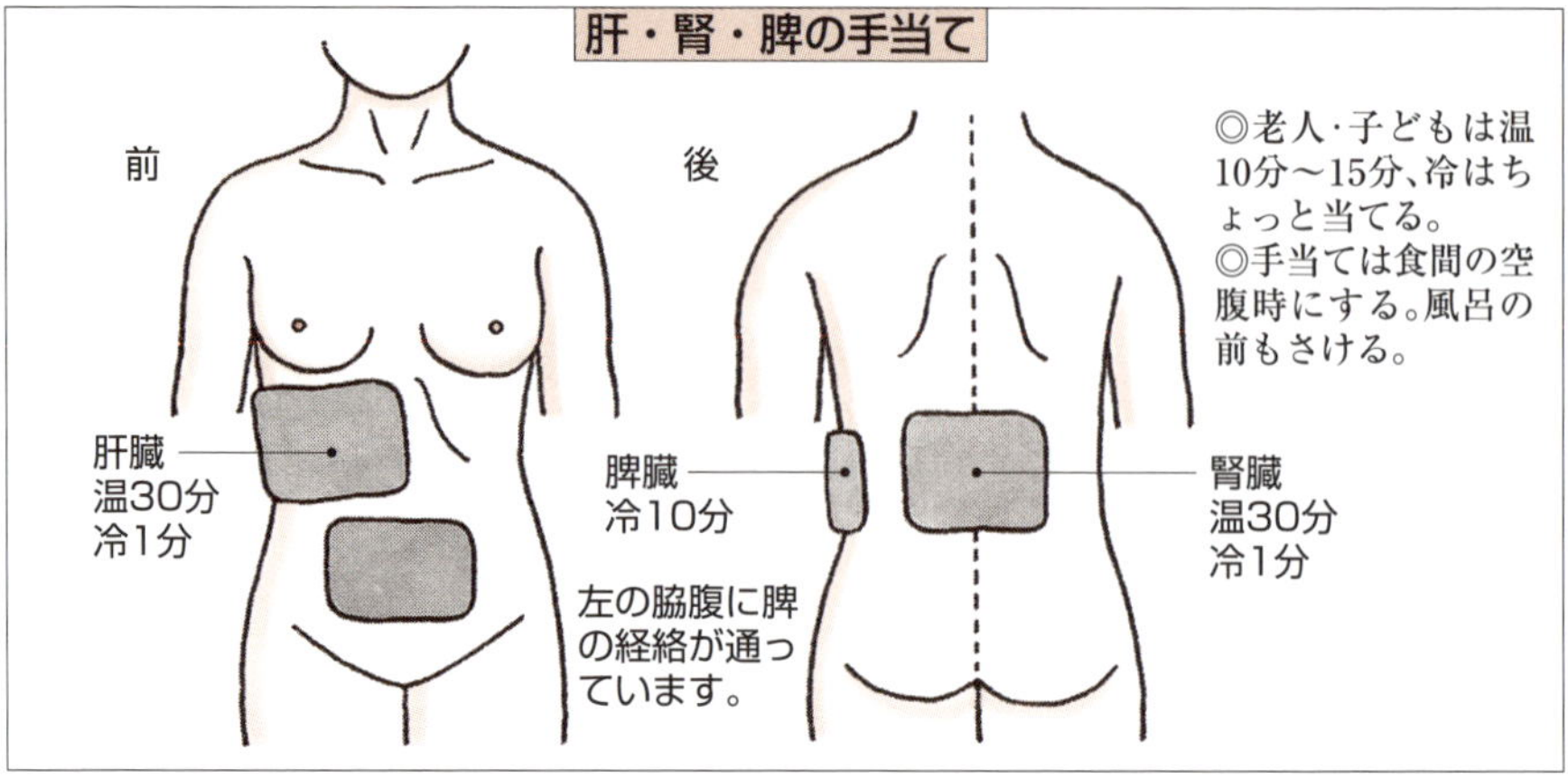
肝・腎・脾の手当て
前
後
◎老人·子どもは温
10分～15分、冷はち
ょっと当てる。
◎手当ては食間の空
腹時にする。風呂の
前もさける。
肝臓
温30分
冷1分
脾臓
冷10分
腎臓
温30分
冷1分
左の脇腹に脾
の経絡が通っ
ています。

腎臓のある場所を30分温湿布し（老人と子どもは10～15分、乳幼児は7分温める）、最後に1分だけ冷湿布します。

これを毎日1～3回くらい続けるとよいでしょう。ただし、体力がない人はやり過ぎるとかえって疲れるので、体の状態によく注意して手当ての回数や時間を調節してください。これは肝臓の手当ても同じです。

なお、肝臓と腎臓にビワの葉温灸やその他の手当てをするときは、やる前と後に必ず排尿してください。温灸をする時間帯は食後の満腹時ではなく、空腹時に行うことが大切です。

温湿布を併用するときも体力のない病人なら、肝臓と腎臓の温湿布を一度に行うと疲れるので、肝臓の温湿布を終えて60分ほど間隔をあけてから腎臓をしてください。

丹田呼吸も肝臓や腎臓を活性化する

肝臓や腎臓の疲労を防ぐためには、丹田を強化することも大切です。丹田は正式には「臍《せい》下《か》丹田《たんでん》」と呼ばれ、おへそから8～9センチほど下にあります。東洋医学では、生命活動の根本エネルギーである「気」が集まる場所とされています。

この丹田を強化するためには、丹田呼吸という呼吸法を続けるのが効果的です。

丹田呼吸は腹式呼吸の一種で、もともとはお釈迦様が「正しい呼吸（丹田呼吸）をすればものの見方や考え方が深まり、慈悲の心を得て迷いを断ち、悟りへの道となる」と人々に説いたのが始まりと言われています。

丹田呼吸は静かに息を吸い込み、おへその下の丹田に力を込めてゆっくり吐き出すのが基本で、体内に新鮮な酸素を送り込んで自律神経を整えます。それで肝臓と腎臓も活性化され、その他の内臓も強化されます。

ですから、丹田呼吸を毎日7回以上行うようにしてください（丹田呼吸のやり方は93頁を参照）。

丹田呼吸が終わったら、手のひらをおへそに当て、時計の方向に円を描いて丹田を通るようにしてゆっくりなでます。これも毎日7回以上やるようにしてください。

青竹ふみや天足法も、肝臓や腎臓の働きをよくします。青竹ふみは足《そく》心《しん》（足裏の中心）を刺激するもので、内臓を活性化する効果があります。健康ぞうりなどを使って、できるだけ歩くようにすることも大切です。

天足法は仰向けに寝て、自転車のペダルをこぐように左右の足を交互にゆっくり曲げてから勢いよく上に伸ばす運動で、足心と丹田の調和をとり、全身の働きを助けるという重要な効果があります。

毎日、40〜50回天足法を行ってください。少し面倒ですが、三日坊主にならずに続ければ、体が丈夫になります。

お風呂は手当てを始める前に入る

入浴するときは手当てをする前に入り、入浴後は血行が落ち着くまで30〜60分くらい休んでから手当てを始めます。手当てが終わった後は入浴しないようにしてください。

肝臓や腎臓が弱っているときは長湯すると体に負担がかかるので、全身浴は短時間だけにして、循環が悪くなっている下半身だけ入る腰湯にするとよいでしょう（174頁参照）。

足が冷えやすい人は腎臓に悪影響を与えるので、入浴せずに足浴だけしてもよいでしょう（172頁参照）。体に負担感がなければ、朝や日中に足浴をして夜に入浴してもかまいません。

寝るときの姿勢が悪い人も、肝臓や腎臓の疲れがとれません。敷布団を厚くしたり、やわらかいマットレスやスプリングのきいたベッドで寝るのは背中が曲がるので悪影響が大きくなります。体に一番よいのは薄い敷布団です。薄い敷布団に慣れる習慣をつけることも大切です。

3 脾臓の手当ては冷やすのが基本

脾臓がリンパの働きを支えている

肝臓や腎臓だけでなく、脾臓も重要な働きをしています。脾臓は肝臓の反対側、左上腹部の肺の下にある小さな臓器で、リンパ腺の働きを支えています。

リンパ腺というのは血管に似た細い管で、体内に張りめぐらされており、そこをリンパ液とリンパ球が流れて全身に供給されています。リンパ球は、主に脾臓やリンパ腺の節々にある小さな器官（リンパ節）で作られます。

リンパ球は細菌やウイルスなどの病原体と戦って体を守っているので、脾臓やリンパ器官の働きが悪くなると病原体におかされ、盲腸炎、中耳炎、関節炎、おでき、伝染病などさまざまな病気を招きます。食中毒になる危険性も高くなります。

脾臓は、肝臓で作られる胆汁にも関係しています。胆汁は脂肪を分解

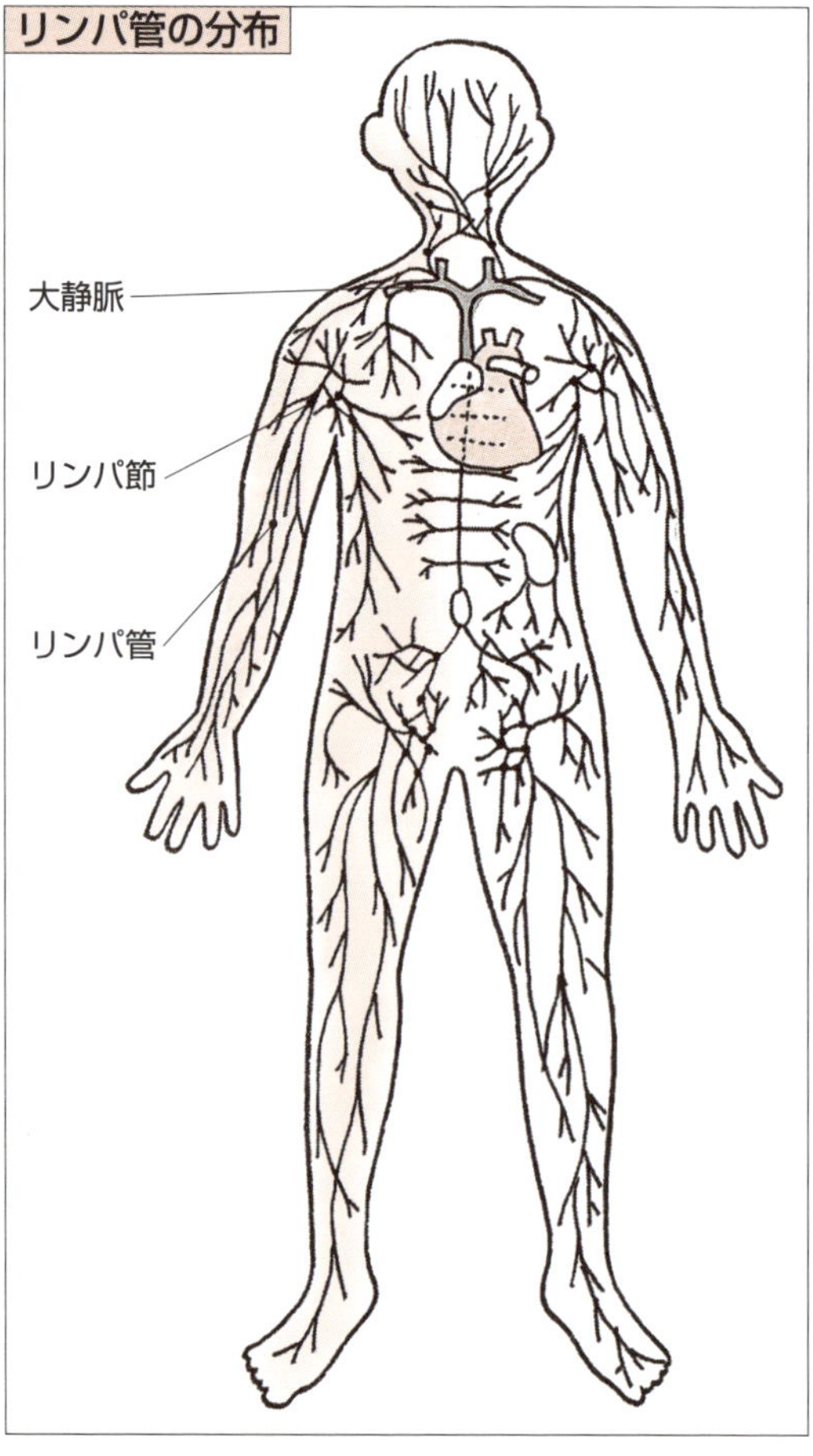

リンパ管の分布

する消化液で、ふだんは胆のうに溜められていて必要に応じて十二指腸に送られます。これが小腸からリンパ器官に吸収され、リンパ液が全身に運んで細胞に活力を与えます。

　このように脾臓はリンパの親玉のような働きをしているので、脾臓が疲れるとリンパ系の働きが悪くなります。そのため脾臓が悪くなると、胆汁の働きも落ちて脂肪を処理する能力が低下し、脂肪代謝が乱れて肥満体になります。

　それで治りにくい生活習慣病やリウマチ、肩こり、腰痛などがおこります。脂肪代謝が乱れると、イボ、魚の目、こぶ、しこりなどの皮膚の異常も出てきます。子宮筋腫や卵巣膿腫などの腫瘍ができる人もよく見られます。

脾臓の位置

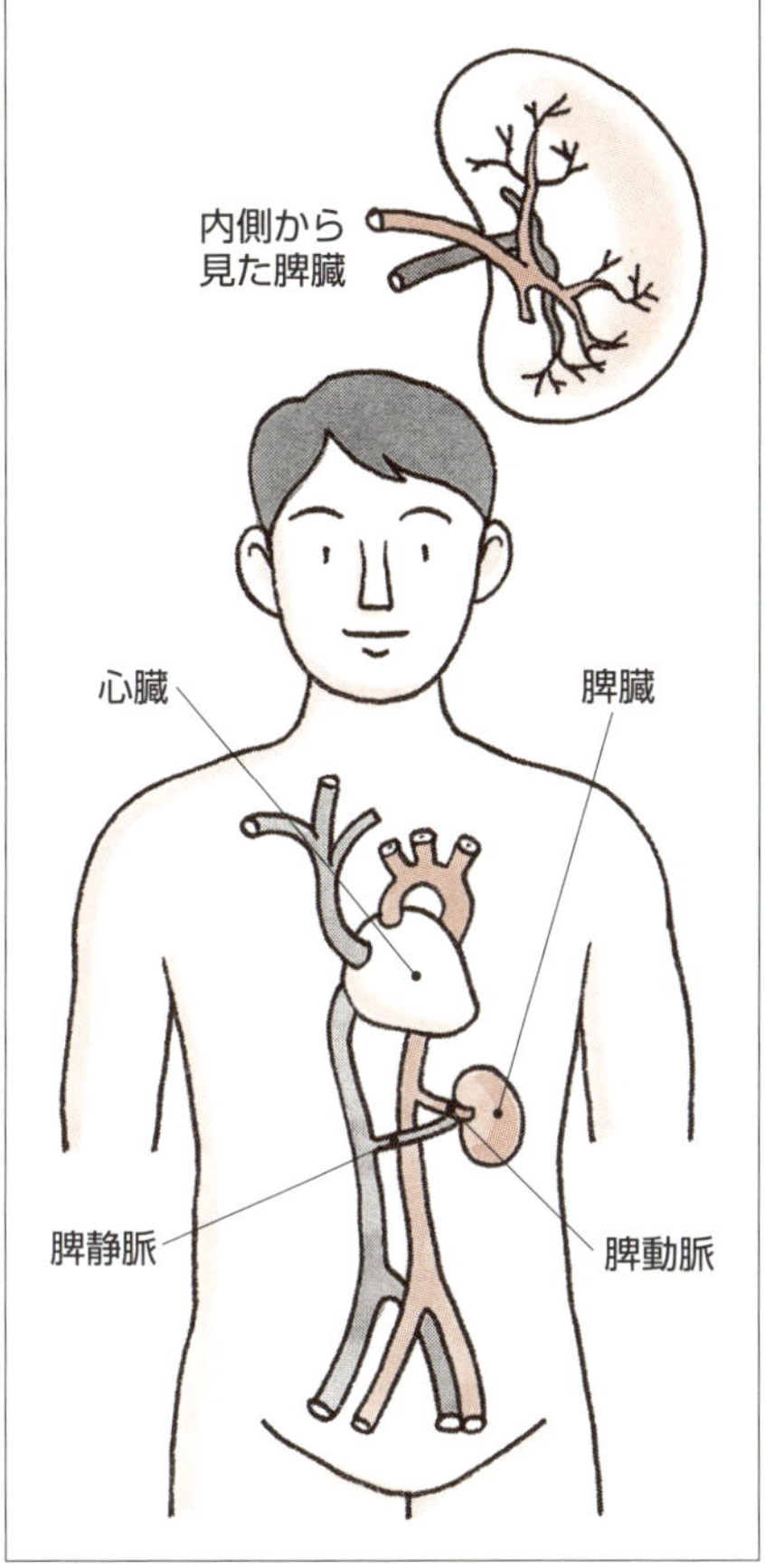
内側から
見た脾臓
心臓
脾臓
脾静脈
脾動脈

慢性病の人は脾臓が腫れている

脾臓が悪いと甲状腺などのホルモン系にも悪影響があり、バセドー病になります。これが原因になって新陳代謝が乱れ、高血圧や低血圧、自律神経失調症、神経症やそううつ病になることもあります。

　肝臓や腎臓が疲れると体内が汚れて病気と戦う抗病力や自己治癒力も低下するので、リンパ系がそれをカバーしようとして懸命に働きます。それでリンパを支える脾臓も疲労し、炎症をおこして腫れてきます。

　だから脾臓の手当てをするときは温めるのではなく、冷すのが基本です。

　慢性化した病気があって肝臓と腎臓の働きが落ちている人も脾臓の負

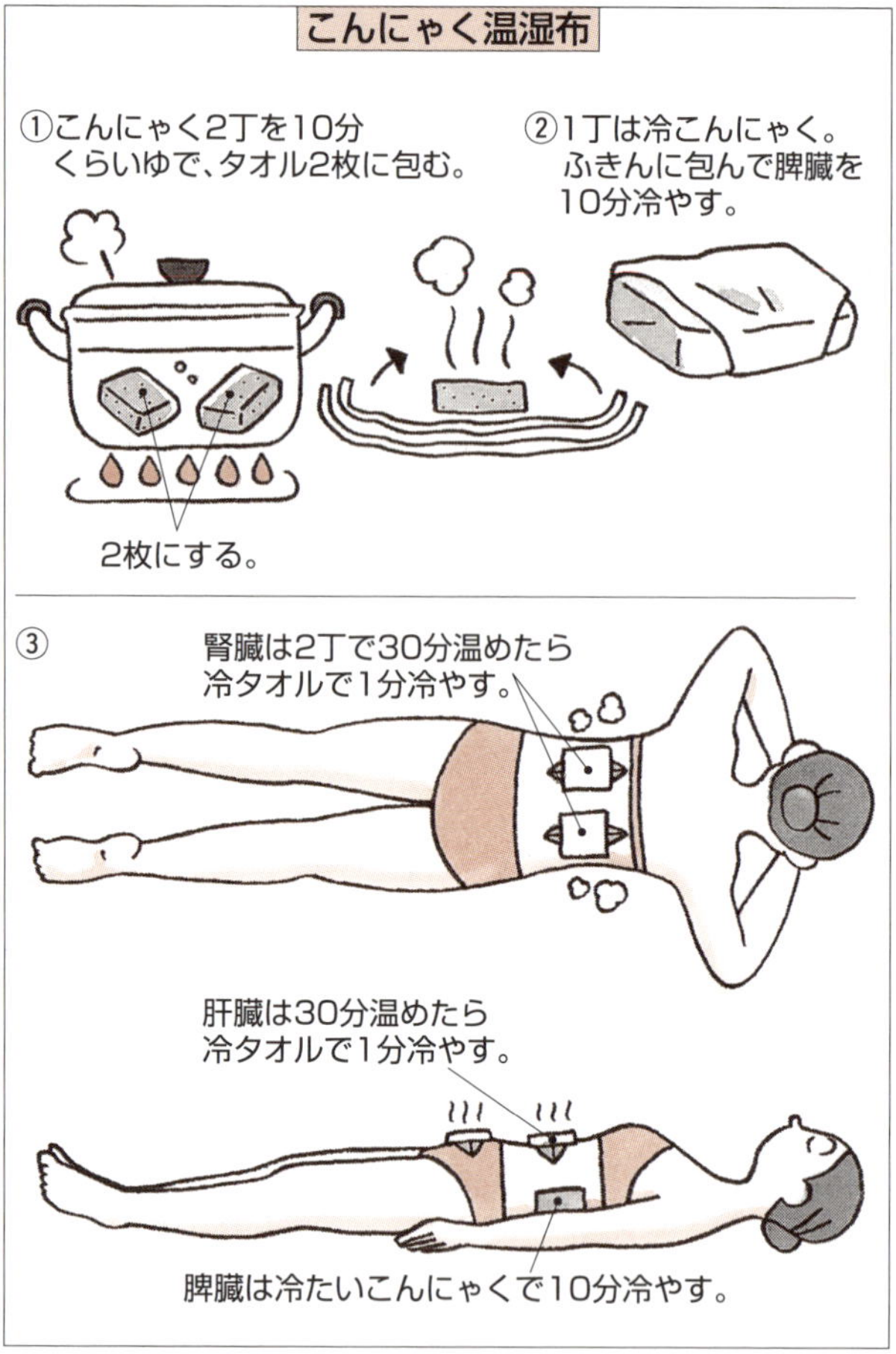
こんにゃく温湿布
①こんにゃく2丁を10分
くらいゆで、タオル2枚に包む。
②1丁は冷こんにゃく。
ふきんに包んで脾臓を
10分冷やす。
2枚にする。
③
腎臓は2丁で30分温めたら
冷タオルで1分冷やす。
肝臓は30分温めたら
冷タオルで1分冷やす。
脾臓は冷たいこんにゃくで10分冷やす。

担が大きくなり、脾臓が疲れてきます。

脾臓から出る血液は門脈という血管を通って肝臓に入るので、脾臓が疲れると肝臓にも悪影響を与え、それが脾臓をさらに疲れさせるという悪循環におちいります。だから肝臓と腎臓の手当てするときは、脾臓の手当てもいっしょに行う必要があります。

脾臓の場合は、脾臓につながっている「経絡《けいらく》」が左の脇腹の腰のくぼみのところを通っているので、ここを冷やすのが効果的です。

ですから肝臓の手当てをするときに、いっしょに脾臓の手当ても行ってください。肝臓にビワの葉温灸をするときは、同時に脾臓を4～5分くらい冷湿布します。

こんにゃく温湿布などの温湿布では肝臓を30分温めるのでそのとき脾臓を10分ほど冷湿布します（詳しくは162頁参照）。

肝臓・腎臓・脾臓の手当ては効果が大きい

肝臓と腎臓と脾臓はそれぞれが別々に働いているのではなく、互いに密接に連携し、一体となって体を支えています。

このことを理解しない人は、肝臓・腎臓・脾臓の手当ての重要性がわかりません。あるガンの方が食事を玄米食にして食養を始めたのです

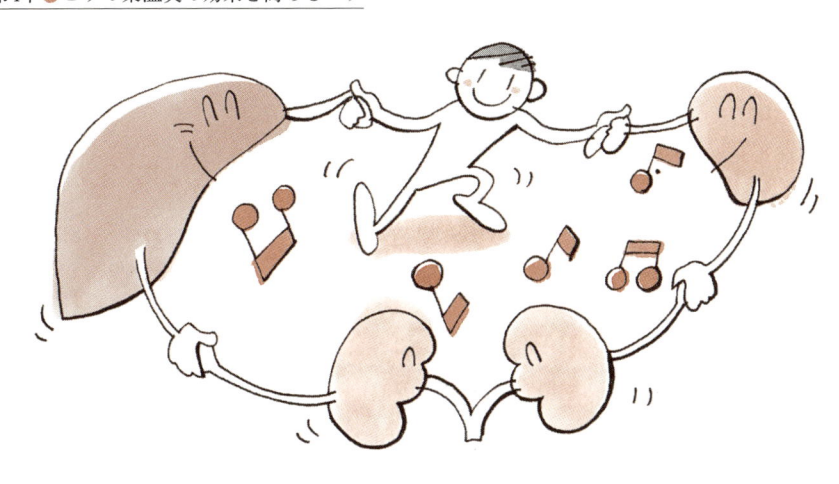

が、肝臓・腎臓・脾臓のつながりを理解せず、まったく手当てをしませんでした。

　それで手足がむくんできて、肝臓、腎臓、脾臓も腫れて、お腹がむくんでポンポンになってしまいました。

　そこで玄米スープを飲んでもらい、こんにゃく温湿布で肝臓・腎臓・脾臓の手当てをきちんと行うと、翌日には大量のお小水が出て、肝・腎・脾の腫れもひいてしまいました。

　また、乳ガンの人に肝臓、腎臓、脾臓の手当てを続けるように勧め、患部には里芋湿布を続けてもらいました。里芋湿布には細かく刻んだビワ葉を混ぜて、毎日続けました。

　すると3カ月くらいで大量の下血があり、乳ガンのしこりが小さくなり始めました。最終的にはガンが繊維化して消滅してしまい、ドクターも驚いていました。

　このように肝臓、腎臓、脾臓の手当てを根気よく続ければ、難しい病気も快癒することが少なくありません。膠原病《こうげんびょう》、筋ジストロフィー症、ガンなど難病、奇病といわれる病気にも、この手当てが大きな効果をもたらします。これまでに「あなたと健康社」の仕事を通じて、そのような方をたくさん見てきました。

　慢性化した病気や難病の場合は、例外を除けばすぐ治るわけではありませんが、あせらないで着実に実行することが大切です。

コラム 12

胸式呼吸と腹式呼吸

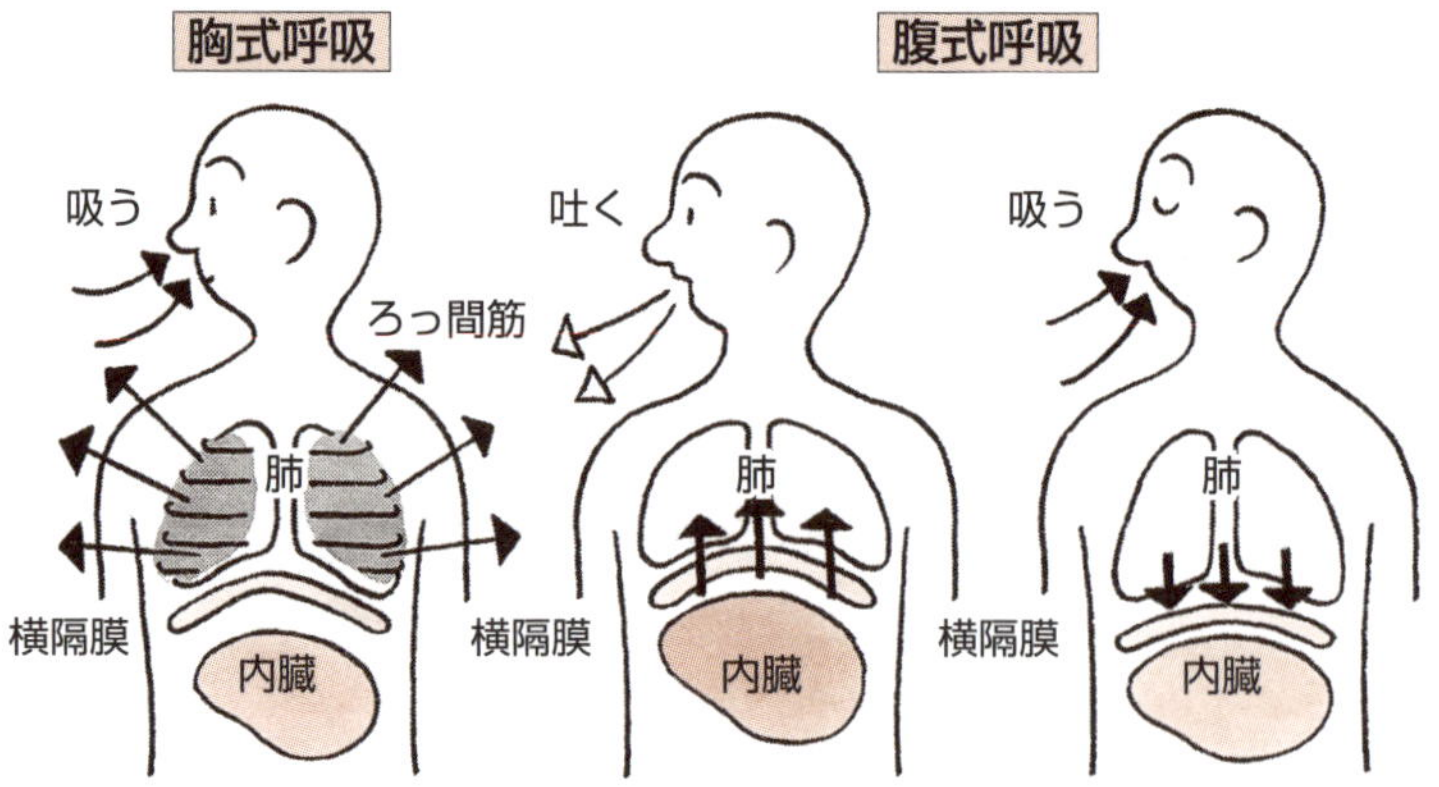

人間の呼吸法には「胸式呼吸」と「腹式呼吸」があります。胸式呼吸は肋骨の間の筋肉を伸縮させて、肺を左右に広げて空気を吸い込むもので、ふだん誰もが無意識で続けているのがこの呼吸法です。

ただし、肺は肋骨に囲まれているので息を吸うときもあまり大きく広げられず、1回の胸式呼吸で吸い込む空気の量は限られています。

これに対して腹式呼吸では肺の下にある横隔膜を意識的に下に下げて、肺を縦方向に膨らませて空気を吸い込みます。

横隔膜が上下に動く幅は肋骨が左右に広がる幅よりはるかに大きいので、腹式呼吸のほうが肺の容積が広がり、胸式呼吸よりたくさんの空気を吸い込むことができます。そのため肺の中の空気も、深々と吐き出すことができます。

それで肺の中の空気の流れがよくなり、肺の底に残っている汚れた酸素を新鮮な酸素に入れ換えることができます。横隔膜を活発に動かすため、肝臓や胃腸その他の内臓も刺激して活性化します。

このようなことから、心身のリラクゼーション法や俳優・歌手の発声訓練法など、いろいろな分野で腹式呼吸が活用されています。

お釈迦様が弟子に勧めたと言われる丹田呼吸も腹式呼吸の一種で、おへその下の丹田を意識的に動かして、腹圧をかけたり緩めたりして横隔膜を動かします。

東洋医学では丹田（臍《せい》下《か》丹《たん》田《でん》）は「気」が集まる場所とされており、丹田呼吸を毎日続けると「気」が充実してきます。

ふつうの腹式呼吸より腹部を刺激するので、内臓を活性化して自律神経系も整えます。抗病力や自己治癒力も高まります。

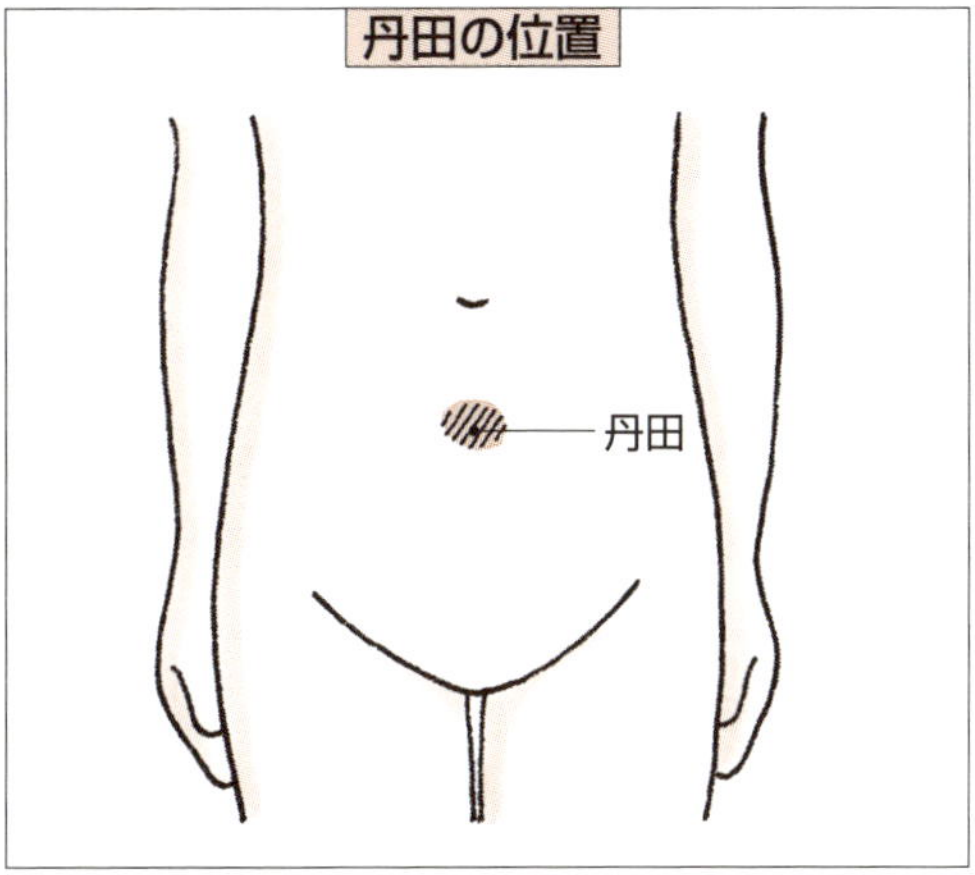

丹田呼吸の練習法

ビワの葉温灸をするときは、棒もぐさで押圧している間に丹田呼吸でゆっくりと息を吐き出し、押圧が終わったら丹田を膨らませるようにして深々と息を吸い込みます。

このほかに、毎日7〜10回くらい丹田呼吸を実行するとよいでしょう。丹田呼吸を上手に行うために、最初のうちは次の練習をすることをお勧めします。

①丹田の場所を確認する。
（注）丹田はおへその8〜9センチほど下（握りこぶしの親指をおへそに当てたときに小指の当たる場所／位置はだいたいの見当でよい）。
②あお向けに寝て両ひざを立てる。
③片方の手のひらを丹田にあて、その手の甲の上にもう片方の手をのせる。
④鼻からゆっくりと息を吐き出す。吐き出す時間は8〜12秒ほどにして、吐き出しながら手をのせた丹田がへこむようにして、深く充分に吐き出す。
⑤鼻から息をゆっくりと深く吸い込む。吸い込む時間は4〜6秒くらいにして、吸い込みながら丹田をふくらませるようにする。
⑥息を吸い込み終えたら、3〜5秒くらい呼吸を止める。
⑦④と⑤を2〜3回繰り返す。
⑧⑤と同じように息を吸い込むが、このとき頭の中で「い〜ち」と言いながら行う。
⑨④と同じように息を吐き出す。
⑩⑤と同じように息を吸い込むが、このとき頭の中で「にい〜」と言いながら行う。
⑪④と同じように息を吐き出す。

丹田呼吸のしかた

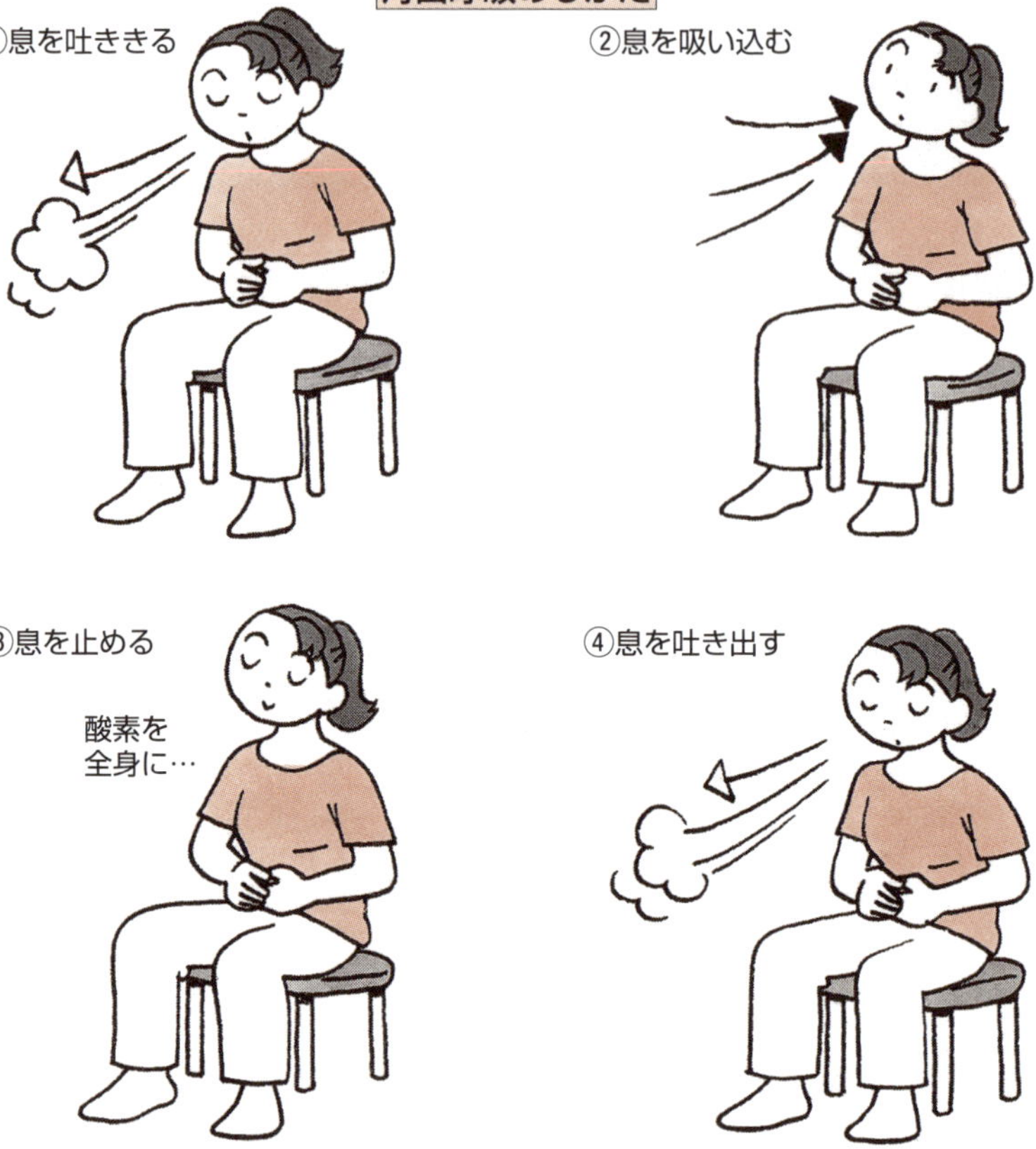

①息を吐ききる
②息を吸い込む
③息を止める
酸素を
全身に…
④息を吐き出す

⑫⑤と同じように息を吸い込むが、このとき頭の中で「さ～ん」と言いながら行う。

⑬④と同じように息を吐き出す。

⑭⑪～⑫の動作を繰り返しながら、頭の中で数える数を増やしていく。はじめのうちは毎日20～30回以上練習するとよい。

この練習で丹田呼吸のコツを覚えたら、座った姿勢や立った姿勢でやってもよいでしょう。

(注)息を吸い込む秒数と吐き出す秒数は自分の体調に合わせて調節してよいが、吸い込む秒数より吐き出す秒数を長めにする。

4 背骨の両側の基本ツボに温灸する

背骨やお腹、両手・両足のツボも重要

肝臓、腎臓、脾臓の手当てが終わったら、次に背骨、お腹、両手と両足の基本ツボに温灸します。

こうしたツボは互いに離れた場所にあり、体の悪いところと関係がないように見えますが、体内ではすべてつながって連動しています。

これは内臓や器官も同じで、それぞれが別々に働いているのではなく、すべてつながって全身と連動しています。そして体のすみずみまで血液が流れて、細胞が働きます。だから、どの細胞もすべて全身とつながっています。

ツボの場合は前に述べた「経絡《けいらく》」（39頁）でツボ同士がつながり、その先にあるいろいろな臓器とつながっています。

ですから患部から離れたツボでもビワの葉温灸で刺激すれば、それぞれのツボがいろいろな臓器を整えて相乗効果を生み、全身の細胞が活性化されて病気と戦う抗病力や自己治癒力が高まります。

治りにくい病気には必ず「病気の根」があるので、それを改善する必要がありますが、そのことを理解しない人は悪いところにしか温灸せず、離れた場所にあるツボにはあまり温灸しません。

しかし、それでは一時的に改善しても「病気の根」を治すことはできず、いつまでも全治しません。ですから背中、お腹、手足の基本ツボにも温灸して、全身の細胞に働きかけることが大変重要です。

むしろ悪いところは、ほかの場所に温灸した後にサッとやる程度でよいのです。

背骨の両側には重要なツボが多い

背骨の両側には重要なツボが多く、呼吸器系を整える「肺兪《はいゆ》」、心臓の働きをよくする「心兪《しんゆ》」、肝臓を元

背面の基本ツボ

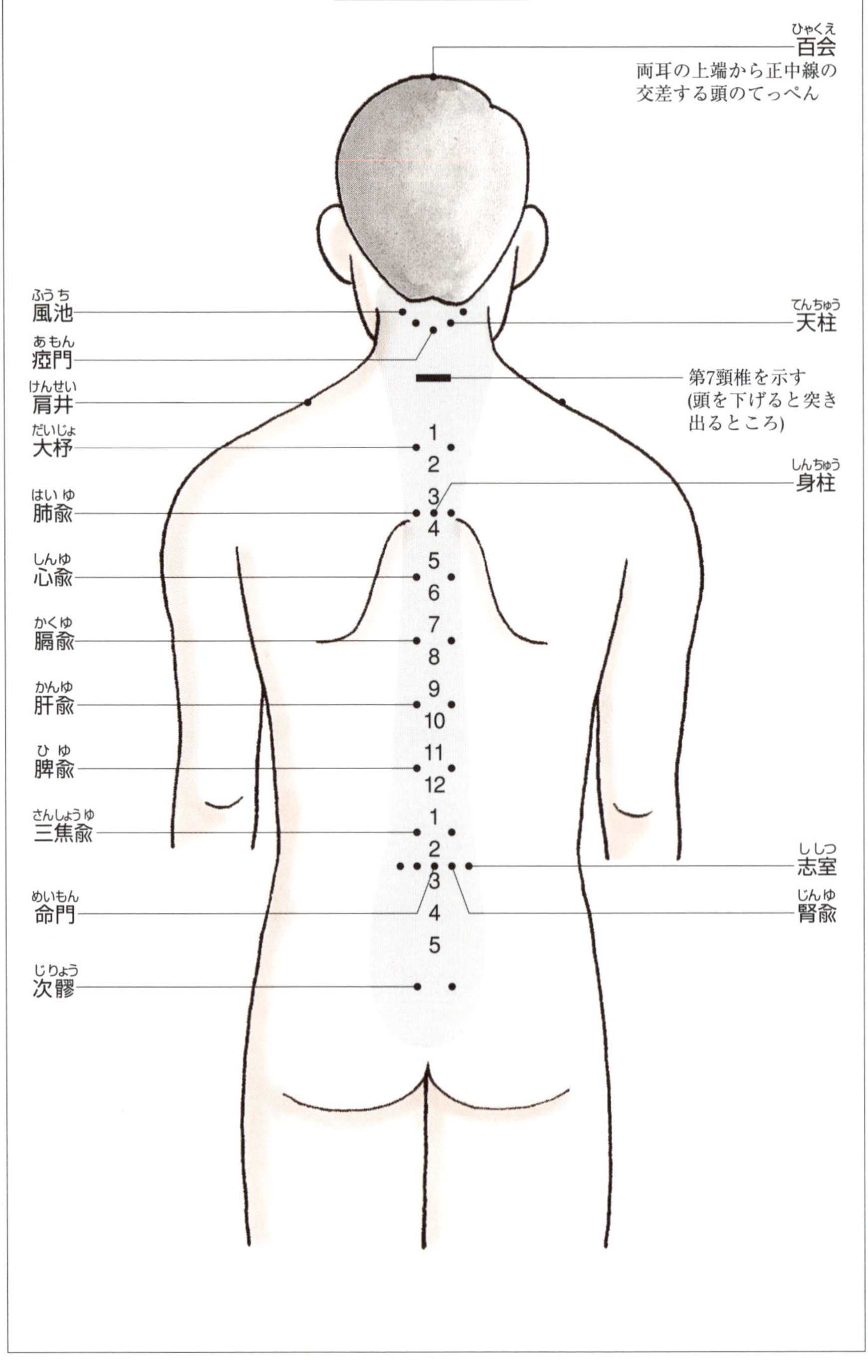
百会《ひゃくえ》
両耳の上端から正中線の
交差する頭のてっぺん
風池《ふうち》
天柱《てんちゅう》
瘂門《あもん》
第7頸椎を示す
(頭を下げると突き
出るところ)
肩井《けんせい》
大杼《だいじょ》
1
2
身柱《しんちゅう》
3
肺兪《はいゆ》
4
心兪《しんゆ》
5
6
膈兪《かくゆ》
7
8
肝兪《かんゆ》
9
10
脾兪《ひゆ》
11
12
三焦兪《さんしょうゆ》
1
2
志室《ししつ》
3
命門《めいもん》
腎兪《じんゆ》
4
5
次髎《じりょう》

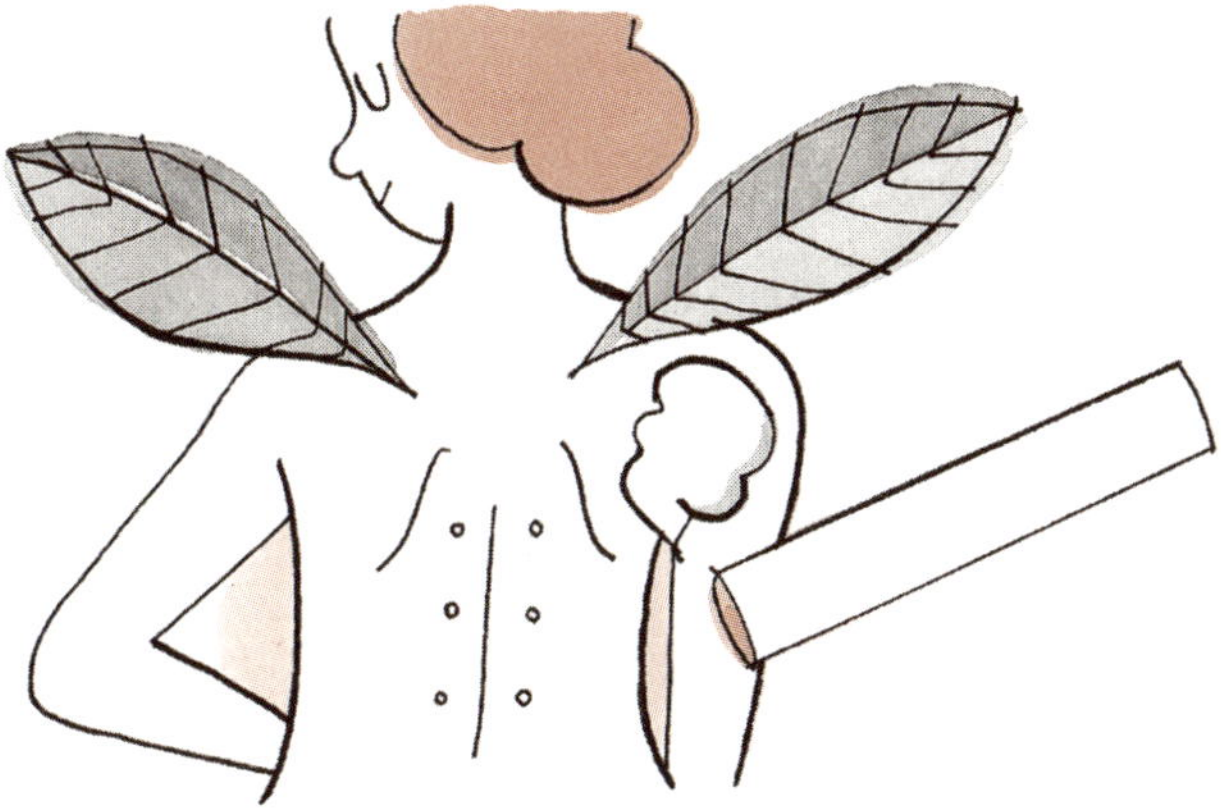

気にする「肝兪《かんゆ》」、神経・呼吸器・消化器系を整える「膈兪《かくゆ》」、脾臓や脳神経に効く「脾兪《ひゆ》」、内臓を統括して生命力を高める「三焦兪《さんしょうゆ》」、腎臓の働きをよくする「腎兪《じんゆ》」のツボなどがあります。

これらのツボは背骨の中心から左右に3センチほどいった場所にあり、後頭部の首すじから背中、腰、お尻にかけて上から下まで並んでいます（図を参照）。そのため背骨の両側を温灸すれば、これらのツボも刺激されて全身の働きが整えられ、生命力が高まります。

背骨の中には脊髄という中枢神経が通っていて、そこから細い神経（末梢神経）が枝分かれし、心臓や肝臓、腎臓、胃腸その他の臓器や両手、両足につながっています。

これらの末梢神経が脳や脊髄から指令を受けて、内臓や器官をコントロールしているのです。だから背骨の両側を温灸すると、末梢神経を通じてビワの葉の作用と温灸の働きが体中に広がります。

ビワの葉温灸でよく使用する基本ツボや、症例別の基本ツボを黒点（●）で示しましたが、棒もぐさの先端が正確にその黒点に当たっていなくても、その周辺（░）の部分に当たっていれば充分です。

背骨の両側には背骨を支える細長い筋肉が通っているので、温灸すればこの筋肉の疲労もとれます。それで背骨の歪みが矯正され、背骨の中の脊髄の働きもよくなり、末梢神経と内臓も整えられます。

たいていの人は年齢とともに少しずつ姿勢が悪くなり、自分で気づかないうちに背骨に歪みが生じています。これが病気を招く一因になっているので、ここを矯正することは非常に重要です。

温灸の効果で背骨を包むじん帯の疲労や老化も防げますし、背骨が伸びて姿勢がよくなるので、腰の負担が軽くなってぎっくり腰や椎間板ヘルニアも予防できます。

ですから背中の両側のツボを1回1回気持ちを込めて、ていねいに押圧してください。

腕や手の症状にも ビワの葉温灸が効果的

腕や手に向かう多数の末梢神経は、首の脊髄から出て束になって上腕に伸びています。腕や手、肘のしびれ、痛み、運動障害がある人の多くは、この神経に異常があります。このようなときは、首の後から背中の上部のツボに温灸すると効きます。

ベテランのキーパンチャーが職業病で腕がしびれ、悩んでいたのがビワの葉温灸で完治したケースもありますし、肩と上腕に原因不明の痛みが続いて「一生治らない」と言われた人もこの温灸で治りました。ほかにもビワの葉温灸で腕や手の症状が治った方がたくさんいます。

首の後の「ぼんのくぼ」と呼ばれる少し凹んだ場所には、東洋医学でいう「瘂門《あもん》・天柱《てんちゅう》・風池《ふうち》」のツボもあります。

「瘂門《あもん》」はぼんのくぼの真ん中にあり、ここを押圧すると脳や自律神経系が活性化します。首のこりもとれ、免疫力も上がります。

「天柱《てんちゅう》」は後頭部の左右の髪のはえぎわ近くの太い筋肉の外側にあり、首をほぐして血流をよくします。頭部で最も重要なツボとされ、東洋医学では肩こりや頭痛なら必ずここを刺激します。腰痛にも効きます。

「風池《ふうち》」は両耳の後の突起の外側にあり、症状がたまりやすい場所とされています。肩こり、頭痛、初期の風邪などに効きます。

これらのツボの奥には脳幹という自律神経の集合場所があり、脳幹の上には間脳があって自律神経やホルモン・体液の調節、感覚機能・運動機能の調整など生命活動の司令塔として働いています。

だからここにビワ葉温灸をすれば体内のあらゆる機能が整えられて活性化され、いのちの力が高まります。

ただビワの葉温灸では、東洋医学の専門家のようにツボの正確な位置を厳密に探し出す必要はありません。ツボのだいたいの位置に見当をつけ、そこに温灸すれば充分です。

これは他のツボも同じです。ビワの葉温灸の作用は非常に強力なので、ツボの位置から多少ずれてもまったく心配ありません。

兄のひどい腰痛もトントン拍子で快癒した

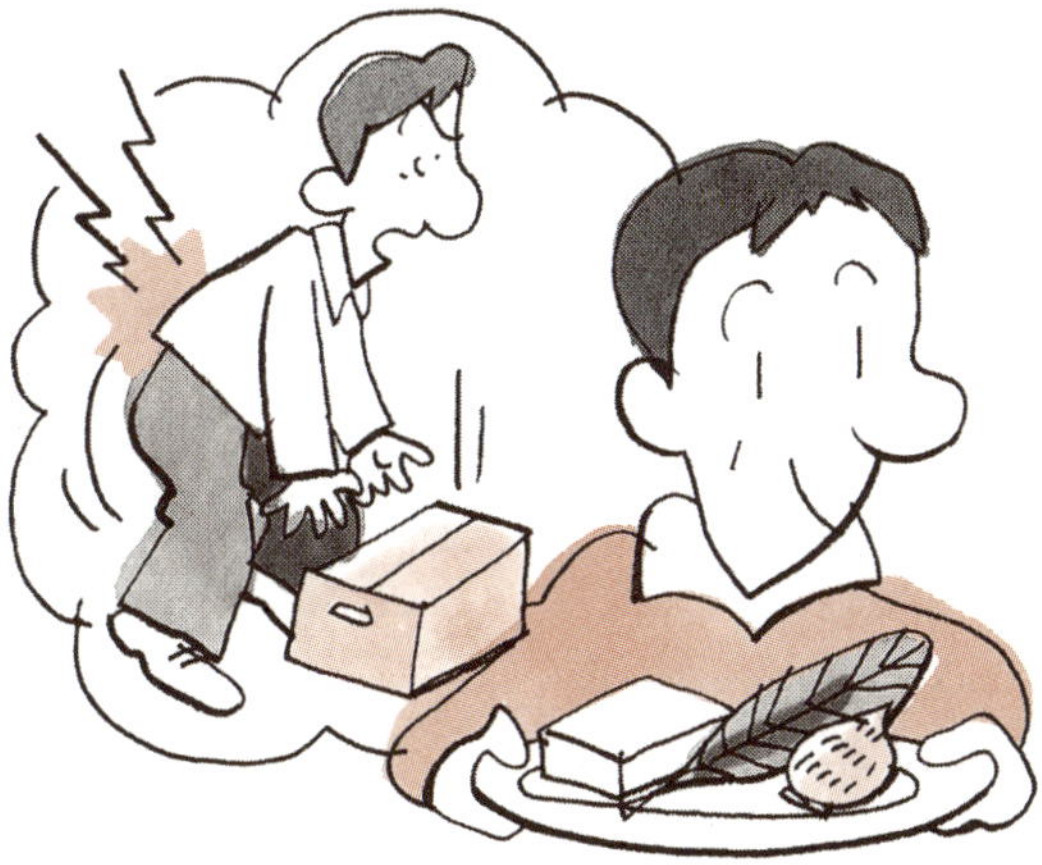

太ももの裏側やひざ関節、ふくらはぎ、くるぶしが痛んだり、しびれたりするときは腰椎（腰の背骨）の脊髄から出ている座骨神経系に障害があります。だから痛みやしびれのある場所だけでなく、腰椎の真上と両側にも丹念に温灸をすることが大切です。

以前、兄（五来純／「あなたと健康社」代表取締役）がぎっくり腰になり、激痛で立つのもやっとという状態になったときもビワ葉温灸にこんにゃく湿布、里芋パスターを併用して治しました。食事は以前から玄米自然食を続けています。

手当てを始めてしばらくは効果がなく、痛くてどうなることかと思いましたが、やがて少しずつ痛みが軽くなり、あとはトントン拍子で痛みがとれていきました。

兄はこのときの体験により、昔の足の骨折や捻挫の影響で背骨や腰骨にも微妙な歪みが生じていたのがわかりました。

それで姿勢が乱れて体のあちこちに不健康な負担をかけていたにもかかわらず、「自分は健康体だ」とうぬぼれた気持ちでいたことに初めて気がついたと言っています。

そのとき、体の歪みを広げる要因が自分の心や生き方の中にあったことを教えられたと述べています。これも、病気と自然療法がもたらした貴重な学びのひとつです。

5 腹部の基本ツボに温灸するコツ

腸をきれいにして血液を浄化する

腹部の温灸はおへそとへその回り上下左右、みぞおちなどお腹全体に行います。腹部は肝臓を含めて血液のタンクのような場所なので、血液を浄化して体質改善を進めるためには腹部への温灸が欠かせません。

治りにくい慢性病がある人は、動物食品にかたよった食生活や食品添加物などの影響で血液が酸性になっています。たいていは便秘もあるので、さらに血液を汚しています。

便秘があると宿便が腸にへばりつき、パイプのヤニのようになってしまいます。これが腐敗し、汚れた毒素や血液が体中に回るので万病のもとになります。慢性病がある人は、いっそう治りにくくなってしまいます。

ですから食事を改善するだけでなく、ビワの葉温灸で腸を整えて宿便や毒素を流し、腸をきれいにすることが非常に大切です。便秘の人は、ビワの葉温灸を背中とお腹に行うとよく効きます。

腹部には大量の血液が流れていますが、血液中には白血球やリンパ球などの血球成分が流れています。

これらの血球成分は抗病力や自己治癒力に関係する免疫の働きを支えているので、腹部の温灸で血液の浄化を進めて白血球やリンパ球が活性化されれば、病気と戦う力が強まります。

おへそを中心に同心円を描くように温灸する

お腹には大腿部へ向かう太い血管（腸骨動脈・腸骨静脈）が通っていますし、おへそを中心としたところには胃腸や肝臓の働きを調節する自律神経のネットワーク（太陽神経叢）が張りめぐらされています。

また、「中脘《ちゅうかん》」「神闕《しんけつ》」「天枢《てんすう》」「気海《きかい》」「関元《かんげん》」などの重要なツボも腹部にあります。「中脘《ちゅうかん》」はおへそとみぞおちの中間より少し上にあり、胃腸の働きを活発にしたり体質を改善す

腹部の基本ツボ

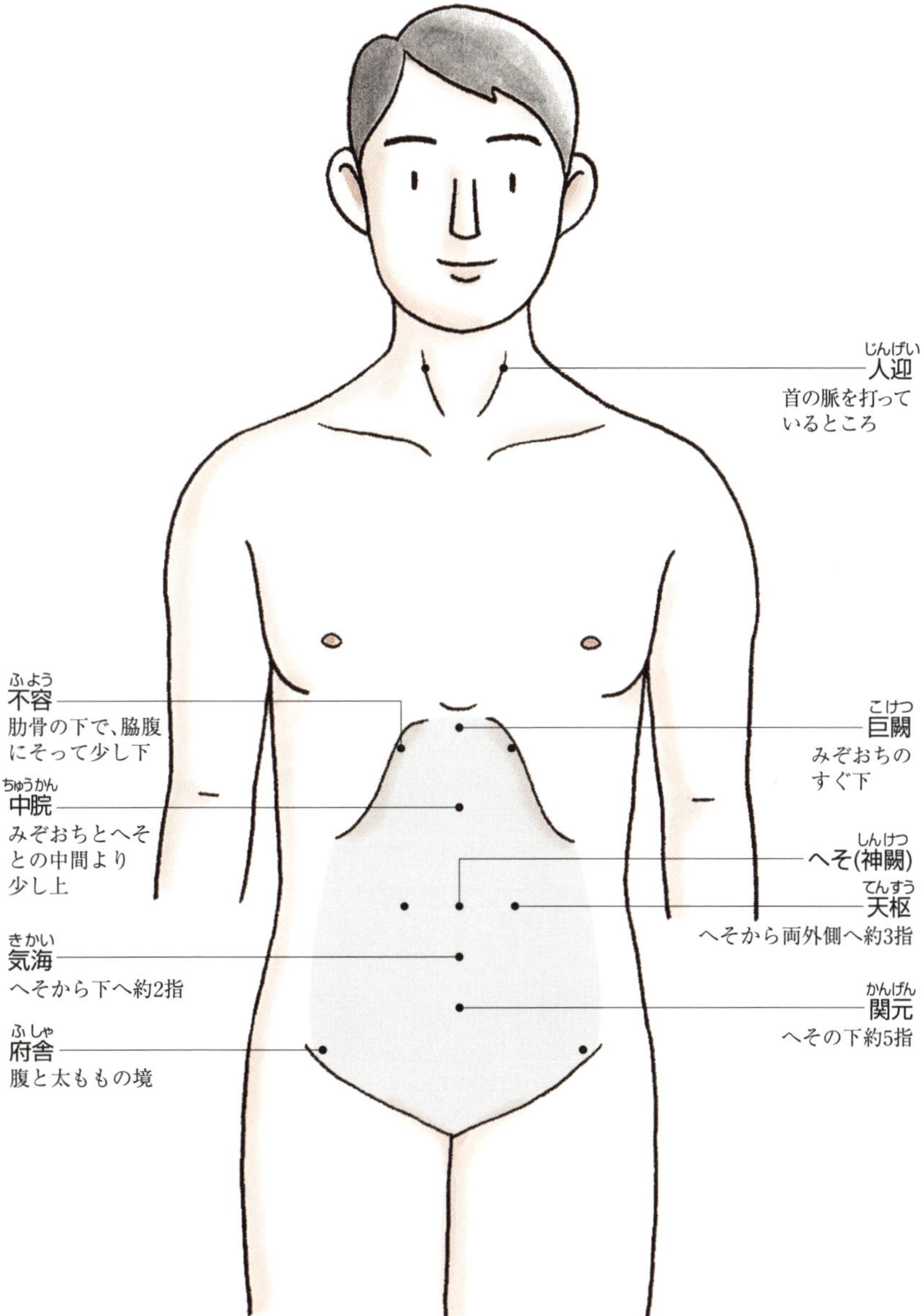
人迎《じんげい》
首の脈を打って
いるところ
不容《ふよう》
肋骨の下で、脇腹
にそって少し下
巨闕《こけつ》
みぞおちの
すぐ下
中脘《ちゅうかん》
みぞおちとへそ
との中間より
少し上
へそ(神闕《しんけつ》)
天枢《てんすう》
へそから両外側へ約3指
気海《きかい》
へそから下へ約2指
関元《かんげん》
へその下約5指
府舎《ふしゃ》
腹と太ももの境

腹部は、まずへそ(神闕《しんけつ》)に温灸をし、次にへそを中心に同心円状に二重丸、三重丸を描くように温灸をするとよいでしょう。

る効果があります。
「神闕《しんけつ》」はおへそにあるツボで、便秘に特効があります。「天枢《てんすう》」はおへそから左右に4センチほど離れた場所で、上半身と下半身の境界の重要なツボです。胃腸を整えて食欲不振や便秘を治します。

「気海《きかい》」はおへその真下3センチほどの場所で、体を温め気力を高める働きがあります。

「関元《かんげん》」はおへその真下に7〜8センチほど（指を4本並べた幅）下がった場所にある重要なツボで、体と心の両方を活性化します。腎臓病や疲労、腰痛にも大効があります。

ですから、これらのツボも刺激できるように、腹部を温灸するときはおへそを中心に同心円状に二重丸、三重丸を描くように温灸していき、お腹全体にまんべんなく温灸することが大切です。

コラム13

中国の名医も困る6つのケース

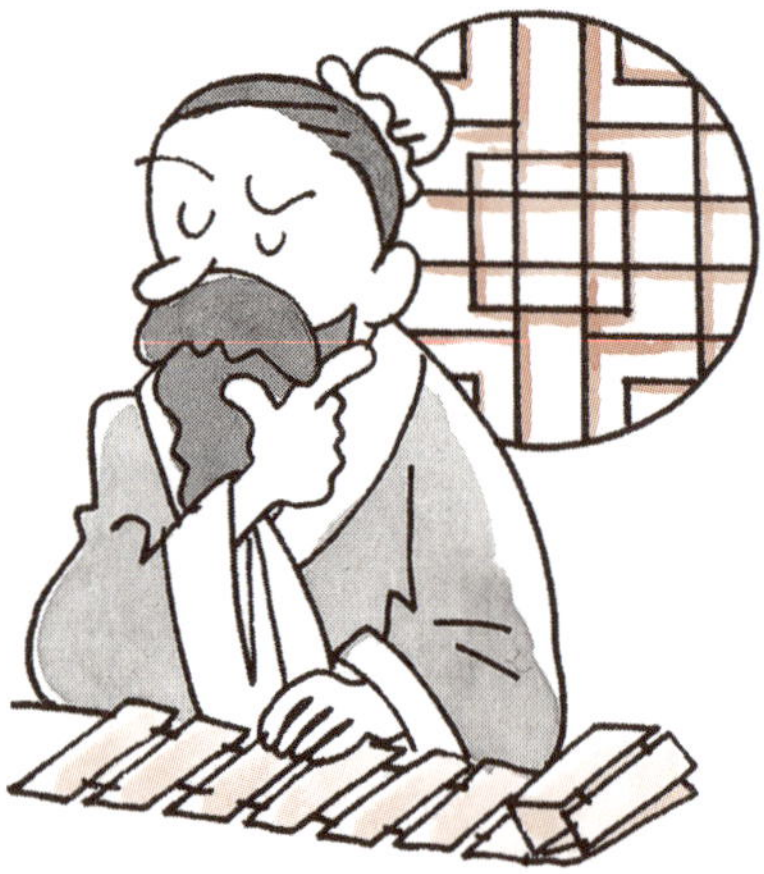

ビワの葉温灸で活用するツボ療法は、今から2500年ほど前の古代中国で発達した伝統医療です。

当時の中国はさまざまな国が割拠する戦国時代でしたが、医療の分野ではそれまでの呪い医療から生薬や針灸による実際的な医療に発展し、扁鵲《へんじゃく》（本名：秦越人）という名医が活躍したと伝えられています。

扁鵲の治療はすばらしい効果をあげましたが、治すのが難しいケースとして、①患者がわがまま、②身分にうぬぼれて体を軽んじる、③衣食住が不適切、④体内バランスの乱れがひどい、⑤栄養状態が悪い、⑥医師より宗教を重視するという6つのパターンを挙げています。

こうしたタイプの人は今でも珍しくなく、治療の妨げになるのは言うまでもありません。

6 両手・両足の基本ツボに温灸する

手足にもツボや経絡がたくさんある

両手・両足にも重要なツボがたくさんあり、ツボとツボを結ぶ「気」の通り道である「経絡」もたくさん通っています。

これらのツボや経絡は肝臓や腎臓、脾臓などにつながっており、上手に刺激するとその働きがよくなります。

両足のツボでは「足三里《あしさんり》・委中《いちゅう》・承山《しょうざん》・三陰交《さんいんこう》・照海《しょうかい》・太衝《たいしょう》・湧泉《ゆうせん》」などが重要です（図を参照）。

「足三里《あしさんり》」はひざのお皿の骨の下から少し外側にあるツボで、胃腸を整え体力を回復する効果があります。神経系にも効き、昔は疲れた旅人がこのツボをよく使いました。

「委中《いちゅう》」はひざの裏のくぼみにあり、足や腰、背中の痛みに効きます。

「承山《しょうざん》」はふくらはぎの中央にあり、ふくらはぎのむくみや疲れをとります。「三陰交《さんいんこう》」は内くるぶしの上端から7～8センチほど（指を4本並べた幅）上の方にある女性の特効ツボで、月経異常や冷え性、胃腸症状など効きます。

「照海《しょうかい》」は内くるぶしの少し下にあり、腎や副腎の調整をします。腰痛にも効きます。「太衝《たいしょう》」は足の親指と人さし指のつけ根から少し上のくぼみにあり、肝臓を調整します。

「湧泉《ゆうせん》」は足の裏の中央のくぼみにあり、全身の生命力を強化し、基礎体力を回復します。

手のツボに見当をつけて押圧する

両手にあるツボでは、「曲池《きょくち》・孔《こう》最《さい》・手三里《てさんり》・陽池《ようち》・大陵《だいりょう》・合谷《ごうこく》」などが重要です（図を参照）。

「曲池《きょくち》」はひじを曲げたときに外側にできるくぼみの先端で、肩こりや腕の痛みに効きます。「孔最《こうさい》」はひじ関節の内側の横ジワから少し先にいった場所で、のどの痛みなど呼吸系の症状を治します。

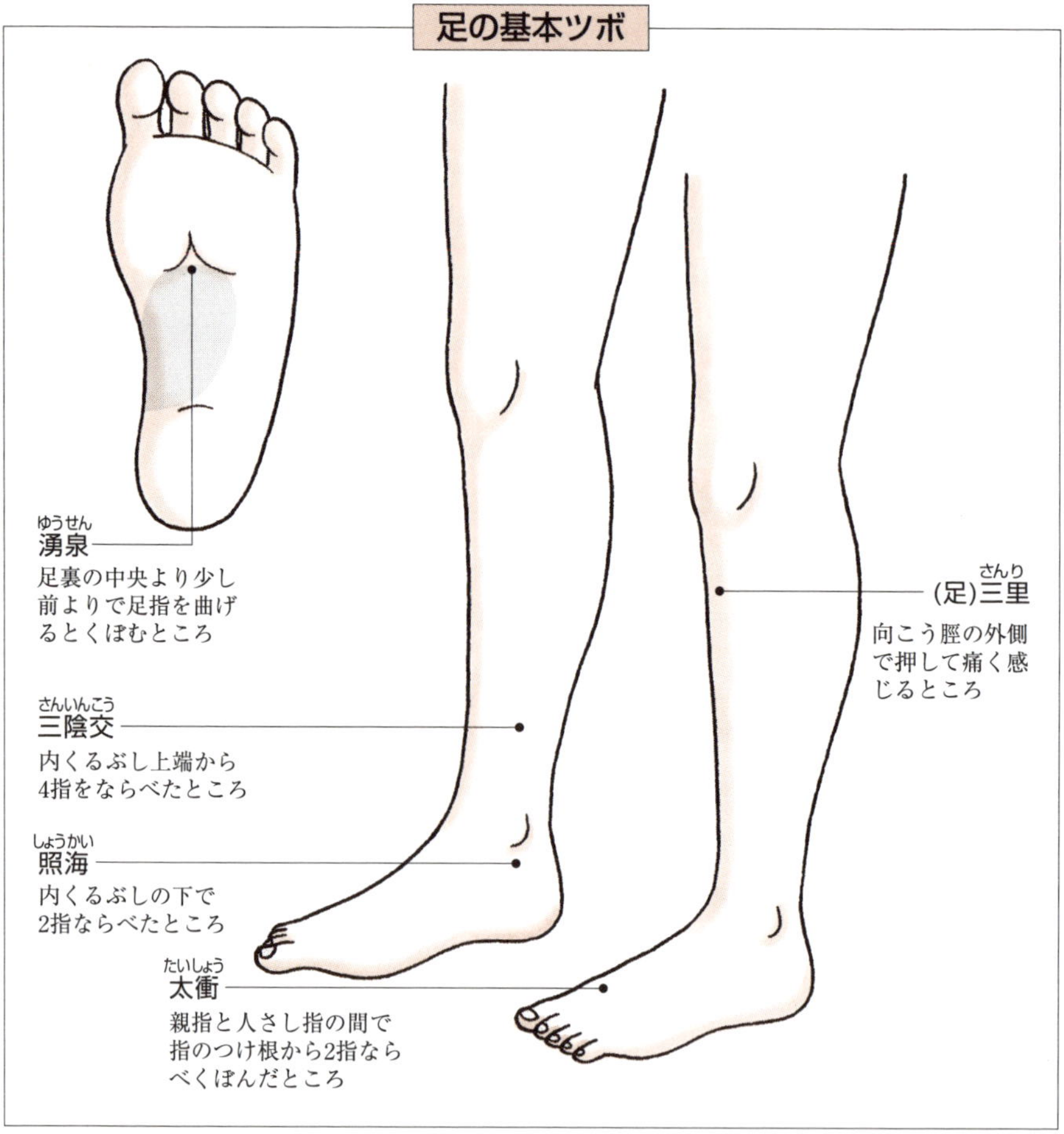
足の基本ツボ
湧泉《ゆうせん》
足裏の中央より少し
前よりで足指を曲げ
るとくぼむところ
三陰交《さんいんこう》
内くるぶし上端から
4指をならべたところ
照海《しょうかい》
内くるぶしの下で
2指ならべたところ
太衝《たいしょう》
親指と人さし指の間で
指のつけ根から2指なら
べくぼんだところ
(足)三里《さんり》
向こう脛の外側
で押して痛く感
じるところ

「手三里《てさんり》」は「曲池《きょくち》」ツボから下へ7～8センチ（指を4本並べた幅）の場所で、痛みや目の炎症に効きます。「陽池《ようち》」は手のつけ根（背面）の横ジワの中央で、体液を整え、老廃物などを流し出す重要な機能があります。

「大陵《だいりょう》」は手のつけ根の手首の内側の中央にあり、腕の神経痛やリウマチなど、痛みや腕・指のしびれに効きます。「合谷《ごうこく》」は手の背面側で親指と人指し指のつけ根の上のくぼみにあり、痛みや目の炎症を治します。

ビワの葉温灸をするときは、これらのツボがある場所にだいたいの見当をつけて押圧します。1日1～3回くらいずつ、毎日心を込めて根気よく続けることが大切です。

手足の基本ツボ

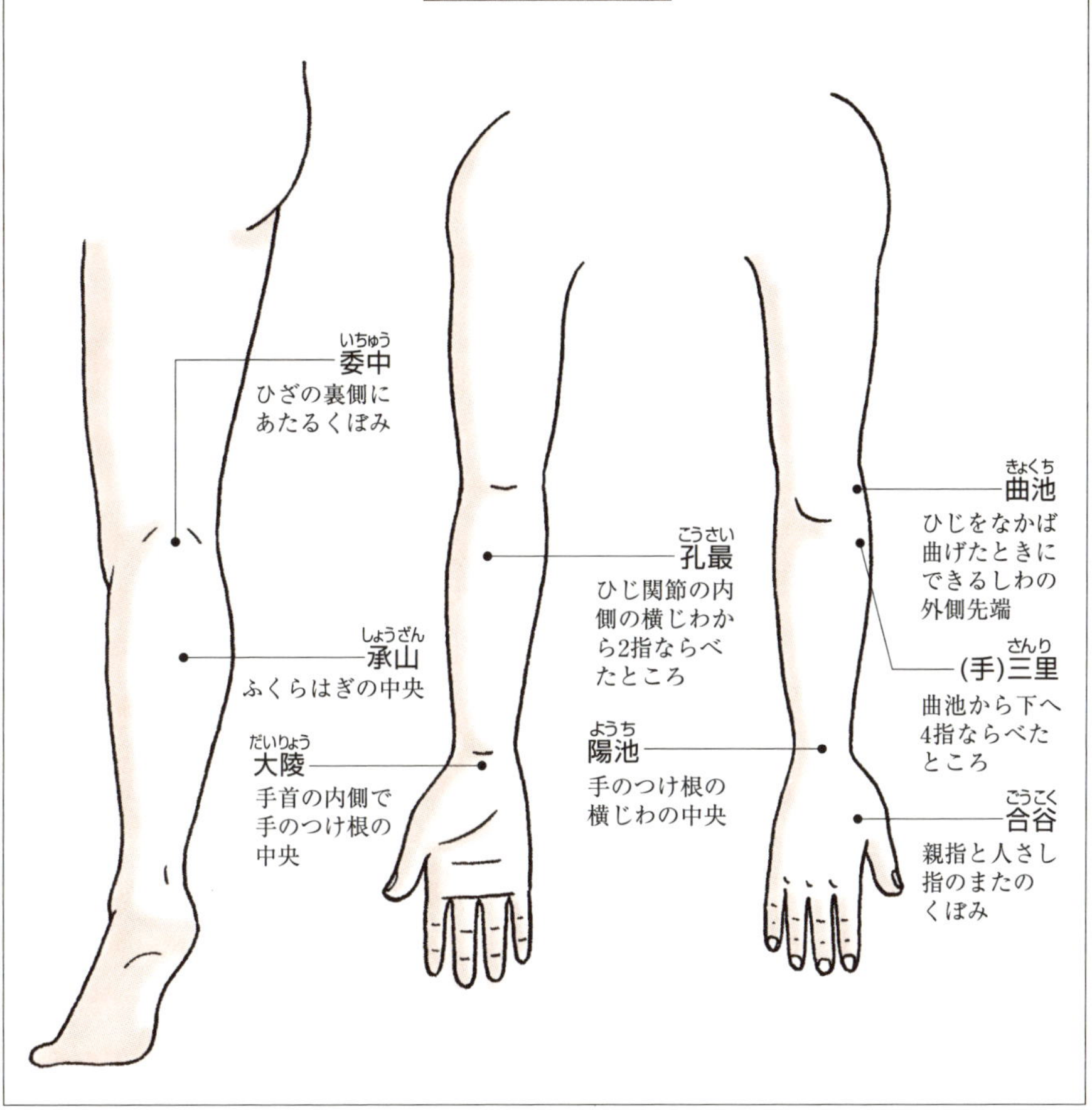
委中《いちゅう》
ひざの裏側にあたるくぼみ
承山《しょうざん》
ふくらはぎの中央
大陵《だいりょう》
手首の内側で手のつけ根の中央
孔最《こうさい》
ひじ関節の内側の横じわから2指ならべたところ
陽池《ようち》
手のつけ根の横じわの中央
曲池《きょくち》
ひじをなかば曲げたときにできるしわの外側先端
(手)三里《さんり》
曲池から下へ4指ならべたところ
合谷《ごうこく》
親指と人さし指のまたのくぼみ

7 温灸の押圧時間や毎日の回数の目安は？

1日2回以上温灸するのが理想

ビワの葉温灸をするときは、棒もぐさを押圧する時間（秒数）や回数にも注意する必要があります。

肝臓の場合は、肝臓がある場所を3～4カ所、腎臓は左右の腎臓がある場所に1～2カ所ずつ押圧するのが基本ですが、このとき棒もぐさを押圧する時間は1カ所あたり10～20秒程度が目安です。

ただし、体調が落ちていると温灸したあとに疲れを感じることがあるので、そのときは押圧する秒数をもっと短めにします。

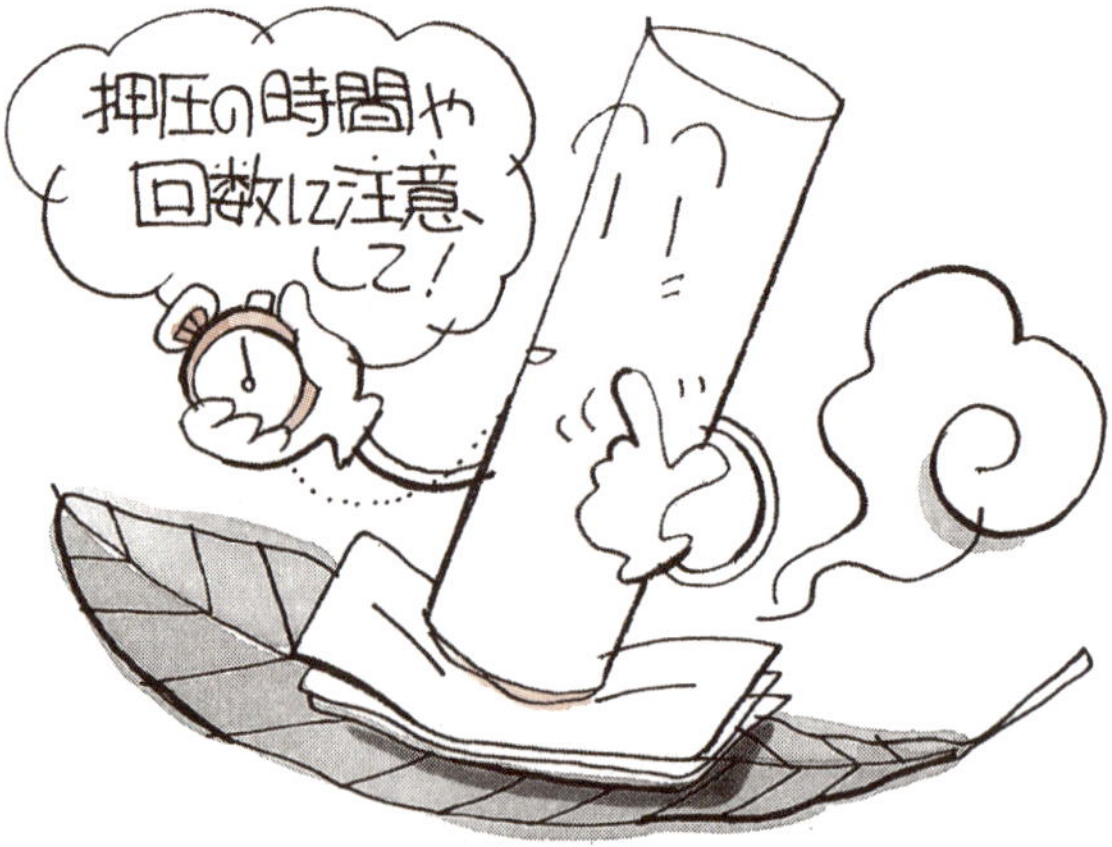

1カ所を10～20秒押圧した場合は、手際よくやれば肝臓と腎臓の両方に温灸しても全部で4～5分で終わります。

背中とお腹のツボも、同じようにひとつのツボを10～20秒押圧するのが目安です。この場合は、背中とお腹がそれぞれ10～15分程度、全部で20～30分で終わります。

手足のツボも同じやり方でそれぞれ5分前後、全部で10～12分程度でできます。最後に症状や病変がある患部に2～3カ所温灸しますが、これは2～3分もあれば充分です。

このようにして肝臓からツボと患部まで全部やると、棒もぐさの押圧とその他の作業時間は合計45～50分くらいになります。これに準備と片

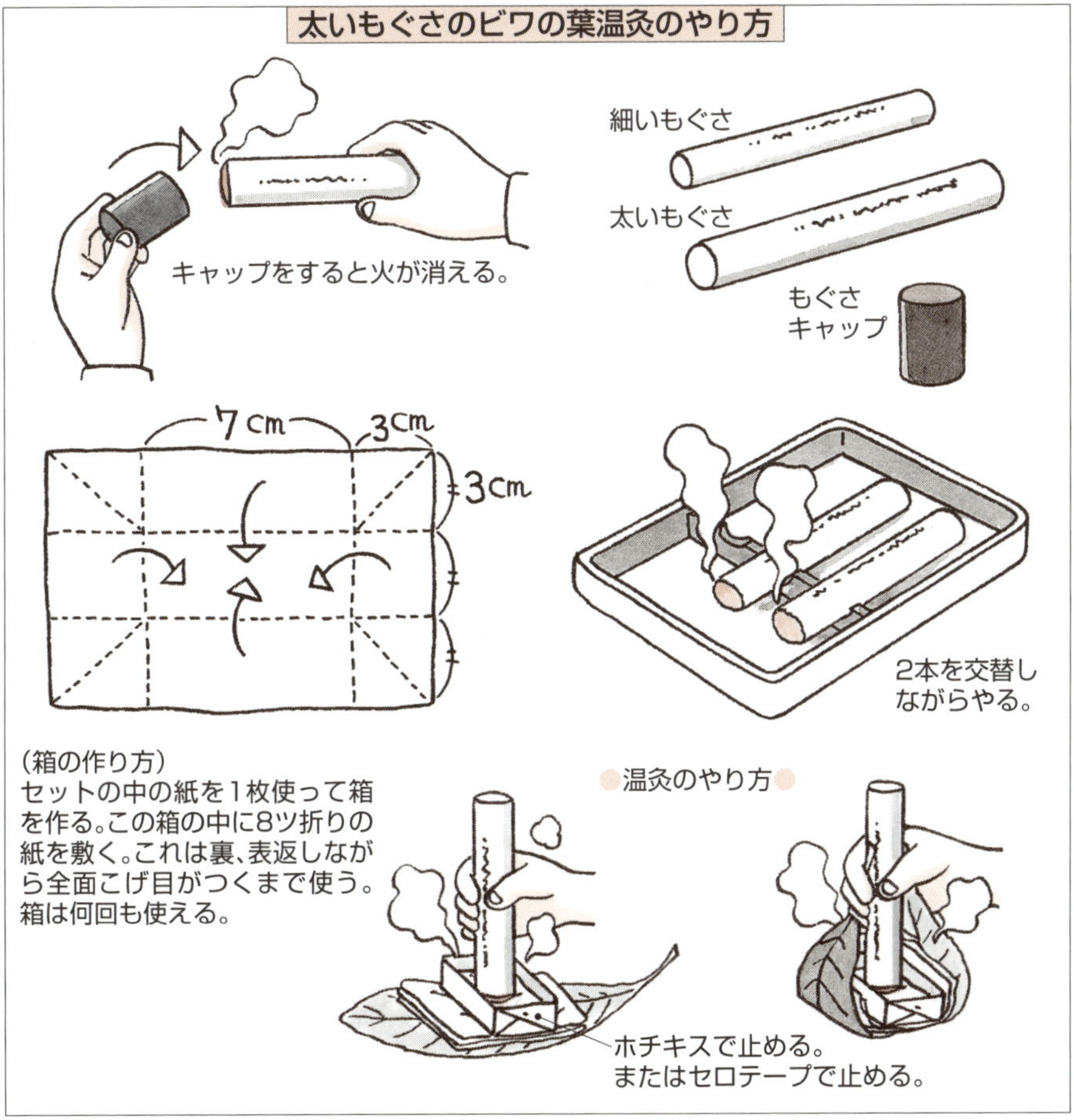
太いもぐさのビワの葉温灸のやり方
キャップをすると火が消える。
細いもぐさ
太いもぐさ
もぐさ
キャップ
7cm
3cm
3cm
2本を交替しながらやる。
（箱の作り方）
セットの中の紙を1枚使って箱を作る。この箱の中に8ツ折りの紙を敷く。これは裏、表返しながら全面こげ目がつくまで使う。箱は何回も使える。
●温灸のやり方●
ホチキスで止める。
またはセロテープで止める。

づけ時間を加えても、全部で1時間以内で終わります。

病気の予防や健康法としてビワの葉温灸をする人は、このやり方で毎日1回、何らかの病気がある人は朝・晩2回か朝・昼・晩（または朝・晩・就寝前）の3回を毎日続けるのが理想です。

ただし、それで疲れるときはやり過ぎなので、押圧時間と温灸の回数を減らして調節してください。

家族にしてもらうときは信頼関係が大切

ビワの葉温灸は自分で工夫しながら行い、体に合うやり方を見つけて効果を高めていくのが基本です。しかし、背中など体の後ろ側はうまくできないこともあるので、家族の人に押圧してもらうのもよいでしょう。

家族の人にしてもらうときは、温灸をする人と、してもらう人の心のふれ合いがとても大切です。気持ちが通じていれば相手を信頼してリラックスできるので、温灸の刺激と薬効、ビワ葉の自然のエネルギーが浸透しやすくなり、全身の細胞に深く浸透していきます。家族に押圧してもらい、ジーンと心地よい熱さが体内にしみ込んだら「ハイ」と知らせて次のツボに移ってください。

背中の温灸も自分でやりたいという人は、柱や壁を使って圧力をかけるようにします。

この場合もビワ葉の上に8枚折りの布と紙を重ね、そこに火のついた棒もぐさをあてますが、このときビワ葉の両側を持ち上げて棒もぐさを包み込むようにします。

これを片方の手に持ち、体に直角にあててください（前頁の図を参照）。こうすれば、灰を下に落とさないですみます。あらかじめ畳や床の上にゴザを敷いておけば、万一、火や灰が落ちても畳や床を焦がしたり、汚したりするのを防げます。

棒もぐさの反対側は柱や壁にあて、そこに寄りかかるようにして圧をかけます。

最初のうちは面倒で時間がかかるかもしれませんが、できるだけ自分で続けてみることが大切です。そのなかから、体が自然の力を受け止めていきます。人まかせではなく自分で工夫して体験していくなかで、いろいろわかってくるのです。

押圧するときに静かに息を吐き出す

ビワの葉温灸にはビワ葉の作用を浸透させる働きだけでなく、体内に新鮮な酸素を送り込む働きもあります。これで体と心がリフレッシュして、体内の浄化が促進されます。

ですからビワ葉温灸をするときは、新鮮な酸素をたくさん取り込むために棒もぐさの押圧に合わせて息を吐き出し、呼吸を整えることが大切です。

棒もぐさを押圧するときに、体内の汚れた空気を腹の底から絞り出すように息を深く吐き出します。これでビワ葉温灸の効力が浸透しやすくなり、新鮮な酸素が入り込みます。このときの呼吸を丹田呼吸で行うと、効果がさらに高まります（丹田呼吸の練習法は93頁を参照）。

毎日、丹田呼吸をして丹田を充実させると肝臓や腎臓の疲れを防げることは前に述べましたが、ビワの葉温灸のときに丹田呼吸を併用すれば

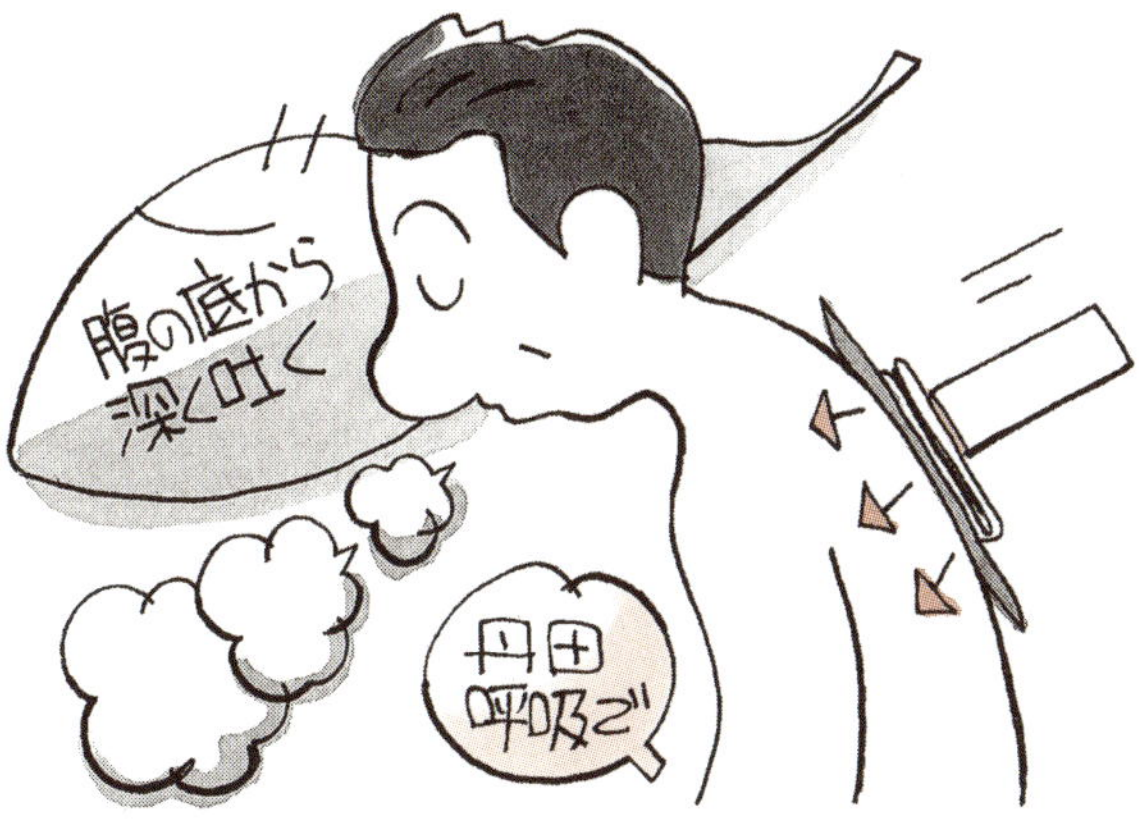

新鮮な酸素を取り込んで温灸の効果を高め、全身の細胞を活性化するので一石二鳥です。

この場合は、棒もぐさで押圧し始めたら丹田を凹ませるようにしてゆっくりと深く息を吐き出し、押圧が終わったら丹田をふくらませて深くゆっくりと息を吸い込みます。

このように押圧に合わせて呼吸を整えるのは、家族にやってもらう場合も同じです。

「病気治し」だけでは長続きしない

前記したように（106頁）、ビワの葉温灸に毎日1～2時間もかけると、面倒で負担が大きいと感じる人もいますが、これはその人の考え方次第です。ビワ葉のこんにゃく温湿布や生姜湯湿布など、他の手当てを併用すれば負担感はさらに強まります。

これらの手当てをただ「病気治し」のためにやろうとするとたいへんで長続きしませんし、治るものも治らなくなってしまいます。「病気治し」に執着する人は病状の変化、つまり病気の「枝葉」だけを気にして、その「根」をきちんと見ていません。

そのため是が非でも「病気の根」を改めるという心がまえができていないので、ビワの葉温灸の効果がなかなか現れないとすぐいやになってしまうのです。

前にも述べたようにビワの葉療法などの自然療法はただの「病気治し」ではなく、不自然な生き方や心をよく見つめて根本から改めていく「生き方治し」であり「心治し」でもあるのです。別の言い方をすれば、自分をステップアップさせて大きく育てていくための絶好のチャンスと言えるでしょう。

ビワの葉温灸を始めるときにそのことが理解できていれば、毎日手間ひまかけて温灸を続けるのも面倒ではなく、あまり苦になりません。

逆に、楽をしてインスタント的に病気を治したいと思っている人には、ビワの葉温灸は縁がありません。ビワの葉温灸をはじめとする自然療法は、自分の手足を使って楽をせず面倒なことを喜んで続け、自然の材料に宿るいのちのすばらしさを体で感じとるもので、「自分治し」を確実に進めるための修練であり、ひとつの「行」でもあるのです。

ですから毎日ビワの葉温灸を続けるのが負担になる方は、これをやる目的をもう一度よく考えてください。ただ「病気治し」のためにいやいや続けていたのではストレスがたまるだけで、効果も半減してしまいます。

コラム14

ビワ葉の細かい毛にも注意する

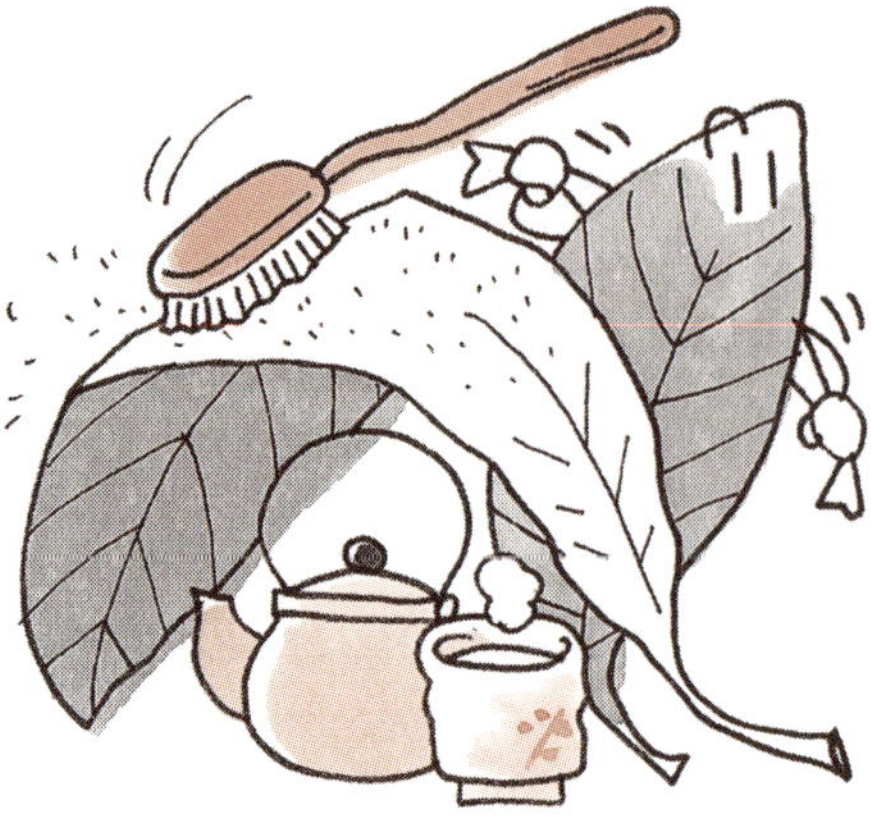

ビワ葉の裏側には、無数の細かい毛が生えています。ビワの葉温灸やビワ葉の湿布、ビワ葉のこんにゃく療法などの場合はツルツルした葉の表側を体にあてるので、裏側の毛は問題にならず、毛が生えたままの状態で使ってもかまいません。

しかし、ビワ葉を煎じたりお茶にして飲むときは、のどを細かい毛が刺激することがあるので、葉の裏側を歯ブラシかタワシでこすって毛を取り除いたほうがよいでしょう。

ビワ葉のお茶や煎じ汁を続けるときは、ビワ葉を乾燥させて保存しておくと便利です。この場合は、11～3月に充分成長した葉を採取し、よく水で洗ってから3～4日陰干しにするのが理想的です。

陰干しした葉は湿気に注意してビニール袋に入れ、密封して保管します。冷蔵庫に入れてもよいでしょう。ビワ葉の薬効成分には揮発性のものもあるので、3カ月～1年以内に使用するようにしてください。

8 温灸による好転反応に注意する

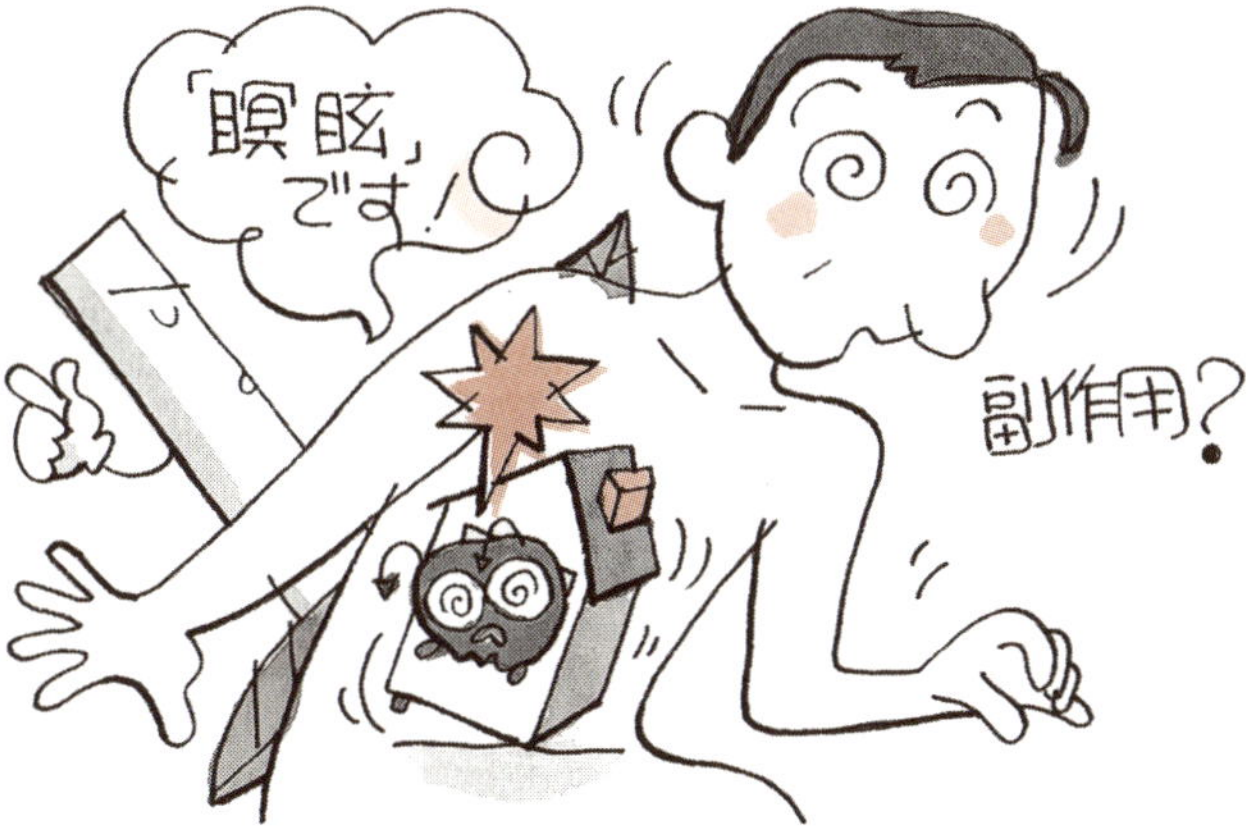

病気の巣が揺さぶられ始める

ビワの葉温灸の効果が現れてくる時期は決まっておらず、人によって違います。人の性格や考え方がいろいろあるように、体調や精神状態、病状も千差万別で、体の反応が違うのです。

だから温灸を始めてから1週間ほどで変化が現れる人もいれば、効果が現れるまでに数カ月〜1年以上かかる人もいます。

ビワの葉温灸は危険な副作用がほとんどないので、長期間続けても問題はありませんが、毎日温灸をしていると、副作用と間違えやすい症状が出ることもあります。

これは漢方薬の治療でときどき見られる「瞑眩《めんげん》」と呼ばれる反応と同じもので、漢方では「長い間、体内に固定されていた病気の巣（病邪）が治療によって動き出すときに現れる反応」と見ています。

漢方薬を飲んでいて「瞑眩」がおこると、下痢・嘔吐・目のまぶしさ・めまい・頭痛・その他のさまざまな症状が現れます。

こうした症状は、しばしば一時的に激しく出てきます。しかし、症状の内容や程度は人によって違い、その現れ方に決まったパターンはありません。

「瞑眩《めんげん》」症状が現れると、病状が悪化したようにみえるので不安になる人もいますが、実際には体内に根を張っていた病気の巣が揺さぶられ出した状態なので、快方へ向かう前ぶれとも言えます。

自然の力で体の大改革が始まる

漢方の「瞑眩」反応は、ビワの葉温灸や玄米食などの自然療法でも見られます。自然療法では、この反応をきっかけにして徐々によくなっていくので、私たちは「好転反応」とか「転換期症状」と呼んでいます。

自然療法を始めると、ふつうはまず詰まっていた神経が働き出し、栄養も回り出します。そして、細胞に活力が出て、体の底から力が湧いてきます。

ただし、それでトントン拍子で快方に向かうことは少なく、たいていは再び体調が悪化していろいろな症状に悩まされます。

これは自然療法で血液が浄化され、体内にたまっていた毒素や老廃物が流れ出したためで、体内の根本的な大掃除が始まったことを示しています。ちょうどドブ掃除のように、長い間底にたまったていたヘドロの厚い層がひっくり返され、一時的にゴッタ返します。

体内もこれと同じで、自然の力が働いて体の大改革が始まり、体の底のゴミとヘドロが引き剥がされて浮かび上がってきます。そのため表面的には一時的にいろいろな症状が現れ、体調が悪化したように見えます。

熱が出たり、ふらついたり、だるくなったり、頭痛、めまい、あちこちが痛み出し、今まで痛くないところが痛み出したりします。

食欲がなくなったり、吐き気、悪心、便秘、吹き出物、動悸がする、のどが乾く、イライラする、咳が出る、鼻汁が出る、目やにが出る、体臭が強くなることもあります。

これが自然療法の「好転反応」（転換期症状）ですが、この症状がすべて現れるわけではなく、症状がひとつだけのこともありますし、全く出ない人もいます。人によって症状の出方が全く違います。

体内の毒素を流し出さないと病気が治らない

自然療法は全身の細胞に働きかけて、体質を変えて「病気の根」を治していくことができますが、それを進めるためには「好転反応」という

「産みの苦しみ」が必要です。お産の苦しみには希望があるように、この反応には希望があります。

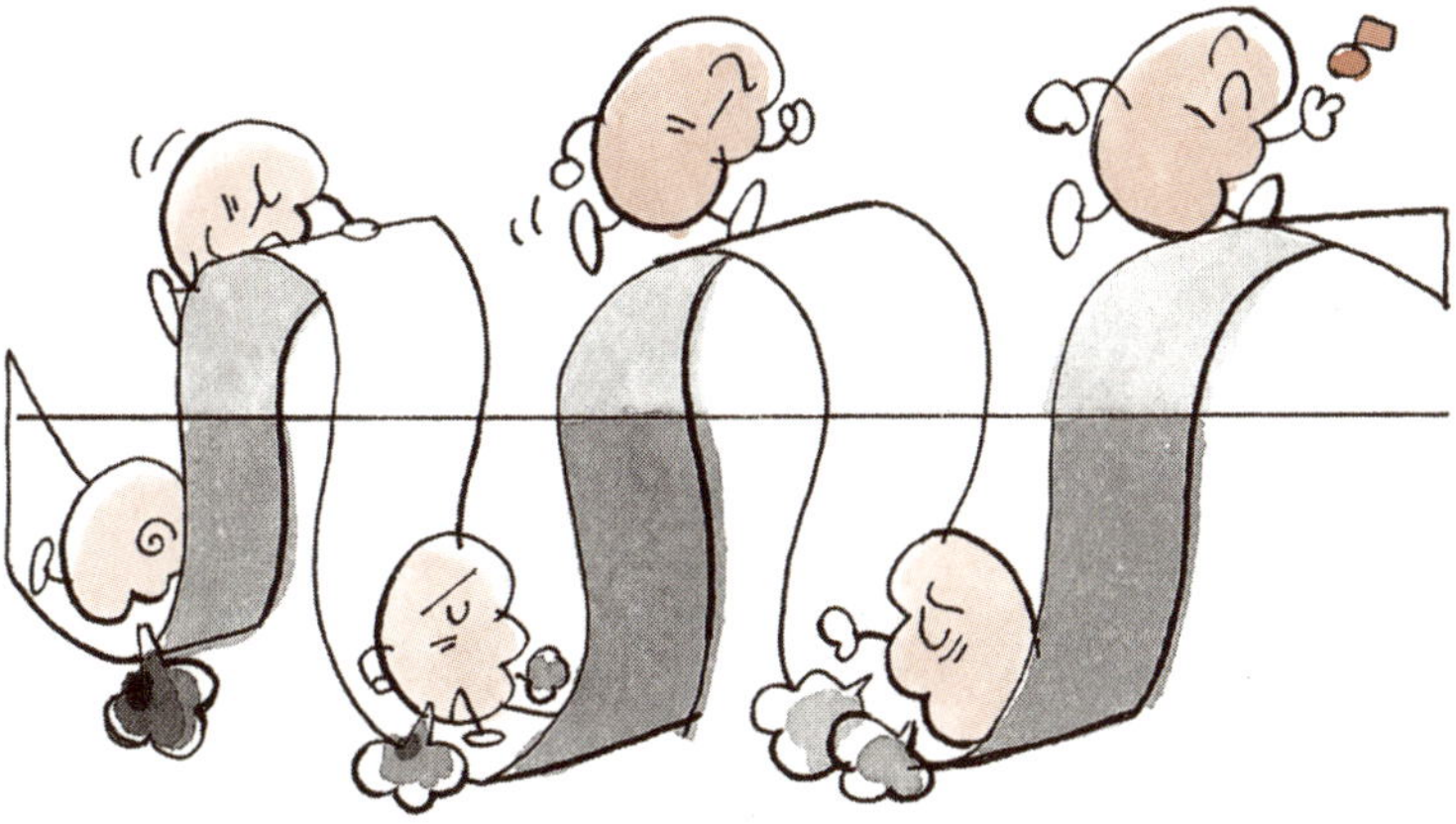

自然療法の好転反応は何度も波がくるように、改善と悪化を繰り返すことが少なくありません。好調になったかと思えば、またガタンと次の波がやってきます。

これは1回の好転反応では出し切れない体内のヘドロを、少しずつ流し出そうとする働きです。何度も下痢をしたり、何度もガスが出る。体の中から出てくるものは何でもよく、徹底的に毒素を流し出してしまう必要があります。

たとえ熱が出ても、白血球が活発になって活躍している証拠です。弱っていた肝臓や腎臓の浄化槽も元気づき、再び活動し出します。最新の化学薬でも果たせなかった体の大革命が始まったのです。これが自然の力です。

好転反応の波で調子が落ちるのもせいぜい2〜3日くらいです。長くても1週間程度で終わり、次のステップに進んでいきます。このようにして徐々に全身が浄化され、体質改善が進みます。

ですから好転反応の好・不調の波にまどわされず、手当てと食養をきちんと続け、体内のヘドロとゴミをすべて流し出すことが大切です。

自然療法は現代医学の薬のように病気を押さえ込むのではなく、自然の力で体を活性化して振るい立たせ、体内に根を張っている病毒を流し出して浄化するのが特長です。

体のなかの悪いものをすべて流し出してしまわないと、体質も変わりませんし、病気も根本的に治せません。

好転反応がなくても徐々に改善する

自然療法で最初の好転反応が現れる時期は一定ではありませんが、ビワの葉温灸では早い時期に出現することも珍しくありません。

ビワの葉温灸を始めた１～３日後に体がだるくなったり、気が抜けたようになる、眠くてしょうがないなどの好転反応が現れる人がよく見られます。このようなときは、迷わずそのまま温灸を続けてください。

発病してから長い期間がたっている人や現代医学の化学薬を乱用していたような人は、ビワ葉温灸を始めて１～２週間くらいで痛みが強くなる、吐き気や下痢が続く、微熱が続く、吹き出物が出る、虚脱感が強まるなどの症状が現れることもあります。

ただ好転反応は必ず現れるものではなく、温灸をいくら続けても何の反応もない人もいます。たとえ好転反応があっても症状が目立たず、本人も家族もあまり気にしないまま経過する人も少なくありません。

ビワの葉温灸と玄米自然食の組み合わせは強力な効力があるため、本気で取り組めば何らかの反応が出ることが多いのですが、たとえ表に出てくる反応が少なくても、徐々に快方に向かうことは間違いありません。

ビワの葉温灸を１～２カ月以上続けても、好転反応もなければ病状も変わらないというときは、ビワ葉のこんにゃく温湿布やエゾウコギエキス、人参エッセンスなどで強化して助けながら他の手当てを加えたり、毎日の食養がきちんとできているか、よくチェックしてください。

末期ガンで好転反応が出ない人もいる

ビワの葉温灸は腰痛や関節炎、神経痛など痛みに大効がありますが、痛みの場合は好転反応が出ないことも少なくありません。逆にリウマチやガン、その他の慢性病や難病では好転反応がよく見られます。

たとえば主婦業をしながら教員の仕事を続けていたAさんの場合は、リウマチで腕が上がらず、首も動かせなくなっていました。

それで自然療法に出会って食養とビワの葉温灸、こんにゃく温湿布、生姜湯湿布、すぎな温湿布、砂浴などを続けると、ひどく臭い体液が毛穴からにじみ出たり、湿疹が出るな

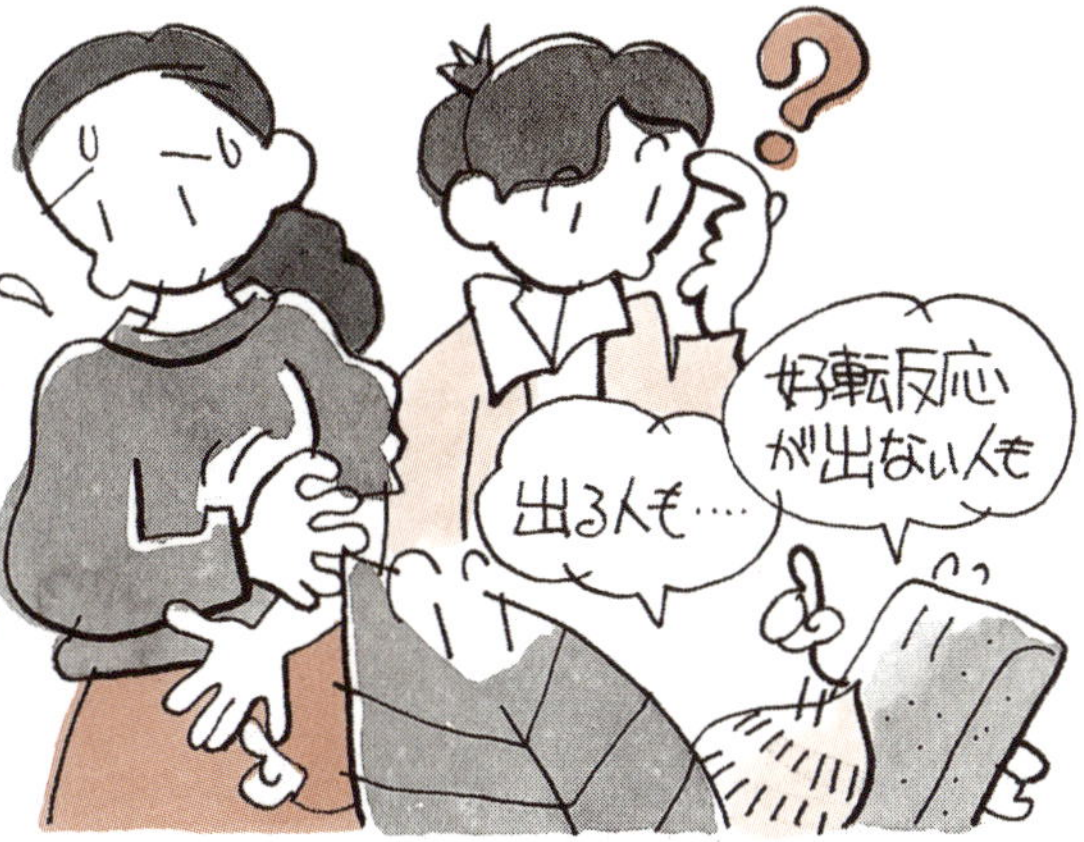

どの好転反応が現れ、徐々に快方に向かっていきました。

医者から「胃ガンでもう手遅れ」と言われたＳさんの場合は、食養にビワの葉温灸、こんにゃく温湿布、生姜湯湿布を続け、薬草のエキスも飲んだところ、まず食欲が出ておいしく食べられるようになりました。

やがて汗が出たりブツブツと湿疹が出たり、あちこちが痛くなるなどの転換期症状が出るようになり、少しずつ元気になってガンも徐々に縮小していきました。

末期の前立腺ガンだったＭさんの場合は、骨盤を中心に背骨の上部は鎖骨まで転移しており、胃への転移もありました。そのため正常値が「４」以下という腫瘍マーカー検査の値が、「９６００」と異常な高値でした。

そこでＭさんは食養とビワ葉温灸にビワ葉のこんにゃく温湿布、ビワの種の粉と梅肉エキスの服用を始めたところ、１カ月後には腫瘍マーカーが「８００」まで急落し、約１年で正常値の範囲に入りました。

今では「０・０２」という低値に下がり、ＣＴ写真で真っ黒だった骨も真っ白になり、医師に「完治したと」言われました。

その間、自然療法を始めると同時に腰から足にかけてかなり辛い痛みが出ましたが、これは時期的に見て好転反応かどうかわかりません。その後は好転反応と思われる症状はなく、順調に経過していきました。

このように、好転反応の有無や内容は人によってまったく違います。だから「不調になった」とか、「好転反応が出ない」と言ってそのつど落ち込む必要はありません。

心が開くと詰まった神経も働き出す

自然療法を実行して難しい病気が全治した人はこれまでに数えきれな

いほどたくさんいますが、好転反応の有無など回復の経過は一人一人すべて違っています。

ただ回復された方を見ていると、たとえ時間がかかっても落ち込んでイジイジすることがなく、信念を失わずに手足を使って懸命に努力する心があります。

こうした方々は体が健康になる前にまず心が明るくなり、自然に感謝して心が開き、弱っていた神経が働き出すのです。

逆に、どんなに熱心に手当てを続け、食事に気をつけたとしても、その人の心が重くて暗ければ神経は詰まって硬化し、細胞の活動も低下してしまいます。

そういう人はある程度まではよくなっても、それ以上はなかなか進みません。そして、一進一退を繰り返しながら年中あそこが痛い、こっちが悪い苦しいと気に病み、それで一生が過ぎてしまいます。

たとえまだ病気が全治していなくても、その時々の体の調子に合わせてできる限り働くことが大切です。「病気だから」と自分を甘やかしてはいけません。

ビワの葉温灸と玄米食による食養を基本とした自然療法をきちんと続けていれば、むしろ体を動かして働いたほうが血の循環がよくなって新陳代謝もよくなり、体内に固まった毒素が流れやすくなるのです。

自然療法の実践を通して自分で病気を治す根性を養い、自分に厳しく、人を頼らず、心と体の本当の健康をめざして懸命に努力することを自然が教えてくれる道です。

たとえどのような治療をするにしても、自然に背をむけて心をふさいだままでは目的を達成するのが難しくなります。

どうぞ自然療法を通して得られる力と学びを身につけて、希望をもって進めてください。

第5章
ビワの葉温灸で難しい病気を治そう

1 治りにくい病気の手当てと食養

自然療法は強力な「総合療法」

ビワの葉療法は単独でやってもよく効きますが、治りにくい病気のときは他の自然療法を併用し、体の外と内から働きかけて「病気の根」をもとから治すことが大切です。

前に述べたように、いろいろな自然療法を併用すれば総合的な治療効果が高まるうえ、自然の素材の働きで体の感受性が高まり、ビワの葉療法の効果がさらに上がります。

また、ひとつの療法だけを続けると体がなれて効きめが落ちるので、それを防ぐためにも他の療法を併用することが望まれます。

つまり、自然療法ではいろいろな手当てや食養を上手に併用して、その総合力で抗病力や自己治癒力を高めるのがコツで、「自然の総合療法」とも言えます。

この総合療法は非常に強力で、肩こり、便秘などふだんよく見られる症状からガンや難病まですぐれた効果を発揮します。ここでは治りにくい病気のなかから主なものを取り上げ、手当てと食養の基本と病気を克服された方々の貴重な体験談をご紹介します。

（注）この章で取り上げるビワの葉療法以外の自然療法の詳細は161頁の「付録」を参照。

●ガンの手当てと食養

■病気の特徴　ガンの多くはインスタント食品や人工添加物、砂糖、肉、精白食品の過食が関係しています。それで血液が酸性化し、血液の汚れが進んでガンの土台になっているのです。動物食品や白砂糖の過食が影響しているガンは進行が早くなるのに対し、野菜をたくさん食べている人のガンは進行が遅く、治療しやすいことが少なくありません。

■手当ての基本　どのガンもビワの葉温灸が基本ですが、体調に合わせてこんにゃく温湿布か生姜湯湿布だけを続けるか、併用してもかまいません。体が弱っている人は最初は1種類の手当てを選び、体調を見ながら手当ての時間や回数を調節します。痛みがあれば、芋パスターを悪いところに貼ります（繰り返して貼ると大効があり、ガンも抑制）。効果が落ちたら、手当ての種類を変えたり、腰湯や足湯をして変化をつけます。

■食養の基本　玄米の重湯かスープ、玄米ご飯、はとむぎ、そばを主食にします。副食は根菜類、海草、野草、ゴマなどを使います。肉類や添加物入の加工食品はいっさい避けます。最初は玄米の重湯かスープを飲み、食欲が出たら、玄米を炒ってヒエなどの雑穀とともにおかゆに炊いて食べます。徐々に玄米ご飯にしてゆき、よくかんで食べます。

　栄養をとるつもりで肉や卵などの動物食品を食べると内臓に負担をかけて毒素を溜め、ガン細胞も元気づけてしまうのでガンが急速に増えて悪化します。精白したり漂白した穀類や甘いものもガン細胞の栄養になります。酒、たばこ、刺激物もやめてください。

■補助食品　食養と手当てに加えて、梅肉エキス、ビワ葉エッセンス、エゾウコギエキス、妙法人参エッセンスなどの補助食品を使うと効果が強められます。

　梅肉エキスは浄血作用で回復を早め、ビワ葉エッセンスは細胞の新生をうながし、エゾウコギエキスや妙法人参エッセンスは心身の活力を回復させる働きがありますが、効果の現れ方は体の状態によって違います。体に合うものを選んで併用するとよいでしょう。

食道・胃・大腸のガンのツボ

■基本ツボ　ビワの葉温灸でガンの手当てをするときも、基本どおりに肝臓、腎臓、背中・お腹・手足のツボ、患部の順で温灸することが大切です。

また、どのガンも足裏のエリアの刺激に反応することが多いので、基本部位が終えたら足裏の土踏まずの中央の足心《そくしん》を中心に、その上の湧《ゆう》泉《せん》、足心の下方のエリアの合計3カ所を念入りに温灸してください。

■食道ガン　ひざの下の足三里《あしさんり》、手首の内関《ないかん》、手の甲の中渚《ちゅうしょ》も効果があります。患部に近いみぞおちの下の巨闕《こけつ》、その上の中庭《ちゅうてい》、膻中《だんちゅう》、首のつけ根の天突《てんとつ》なども重要なので、最後に体の中央部のみぞおちから上のエリアを温灸します。

■胃ガン　背中の基本ツボのなかの脾兪《ひゆ》とその下の胃兪《いゆ》、同じくひざの下の足三里《あしさんり》、足の第2指の根元の内《ない》庭《てい》、手首のすじの上の内関《ないかん》、その反対側の外関《がいかん》、手の親指の根元の魚《ぎょ》際《さい》、手の甲の中渚《ちゅうしょ》、患部に近い中脘《ちゅうかん》とその周辺のエリアも有効です。

■大腸ガン　背中の基本ツボの肺《はい》兪《ゆ》、大腸兪《だいちょうゆ》、くるぶしの三陰交《さんいんこう》、ひじの近くの手三里《てさんり》、手首の内関《ないかん》、手の甲の中渚《ちゅうしょ》、患部の関元《かんげん》、中極《ちゅうきょく》などの下腹部のエリアも有効です。

（注）いずれの場合も温灸の基本部位をひととおり終え、足裏の足心とその前後を温灸したあとに改めて行います。ただし、温灸したあとに体が疲れるときは、まず基本部位の温灸時間を短めに調節して様子を見てください。

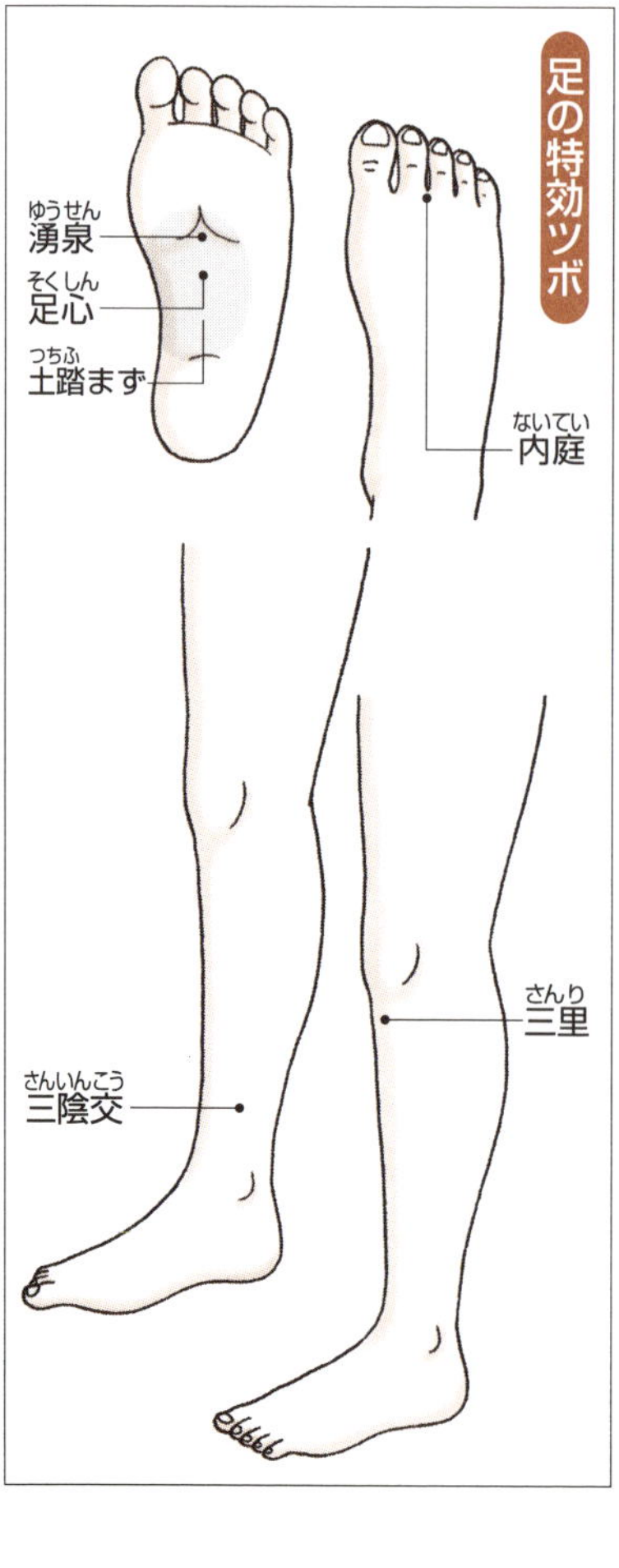
足の特効ツボ
湧泉《ゆうせん》
足心《そくしん》
土踏《つちふ》まず
内庭《ないてい》
三里《さんり》
三陰交《さんいんこう》

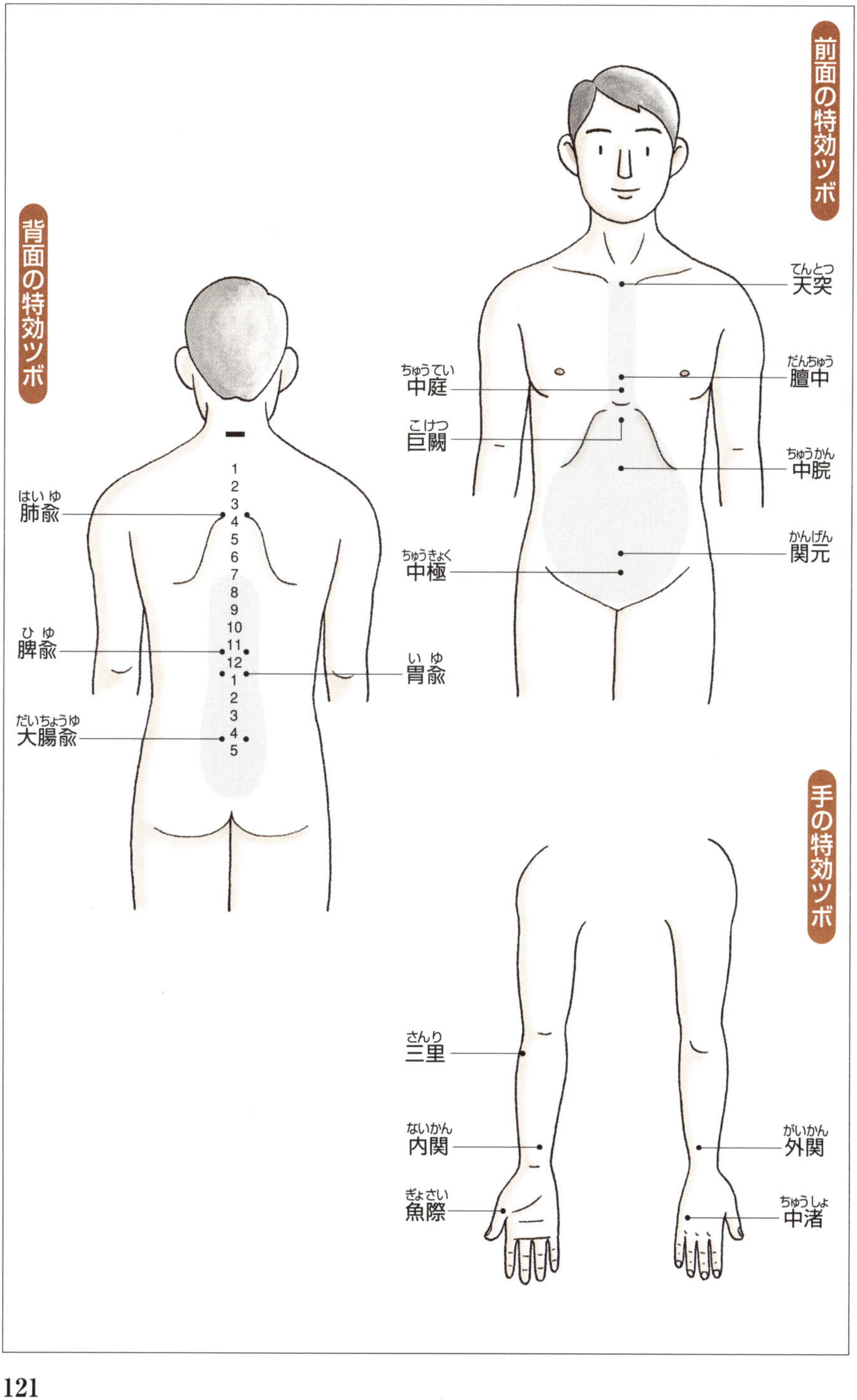
前面の特効ツボ
天突《てんとつ》
膻中《だんちゅう》
中庭《ちゅうてい》
巨闕《こけつ》
中脘《ちゅうかん》
関元《かんげん》
中極《ちゅうきょく》
背面の特効ツボ
1
2
3
肺兪《はいゆ》
4
5
6
7
8
9
10
11
脾兪《ひゆ》
12
胃兪《いゆ》
1
2
3
4
大腸兪《だいちょうゆ》
5
手の特効ツボ
三里《さんり》
内関《ないかん》
外関《がいかん》
魚際《ぎょさい》
中渚《ちゅうしょ》

肝臓・膵臓・肺・喉頭のガンのツボ

■基本ツボ　足裏の中央部にある足《そく》心《しん》と、その前後のエリアが反応します。ビワの葉温灸の基本部位を終えたら、足心と湧泉《ゆうせん》など3～4カ所を温灸します。

■肝臓ガン　基本ツボのほかに背中の基本ツボのうちの肝愈《かんゆ》、足の甲の親指のつけ根の行間《こうかん》、その上方の太《たい》衝《しょう》、手首の内関《ないかん》、手の甲の小指寄りの中渚《ちゅうしょ》も効果があります。

■膵臓ガン　背中の基本ツボの肝《かん》愈《ゆ》、その下の脾愈《ひゆ》、胃愈《いゆ》が効くほか、ひざの下方の陰陵泉《いんりょうせん》、くるぶしの上の三陰交《さんいんこう》、手首の内関《ないかん》、手の甲の中《ちゅう》渚《しょ》が有効です。

■肺ガン　背中の基本ツボのうちの大腸愈《だいちょうゆ》、肺愈《はいゆ》、心愈《しんゆ》が効くほか、首の下の背骨の上の大椎《だいつい》、両肩の肩井《けんせい》、後頭部の風池《ふうち》など背中の上から後頭部のエリア、ひじの内側の尺沢《しゃくたく》、その横の曲池《きょくち》、手の親指の付け根の魚《ぎょ》際《さい》、胸部の膻中《だんちゅう》と周辺エリアも使います。

■喉頭ガン　背中の大腸愈《だいちょうゆ》、肺愈《はいゆ》、心《しん》愈《ゆ》、胸部の中央の膻中《だんちゅう》が効くほか、首の付け根の天突《てんとつ》を含むのどの周辺エリア、手首の近くの内関《ないかん》、手の甲の合谷《ごうこく》と中渚《ちゅうしょ》、手の親指の付け根の魚際《ぎょさい》なども有効です。

（注）どのガンのツボも、温灸の基本部位と足心部の基本ツボを終えたあとに行ってください。

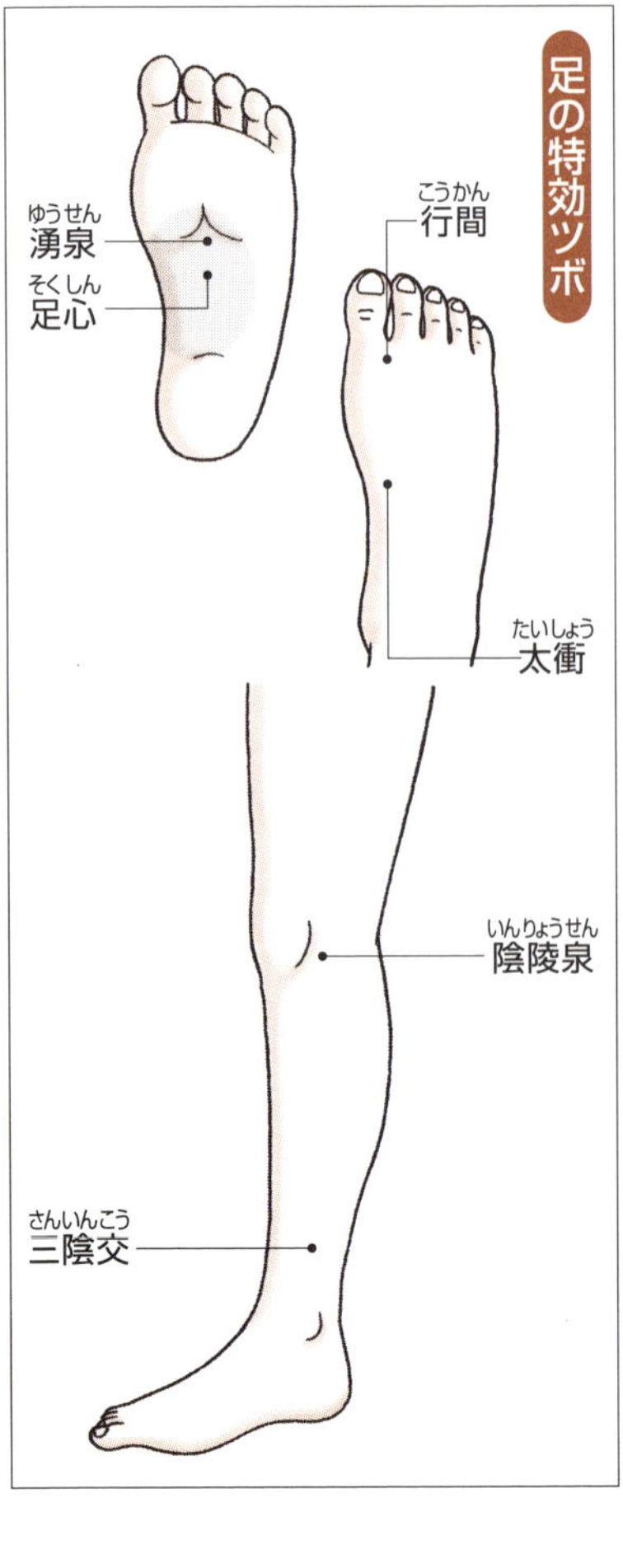

足の特効ツボ
湧泉《ゆうせん》
足心《そくしん》
行間《こうかん》
太衝《たいしょう》
陰陵泉《いんりょうせん》
三陰交《さんいんこう》

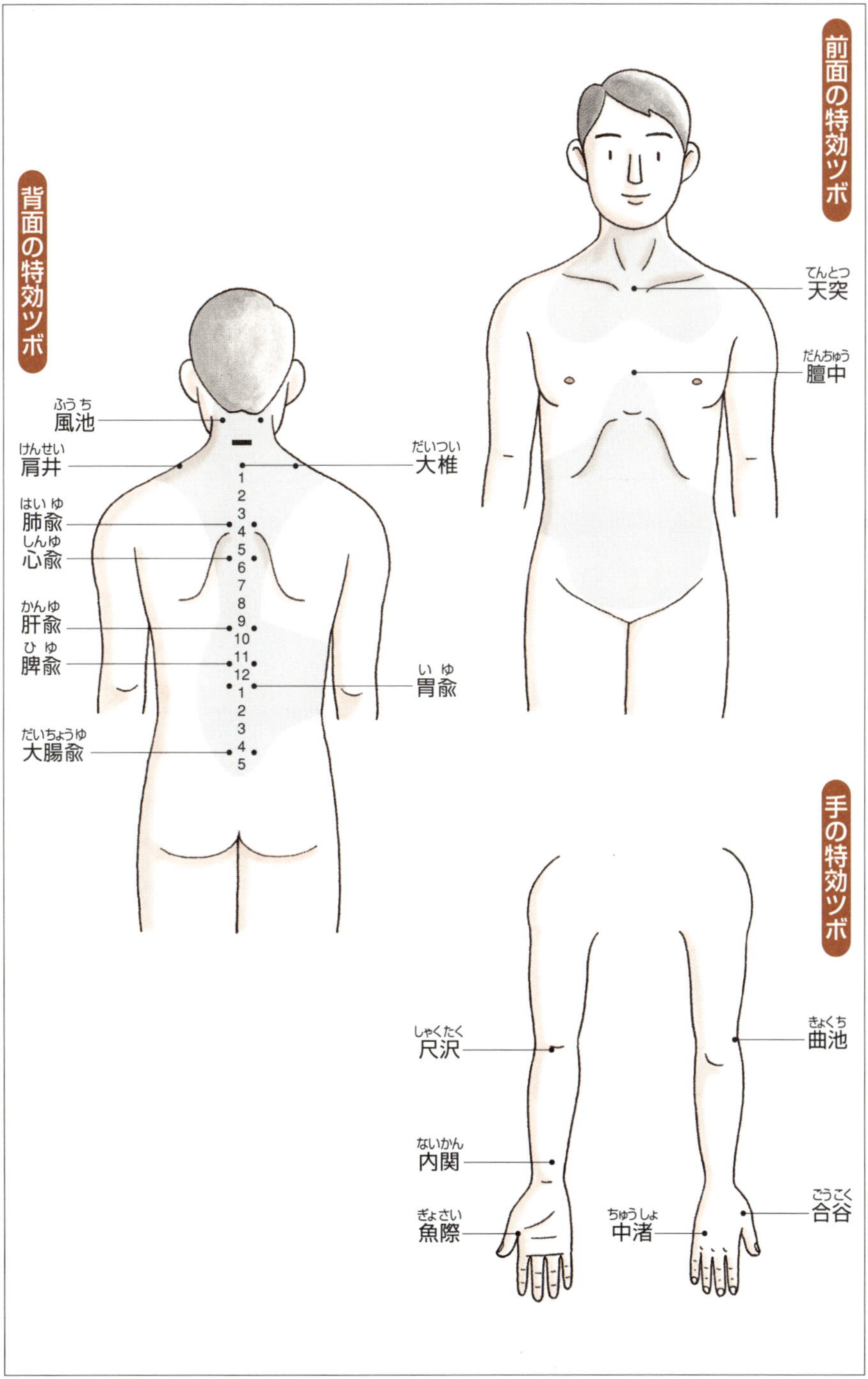
背面の特効ツボ
風池《ふうち》
肩井《けんせい》
肺兪《はいゆ》
心兪《しんゆ》
肝兪《かんゆ》
脾兪《ひゆ》
大腸兪《だいちょうゆ》
大椎《だいつい》
胃兪《いゆ》
1
2
3
4
5
6
7
8
9
10
11
12
1
2
3
4
5
前面の特効ツボ
天突《てんとつ》
膻中《だんちゅう》
手の特効ツボ
尺沢《しゃくたく》
内関《ないかん》
魚際《ぎょさい》
中渚《ちゅうしょ》
曲池《きょくち》
合谷《ごうこく》

腎臓・前立腺のガンのツボ

■基本ツボ　腎臓・前立腺ガンも足裏の刺激が有効なので、基本部位を終えたら土踏まずの足心《そくしん》とその上の湧泉《ゆうせん》、かかと近くの3カ所をていねいに温灸します。腎臓・前立腺ガンはかかとの中央の失眠《しつみん》も効くので、そこの温灸も加えてください。

■腎臓ガン　基本ツボのほかに背骨の両側の肝愈《かんゆ》、脾愈《ひゆ》、三焦愈《さんしょうゆ》、腎愈《じんゆ》、関元愈《かんげんゆ》、膀胱愈《ぼうこうゆ》などの基本ツボと、足の三陰交《さんいんこう》、ひざの裏の委中《いちゅう》、くるぶし近くの崑崙《こんろん》、手首の近くの内関《ないかん》、手の甲の中渚《ちゅうしょ》なども効果があります。

■前立腺ガン　背中の三焦愈《さんしょうゆ》、腎愈《じんゆ》、関元愈《かんげんゆ》、膀胱愈《ぼうこうゆ》などの基本ツボに加えて、その下方の下髎《げりょう》から肛門のあたり、股のつけ根、陰嚢《いんのう》にも行います。お腹はおへその下方の関元《かんげん》、恥骨の上の中極《ちゅうきょく》などの下腹部を中心に温灸します。足はひざの裏側の委中《いちゅう》、三陰交《さんいんこう》、足の甲の太衝《たいしょう》、行間《こうかん》、手首の上の内関《ないかん》、手の甲の中渚《ちゅうしょ》なども効果があります。

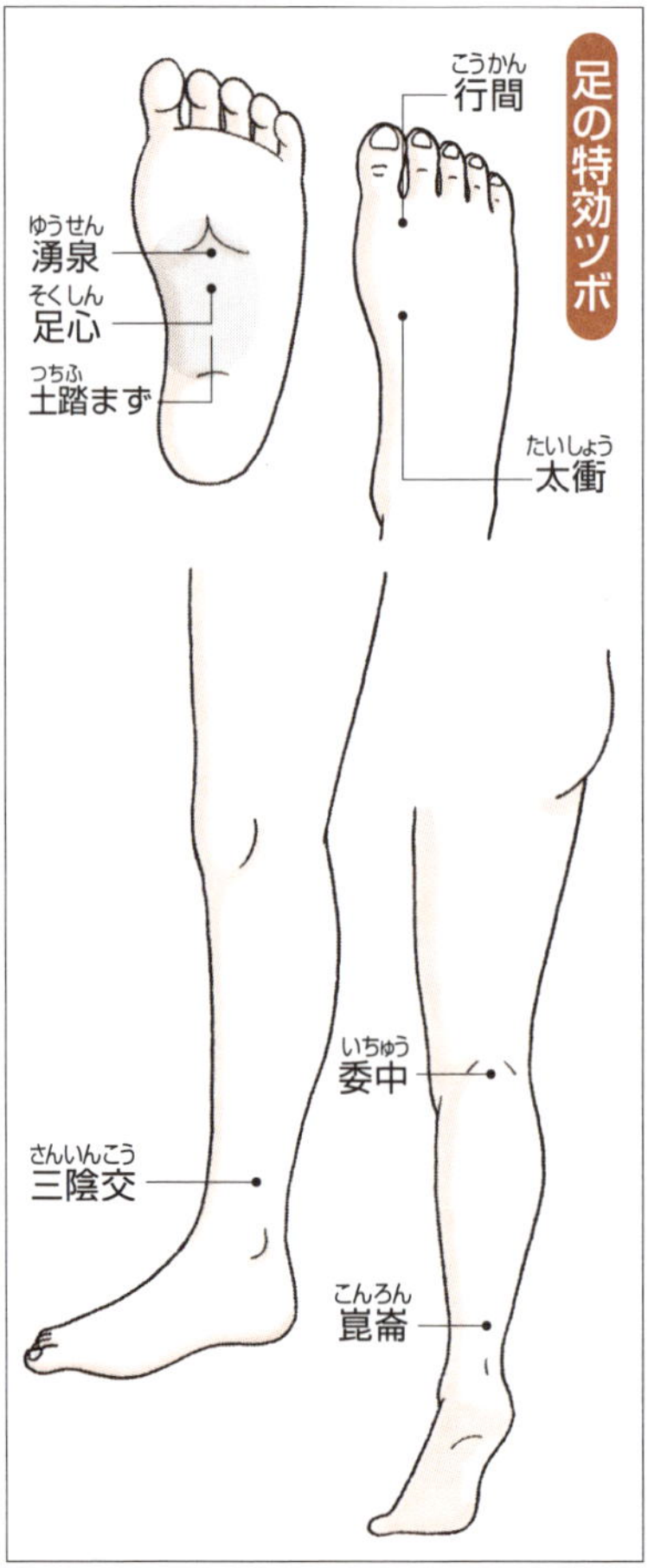

足の特効ツボ
行間《こうかん》
湧泉《ゆうせん》
足心《そくしん》
土踏《つちふ》まず
太衝《たいしょう》
委中《いちゅう》
三陰交《さんいんこう》
崑崙《こんろん》

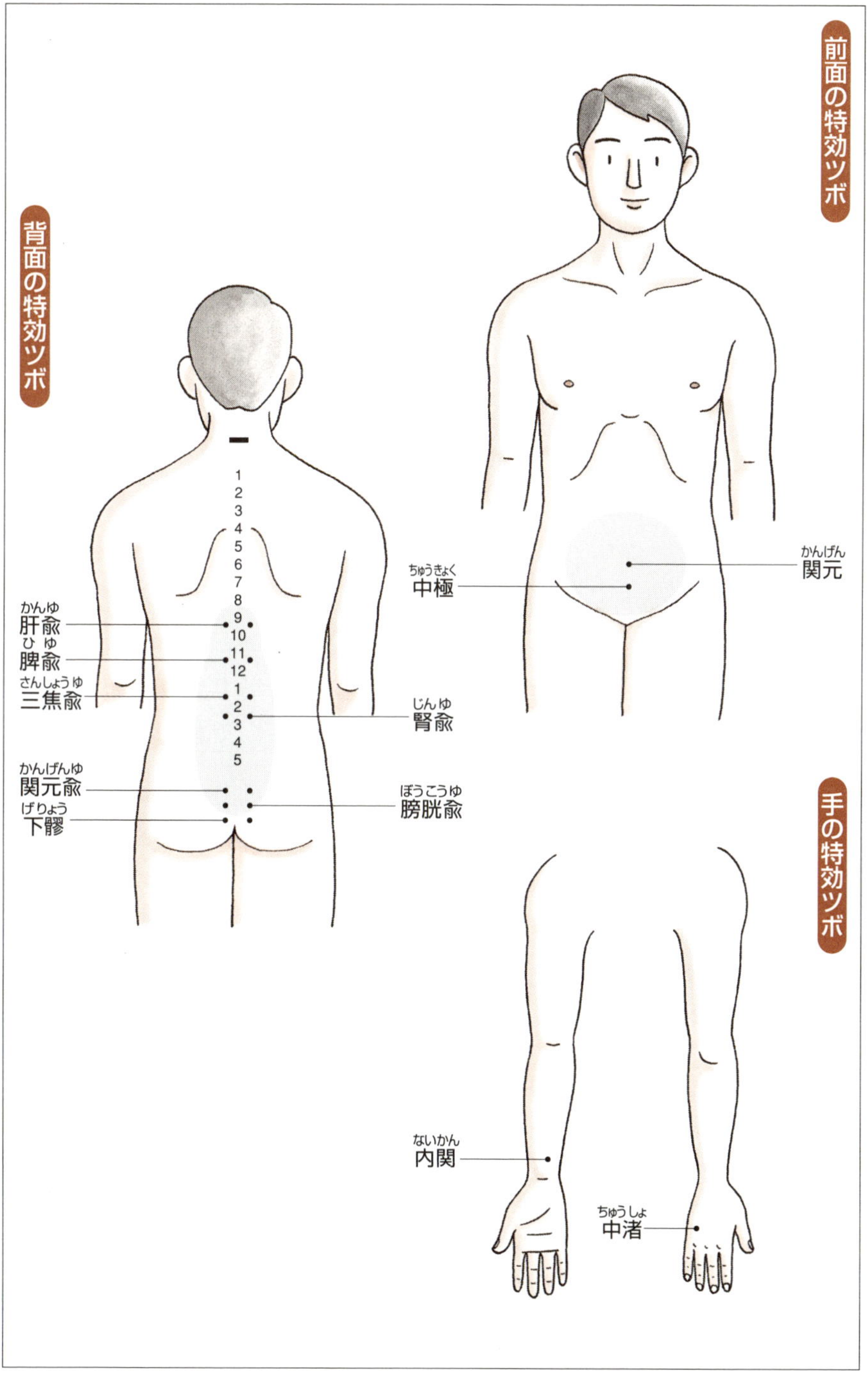
前面の特効ツボ
中極《ちゅうきょく》
関元《かんげん》
背面の特効ツボ
1
2
3
4
5
6
7
8
9
10
11
12
1
2
3
4
5
肝兪《かんゆ》
脾兪《ひゆ》
三焦兪《さんしょうゆ》
腎兪《じんゆ》
関元兪《かんげんゆ》
膀胱兪《ぼうこうゆ》
下髎《げりょう》
手の特効ツボ
内関《ないかん》
中渚《ちゅうしょ》

乳房・子宮のガンのツボ

■基本ツボ　乳房や子宮のガンも、まず背中、お腹、手足の基本ツボを温灸します。

　基本部位が終わったら、足裏の足心《そくしん》、湧泉《ゆうせん》を中心に温灸します。これらのエリアをていねいに温灸すると体調が整えられて生命力が強化されるので、乳房や子宮のガンにも有効です。

■乳ガン　背骨の両側の膏肓《こうこう》、肺愈《はいゆ》、背骨の上の大椎《だいつい》、両肩の肩井《けんせい》、後頭部の風池《ふうち》など、背中の上から後頭部のエリアと、胸部中央膻中《だんちゅう》を中心にした左右の乳房のエリアを中心に行います。下肢の足三里《あしさんり》、三陰交《さんいんこう》、内庭《ないてい》、手首の大陵《だいりょう》、その上の内関《ないかん》も有効です。

■子宮ガン　背中の両側の腎愈《じんゆ》、大《だい》腸愈《ちょうゆ》、次髎《じりょう》など、腰からお尻にかけてのエリアと、おへその神闕《しんけつ》から関元《かんげん》、中極《ちゅうきょく》などの下腹部のエリアも丹念に行います。そのほか、足の血海《けっかい》、足三里《あしさんり》、三陰交《さんいんこう》、手首の近くの内関《ないかん》、手の甲の中渚《ちゅうしょ》も有効です。

（注）どのガンのツボも、温灸の基本部位と足心部の基本ツボを終えたあとに行ってください。

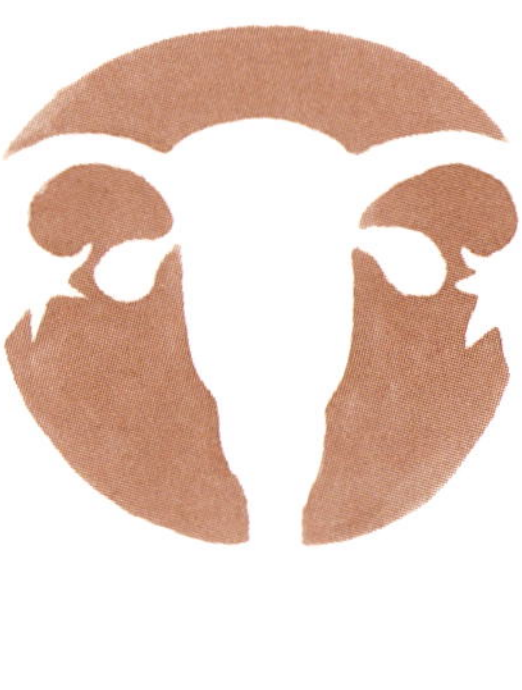

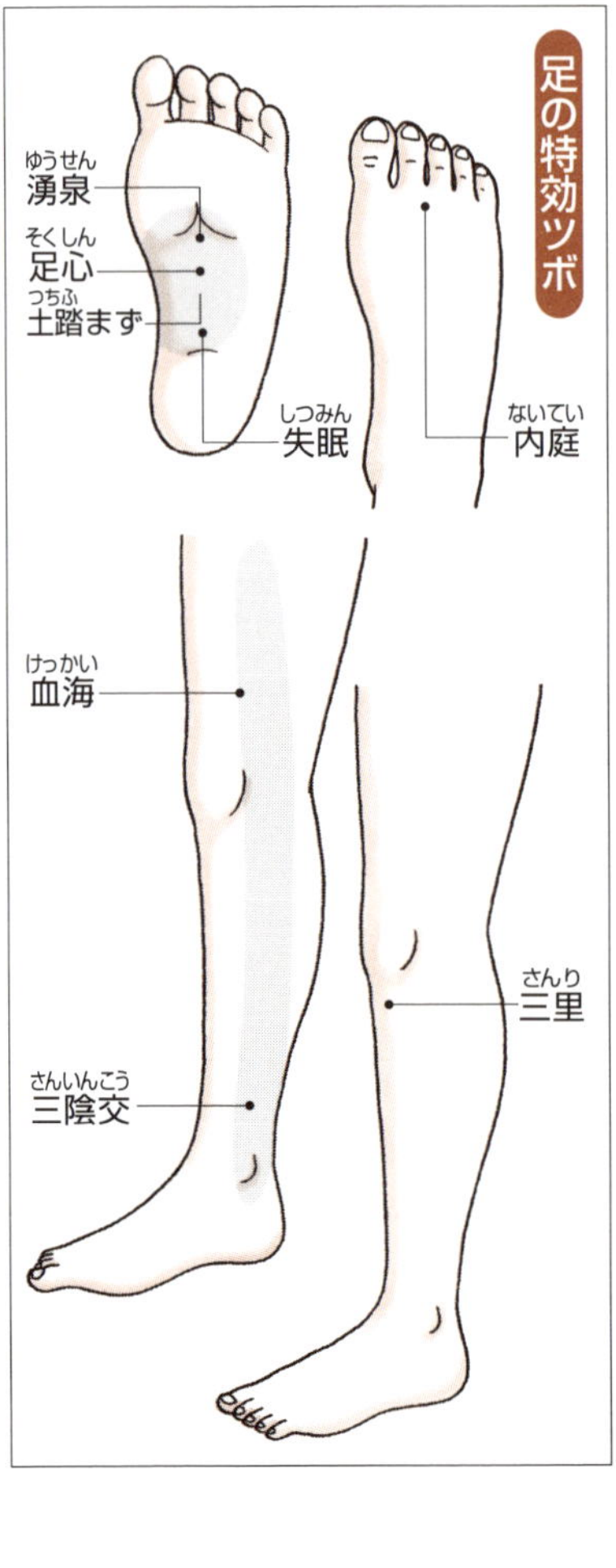

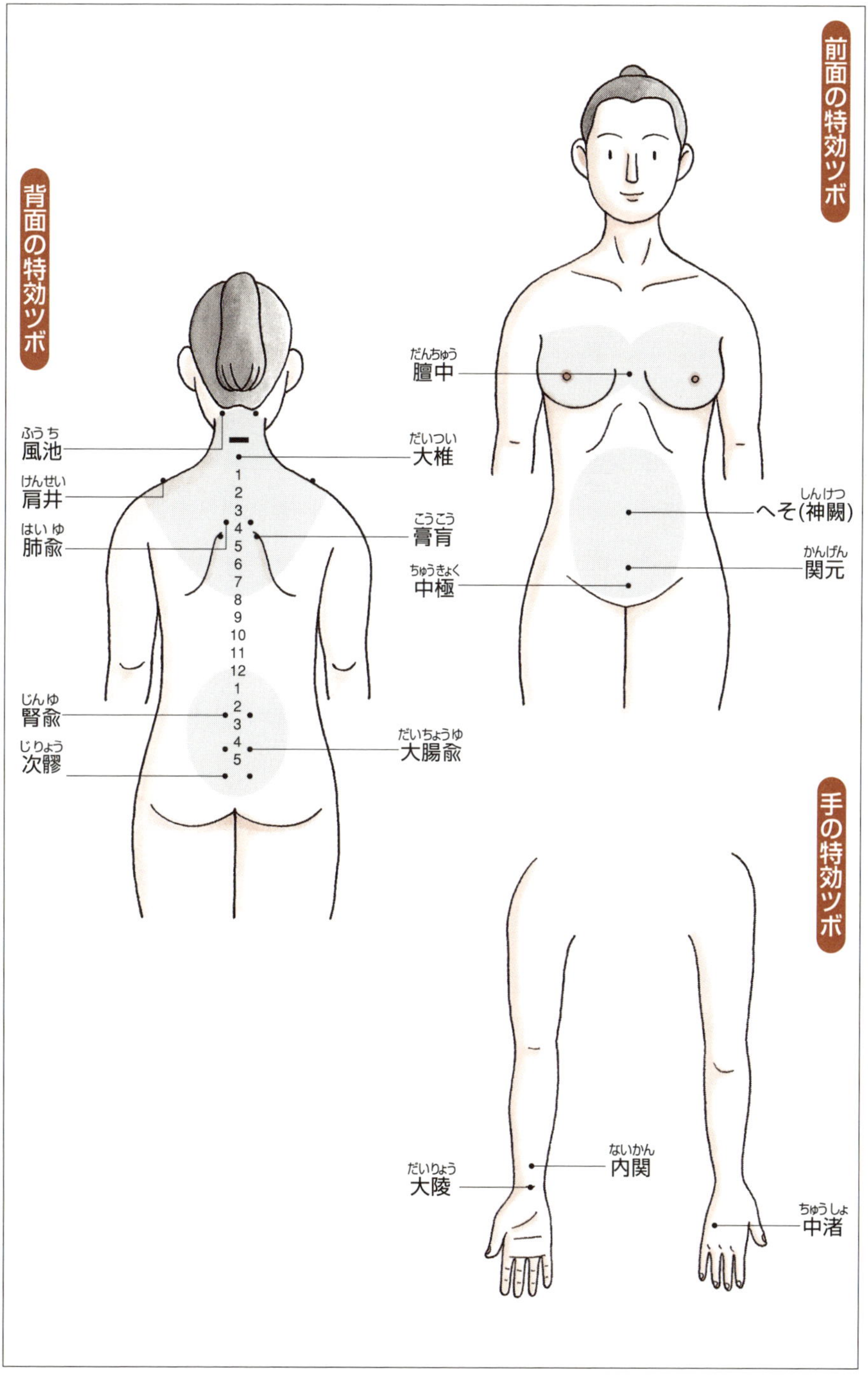
背面の特効ツボ
風池《ふうち》
肩井《けんせい》
肺兪《はいゆ》
腎兪《じんゆ》
次髎《じりょう》
大椎《だいつい》
膏肓《こうこう》
大腸兪《だいちょうゆ》
1
2
3
4
5
6
7
8
9
10
11
12
1
2
3
4
5
前面の特効ツボ
膻中《だんちゅう》
中極《ちゅうきょく》
へそ(神闕《しんけつ》)
関元《かんげん》
手の特効ツボ
大陵《だいりょう》
内関《ないかん》
中渚《ちゅうしょ》

高血圧・動脈硬化の手当てと食養

■病気の特徴　高血圧は最高血圧が144ミリ以上、最小血圧が90ミリ以上のもので、これが長く続くと病的な動脈硬化がおこり、脳卒中や心筋梗塞、狭心症、腎障害などの合併症をおこします。高血圧はさまざまな原因でおこりますが、最大の要因は食物で、甘いものや動物食品、添加物の多い加工食品などの不自然な食品の過食が影響しています。

■手当ての基本　血液を浄化する肝や腎が弱っているので、ビワの葉温灸で血行をよくして新鮮な酸素も送り込みます。温灸の基本部位に加えて、胸部と腹部のツボ（巨闕《こけつ》、膻中《だんちゅう》、中脘《ちゅうかん》、関元《かんげん》など）や後頭部、肩から背中のツボ（瘂門《あもん》、肩井《けんせい》、肺愈《はいゆ》、心《しん》愈《ゆ》、肝愈《かんゆ》など）、手足のツボ（三陰交《さんいんこう》、太谿《たいけい》、足三里《あしさんり》、湧泉《ゆうせん》、曲池《きょくち》、合谷《ごうこく》など）を丹念に行います。

肝と腎にこんにゃくか生姜湯の温湿布を併用してもよいでしょう（体調を見て回数や時間を調節する）。入浴は腰湯か足浴にし、全身浴はぬるめのお湯で短時間にします。

■食養の基本　主食は玄米ご飯が基本ですが、体調を整える黒豆や小豆、はと麦を混ぜてもよいでしょう。玄米ご飯は炒ってすりつぶしたごまをたっぷりかけて食べるようにしてください。副食は根菜と葉菜を抱き合わせてとります。塩分は減らして薄味にします。肉食が多かった人は、カリウムの多い根菜と葉菜を多めにとって細胞を中和します。

肉類や油っこい魚、白砂糖、砂糖入り加工品、アルコール類、刺激物などはいっさい食べないようにします。間食もやめて、塩や調味料は自然のものを使ってください。

■補助食品　梅肉エキス、エゾウコギエキス、酵素なども血液の浄化を助けてくれます。ただ体質によって反応が違うので、体調を見ながら飲む量や種類を調節してください。

（注）自然療法は本格的な効果が出るまでに少し時間がかかることが多いので、血圧が非常に高いときは現代医学の血圧降下剤をすぐやめずに、しばらく飲み続けたほうがよいでしょう。現代医学では薬をやめられないので薬害もおこりますが、自然療法を続けていればその薬毒も流してくれます。

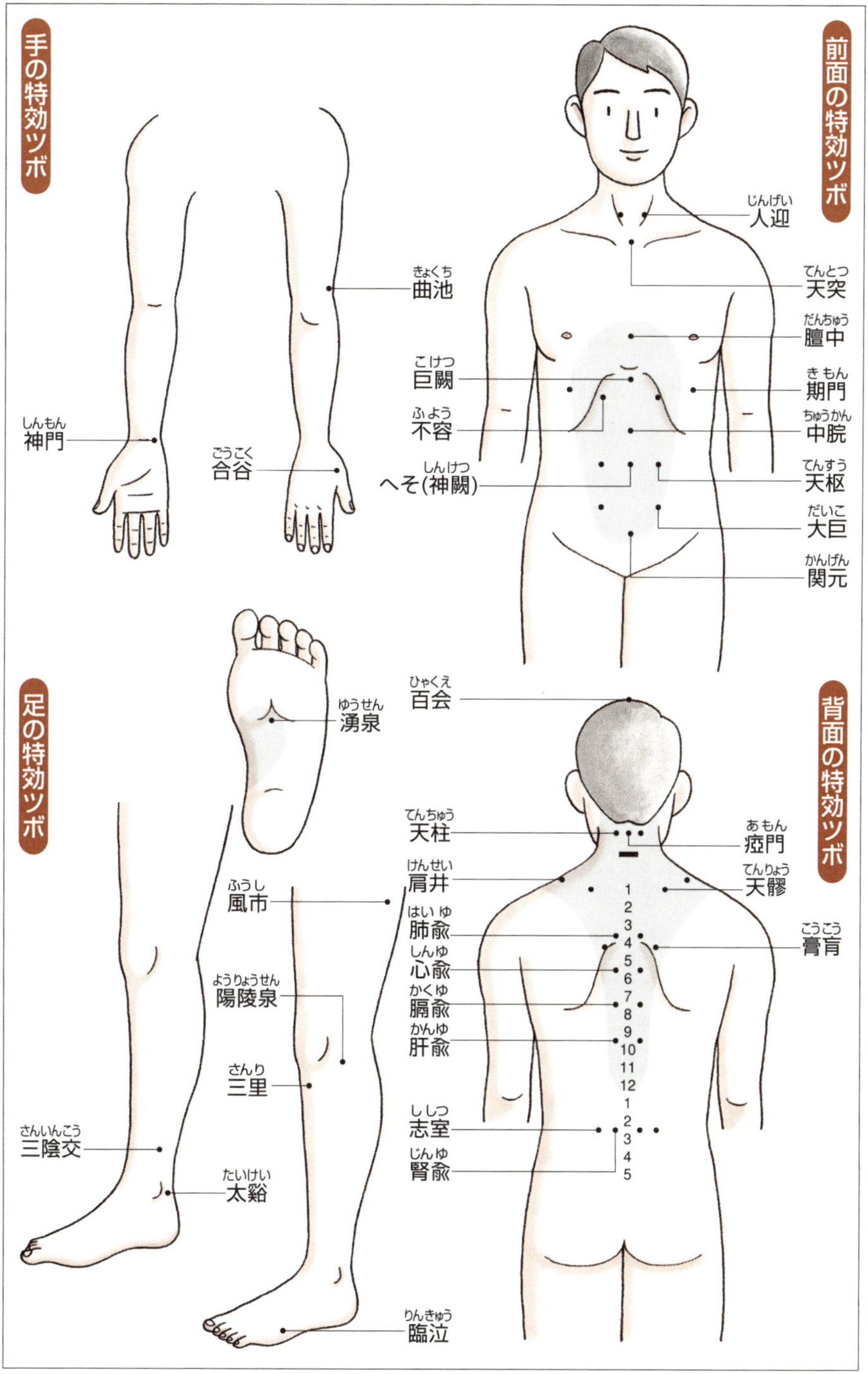
手の特効ツボ
前面の特効ツボ
足の特効ツボ
背面の特効ツボ
人迎《じんげい》
天突《てんとつ》
膻中《だんちゅう》
巨闕《こけつ》
期門《きもん》
不容《ふよう》
中脘《ちゅうかん》
へそ(神闕《しんけつ》)
天枢《てんすう》
大巨《だいこ》
関元《かんげん》
曲池《きょくち》
神門《しんもん》
合谷《ごうこく》
百会《ひゃくえ》
湧泉《ゆうせん》
風市《ふうし》
陽陵泉《ようりょうせん》
三里《さんり》
三陰交《さんいんこう》
太谿《たいけい》
臨泣《りんきゅう》
天柱《てんちゅう》
瘂門《あもん》
肩井《けんせい》
天髎《てんりょう》
肺兪《はいゆ》
膏肓《こうこう》
心兪《しんゆ》
膈兪《かくゆ》
肝兪《かんゆ》
志室《ししつ》
腎兪《じんゆ》
1
2
3
4
5
6
7
8
9
10
11
12
1
2
3
4
5

糖尿病の手当てと食養

■病気の特徴　細胞のエネルギー源になる血液中のブドウ糖が異常に増え、放置すると全身の血管が傷んで失明や腎臓障害、脳卒中、心臓病、感染症など万病の巣になります。

　血液中のブドウ糖は膵臓から出るインスリンというホルモンが不足すると使えなくなるので、余ったブドウ糖が血液中に増えてしまいます。

　肝臓にもブドウ糖を調節する働きがあり、肝臓が弱るとブドウ糖が増え、インスリンを作る膵臓にも悪影響が及ぶので糖尿病の要因になります。こうした状態は甘いものや動物食品の過食、運動不足などで血液が酸性化しておこりますが、いろいろな精神的ストレスも原因のひとつになります。

■手当ての基本　ビワの葉温灸は背骨の両側から首のつけ根、後頭部までを行います。腹部はみぞおちからおへそ周辺、下腹部全域まで広めに温灸してください。手足のツボ（陽陵泉《ようりょうせん》、足三里《あしさんり》、三陰交《さんいんこう》、太衝《たいしょう》、曲池《きょくち》、合谷《ごうこく》、湧泉《ゆうせん》など）も効果があります。

　肝と腎のこんにゃく温湿布やすぎなの腰湯もよいので、体の状態を見ながら併用するとよいでしょう。入浴は長湯を避け、足浴を続けます。

■食養の基本　主食は玄米に小豆・あわ・はと麦を入れた玄米ご飯にし、大さじ1杯のすりごまをかけ、腹八分でよく噛んで食べます。副食はかぼちゃ、昆布、小豆、ごま、豆腐、小魚、根菜類、緑黄色野菜を中心に食べます。繊維の多い食品を増やすと血糖値の上昇が抑えられ、血液の浄化も進みます。砂糖入りの菓子、果物、ジュース類、白米、白パン、アルコール類、肉類、卵はやめます。生魚も減らします。肉食が多かった人は、キャベツや青菜のしぼり汁を、毎日コップ半分～1杯を空腹時に飲むとよいでしょう。

■補助食品　梅肉エキス、エゾウコギエキス、ビワ葉エッセンスなどを体質に応じて使います（体調に合わせて量を調節）。重症の人は妙法人参エッセンスがよいでしょう。

（注）糖尿病の自然療法は高脂血症にも応用できます。これらの病気は自然療法をきちんと続ければ比較的簡単に治ります。

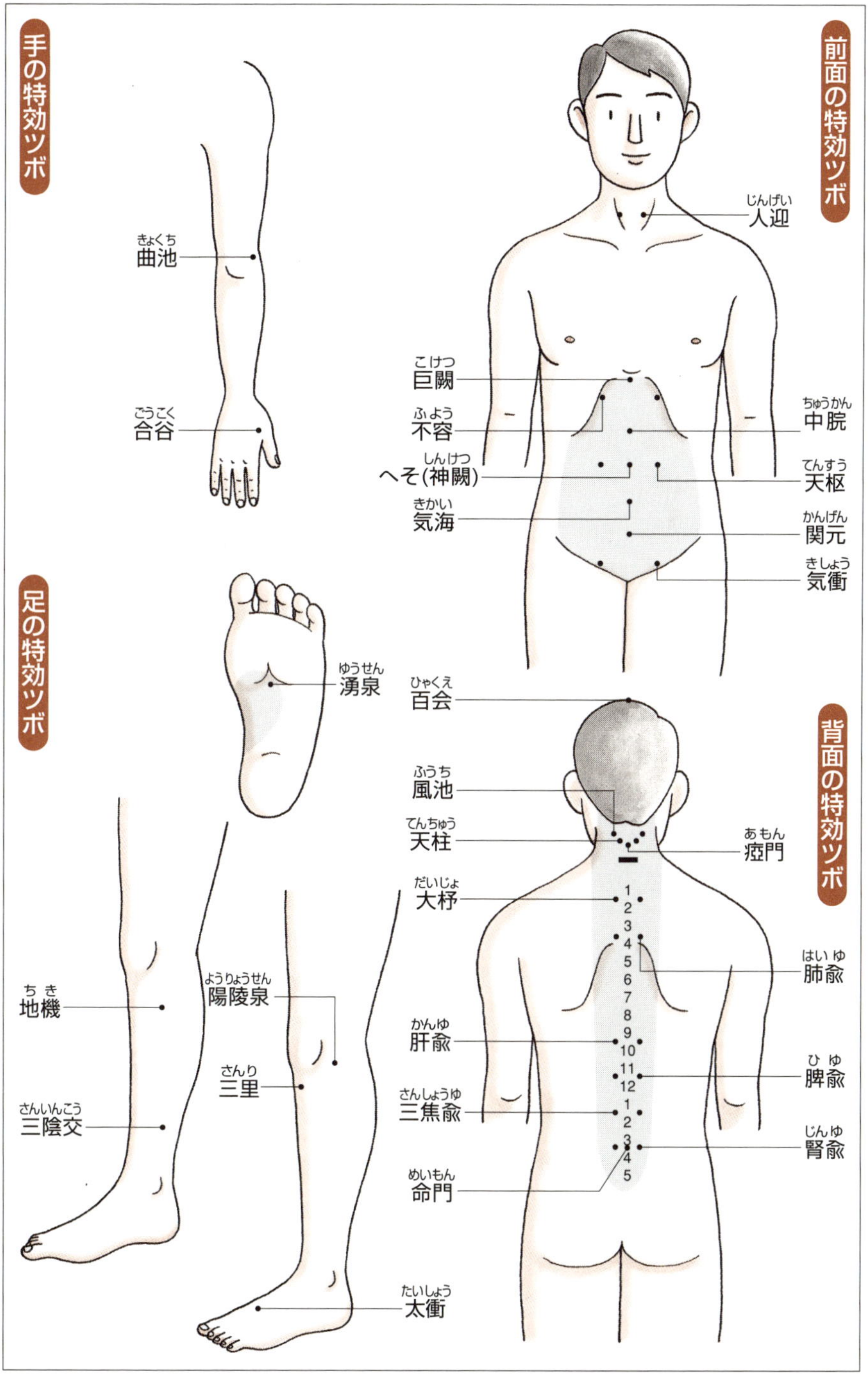
手の特効ツボ
曲池《きょくち》
合谷《ごうこく》
前面の特効ツボ
人迎《じんげい》
巨闕《こけつ》
不容《ふよう》
中脘《ちゅうかん》
へそ(神闕《しんけつ》)
天枢《てんすう》
気海《きかい》
関元《かんげん》
気衝《きしょう》
足の特効ツボ
湧泉《ゆうせん》
地機《ちき》
陽陵泉《ようりょうせん》
三里《さんり》
三陰交《さんいんこう》
太衝《たいしょう》
背面の特効ツボ
百会《ひゃくえ》
風池《ふうち》
天柱《てんちゅう》
瘂門《あもん》
大杼《だいじょ》
肺兪《はいゆ》
肝兪《かんゆ》
脾兪《ひゆ》
三焦兪《さんしょうゆ》
腎兪《じんゆ》
命門《めいもん》
1 2 3 4 5 6 7 8 9 10 11 12
1 2 3 4 5

肝臓病の手当てと食養

■病気の特徴　日本人の肝臓病は慢性肝炎が最も多く、本格的な肝臓障害の半数近くを占めています。慢性肝炎はほとんどが肝炎ウイルスによるものですが、現代医学では半数以上が完治できず、徐々に進行していきます。次に多いのは肝硬変で、50万人近くの患者がいます。大部分はウイルス性の慢性肝炎が進行したものですが、最近は欧米に多いアルコール性の肝硬変も徐々に増えています。慢性肝炎が悪化する人は、動物性食品や人工添加物入り食品の過食で肝臓に負担をかけていることが多いようです。

動物性食品の過食とアルコールの飲みすぎ、運動不足による脂肪肝も急増していますが、この場合は食生活を改めてダイエットすれば、ほとんどが治ります。

■手当ての基本　まず肝と腎、胃腸を生姜湯かこんにゃくで温湿布します。脾臓は短時間冷やすか芋パスターを貼ります。次に腰湯で温め、血行をよくします。

疲れないよう2～3時間休んでから、ビワの葉温灸を基本どおりの順番で行います。背中は膈愈《かくゆ》、肝愈《かんゆ》、脾愈《ひゆ》、腎愈《じんゆ》を中心に右脇腹までのエリア、腹部はみぞおちの巨闕《こけつ》からおへその下方の関元《かんげん》を中心に右脇腹を含むエリアをとくにていねいにやります。肝臓病は便秘をしないことが大切なので、便秘に効く食物を積極的に食べてください。

■食養の基本　肝臓病の主食は玄米ご飯を主体にし、これに玄米はと麦ご飯・玄米小豆ご飯・玄米もちなどを加えます。ご飯にはすりごまをたっぷりかけ、よく噛んで食べます。

副食は人参料理を多くし、大根おろし・らっきょう・セロリ・ねぎ類・とろろ芋・その他の野菜、たんぽぽの佃煮・たんぽぽの根のきんぴら・ふきのとう・しじみ・白身魚・鯉こく・大豆料理・グルテンミート・海草・かぼちゃ・葛などを主体に季節の野菜を食卓にとり入れます。ご飯と副食は同量にします。

■補助食品　肝臓病にはエゾウコギエキス、妙法人参エッセンス、梅肉エキス、酵素、食用ふのりがよいので、体に合うものを選び、体調に合わせて量を調節します。

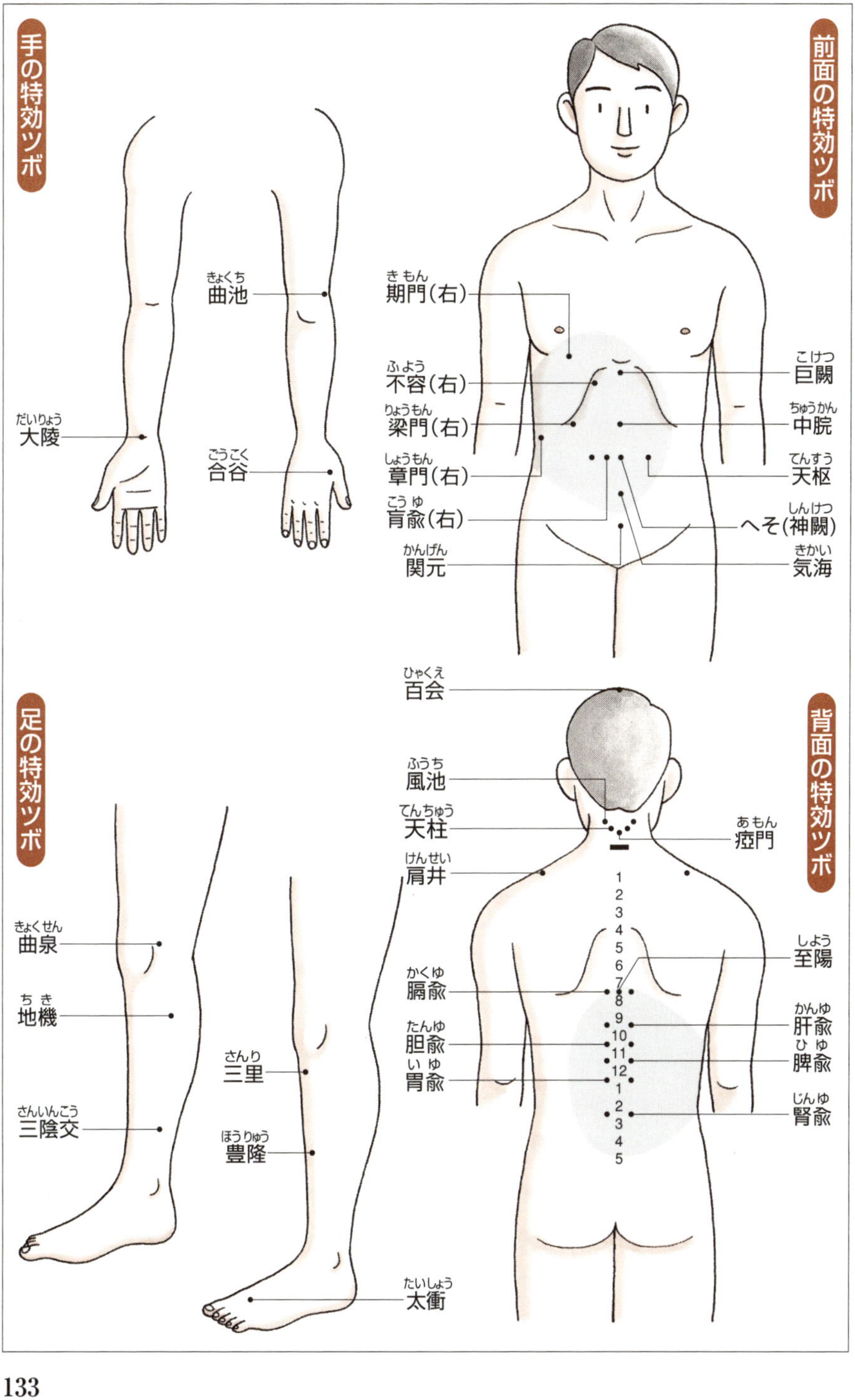
手の特効ツボ
曲池《きょくち》
大陵《だいりょう》
合谷《ごうこく》
前面の特効ツボ
期門《きもん》(右)
不容《ふよう》(右)
梁門《りょうもん》(右)
章門《しょうもん》(右)
肓兪《こうゆ》(右)
関元《かんげん》
巨闕《こけつ》
中脘《ちゅうかん》
天枢《てんすう》
へそ(神闕《しんけつ》)
気海《きかい》
足の特効ツボ
曲泉《きょくせん》
地機《ちき》
三里《さんり》
三陰交《さんいんこう》
豊隆《ほうりゅう》
太衝《たいしょう》
百会《ひゃくえ》
風池《ふうち》
天柱《てんちゅう》
瘂門《あもん》
肩井《けんせい》
背面の特効ツボ
至陽《しよう》
膈兪《かくゆ》
肝兪《かんゆ》
胆兪《たんゆ》
脾兪《ひゆ》
胃兪《いゆ》
腎兪《じんゆ》
1
2
3
4
5
6
7
8
9
10
11
12
1
2
3
4
5

腎臓病の手当てと食養

■病気の特徴　とくに注意が必要なのは慢性腎炎で、進行すると腎不全になって人工透析が必要になります。自然療法は慢性腎炎にも偉効がありますが、この場合は陽性腎と陰性腎に分けて対応します。陽性腎は動物食品の過食と塩辛いもののとりすぎの人、陰性腎は野菜嫌いまたは野菜の過食、甘いもの好き、果物、甘い飲み物好きの人です。

■手当ての基本　まず生姜湯かこんにゃくでお腹と腰、肝、腎を温湿布し、血行をよくしてからビワの葉温灸をします。しかし、体力がなく、疲れるようなら充分に休んでから温灸します。温灸は基本どおりに、とくに背中の腎愈《じんゆ》を中心としたエリア、おへそを中心としたエリア、手足の特効ツボを入念に行います。足浴か腰湯（付録参照）も続け、毎日何度も入浴して、尿毒を出します。しかし、疲れるようなら回数をへらします。

　腎臓が痛むときは、からしパスターを貼ります。陽性腎のむくみは大根湯か炒り玄米の小豆がゆを食べ、陰性腎のむくみは、汁の多い薄味のゆで小豆を作り、2〜3日の間これだけを好きなだけ食べます。水分もゆで小豆の汁だけにすると尿がどんどん出ます。

■食養の基本　陽性腎は主食を玄米小豆飯か玄米赤飯にし、薄味のすりごまをかけて食べます。副食は大根を煮て、薄いみそ味で食べます。豆腐、豆乳、海草、白菜、ほうれん草、ごぼう、納豆汁、うり類、すいかなどもよいでしょう。小魚や白身魚以外の動物食品はいっさい禁止し、甘味品、刺激物、添加物入り加工食品も避けます。

　陰性腎は、主食を玄米小豆ご飯か玄米はと麦ご飯にします。副食は海草、根菜類、ねぎ類、こんにゃく、鯉こく、けんちん汁、小魚のから揚げ、古い梅干し、古いたくあんなどを食べます。味つけはやや薄めにしますが、特に塩抜きする必要はありません。甘いもの、肉類、赤身魚、貝、卵、いも類、なす、ほうれん草、きのこ類などは避けます。

■補助食品　陽性腎は梅肉エキス、酵素、エゾウコギエキスなどを併用し、陰性腎はすぎな茶などの薬草茶、妙法人参エッセンス、ビワ葉エッセンスなどを湯に溶いて飲みます。

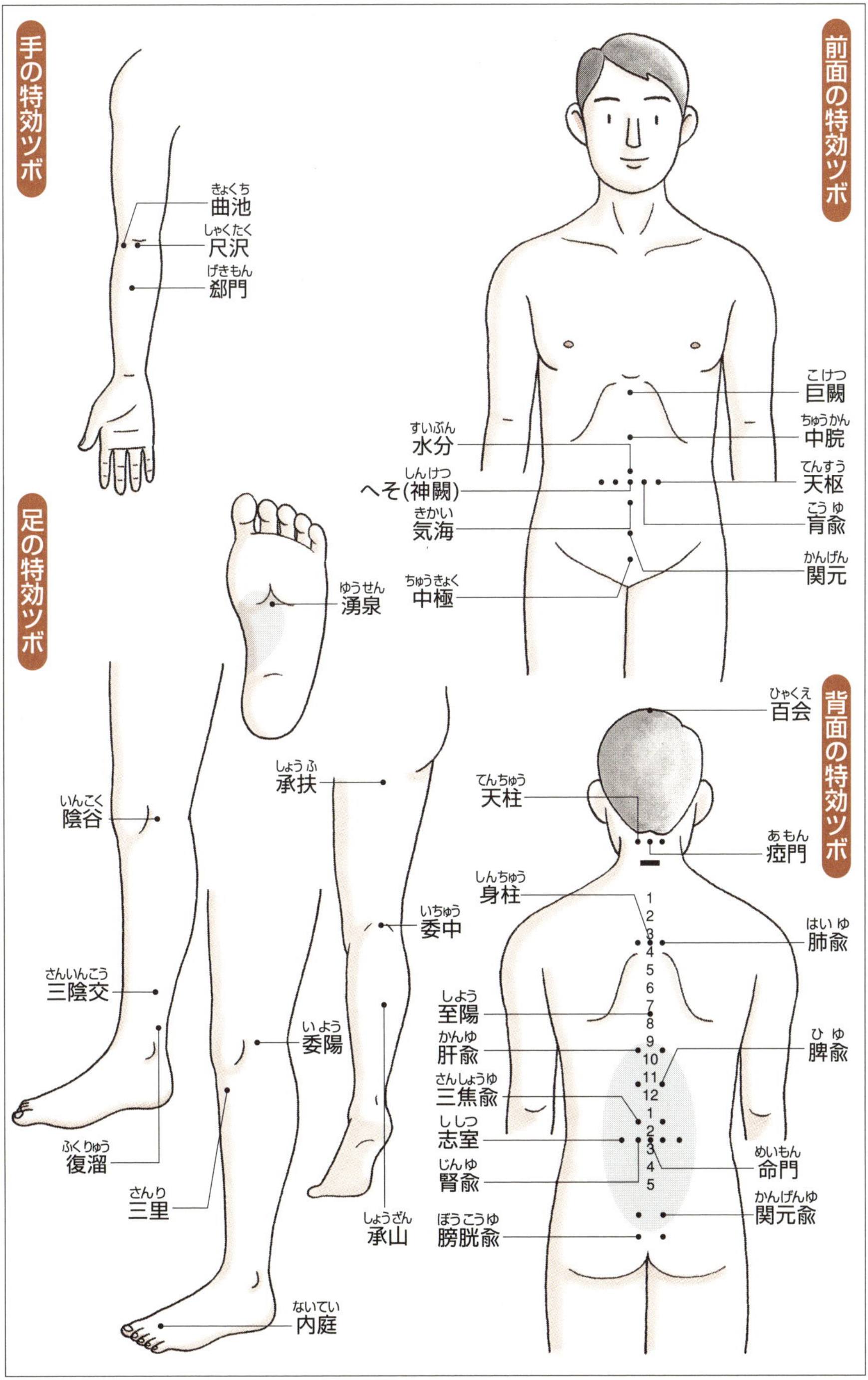
手の特効ツボ
曲池《きょくち》
尺沢《しゃくたく》
郄門《げきもん》
前面の特効ツボ
巨闕《こけつ》
中脘《ちゅうかん》
水分《すいぶん》
へそ(神闕《しんけつ》)
天枢《てんすう》
肓兪《こうゆ》
気海《きかい》
関元《かんげん》
中極《ちゅうきょく》
足の特効ツボ
湧泉《ゆうせん》
承扶《しょうふ》
陰谷《いんこく》
委中《いちゅう》
三陰交《さんいんこう》
委陽《いよう》
復溜《ふくりゅう》
三里《さんり》
承山《しょうざん》
内庭《ないてい》
背面の特効ツボ
百会《ひゃくえ》
天柱《てんちゅう》
瘂門《あもん》
身柱《しんちゅう》
1
2
3
肺兪《はいゆ》
4
5
6
至陽《しよう》
7
8
肝兪《かんゆ》
9
脾兪《ひゆ》
10
11
三焦兪《さんしょうゆ》
12
1
志室《ししつ》
2
命門《めいもん》
3
腎兪《じんゆ》
4
5
関元兪《かんげんゆ》
膀胱兪《ぼうこうゆ》

高尿酸血症（痛風）の手当てと食養

病気の特徴　尿酸というたんぱく質の老廃物が血液中に増える病で、尿酸の結晶が足指などの関節に蓄積すると激しい痛み（痛風）がおこります。もともと欧米人に多く、肉食や高エネルギーの甘い食品を過剰にとる美食が最大の要因になります。過度の飲酒やストレスも病状を悪化させるので、注意が必要です。

手当の基本　肝と腎を生姜湯かこんにゃくで温湿布し（脾臓の冷湿布も併用）、血行をよくしてからビワの葉温灸を基本どおりに行って血液浄化を促進します。手足のツボは曲池《きょくち》、陽《よう》池《ち》、照海《しょうかい》、太谿《たいけい》、陰陵泉《いんりょうせん》、大《だい》都《と》、太《たい》白《はく》などにていねいに行います。痛風の痛みがあれば患部にも温灸します。

痛風の痛みには芋パスターやどじょう療法がよく効きます。どじょう療法は、どじょうを裂いて骨をとってから皮を患部に貼り、油紙をして包帯でとめておきます。熱があるときは患部に豆腐パスターを貼ります。

食養の基本　主食は玄米にします。痛みがあれば玄米餅やふすまや胚芽の多い黒パンを食べます。はと麦粉と玄米のもち米粉をまぜて団子をつくり、みそ汁に入れて毎日食べるのも効果的です。

　炒りごまを積極的に使い、毎日大さじ3杯以上とるようにします（ごく少量の炒り塩をまぜる）。大根おろしに純良のごま油（一度煮立ててさましたもの）をまぜてしょうゆをかけたものや、たんぽぽの根のきんぴらも効果的です。ゆきのした、セロリ、パセリ、ごぼう、百合根、玉ねぎ、にらなども尿酸を排泄させるので、天ぷらや青汁にして食べます。きゅうり汁に人参汁をまぜて毎日飲むと尿酸の排泄がスムーズになります。食事の量は腹八分目に抑えます。

　アルコール類と甘味食品、清涼飲料、肉類、赤身魚、白米、白パン、白い粉、添加物入りの加工食品は避けてください。

補助食品　ビワ葉エッセンス、エゾウコギエキス、妙法人参エッセンス、梅肉エキス、葉緑素など、体質に合った補助食品を併用すれば、手当てや食養の効果が高まります。

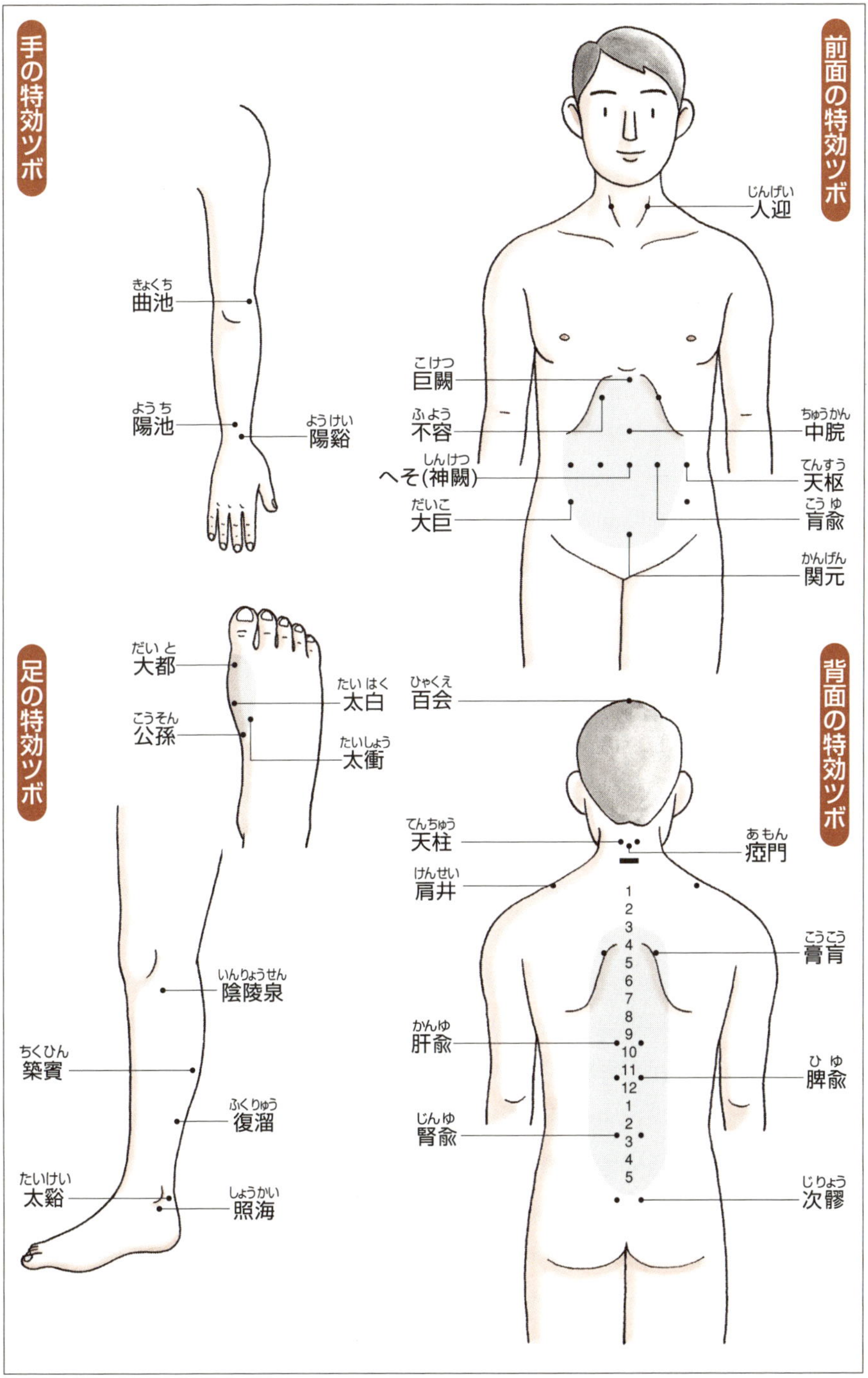
手の特効ツボ
曲池《きょくち》
陽池《ようち》
陽谿《ようけい》
前面の特効ツボ
人迎《じんげい》
巨闕《こけつ》
不容《ふよう》
中脘《ちゅうかん》
へそ(神闕《しんけつ》)
天枢《てんすう》
大巨《だいこ》
肓兪《こうゆ》
関元《かんげん》
足の特効ツボ
大都《だいと》
太白《たいはく》
公孫《こうそん》
太衝《たいしょう》
陰陵泉《いんりょうせん》
築賓《ちくひん》
復溜《ふくりゅう》
太谿《たいけい》
照海《しょうかい》
背面の特効ツボ
百会《ひゃくえ》
天柱《てんちゅう》
瘂門《あもん》
肩井《けんせい》
1 2 3 4 5 6 7 8 9 10 11 12
1 2 3 4 5
膏肓《こうこう》
肝兪《かんゆ》
脾兪《ひゆ》
腎兪《じんゆ》
次髎《じりょう》

ぜん息の手当てと食養

■病気の特徴　ぜん息はアレルギーの病気で、現代医学では完治できません。呼吸器に障害があると全身の器官に悪影響があり、徐々に体質も弱ってきます。とくに神経系統が弱くなり、いっそう過敏になってぜん息発作がおきやすくなるという悪循環におちいります。

　この病気は体質を根本から変える自然療法が非常に効果的ですが、ぜん息になる人は美食家や甘党が多いので、根気と忍耐をもってきちんと実行することが大切です。

■手当ての基本　ビワの葉温灸を基本どおりに行うほか、上背から後頭部にかけたエリア(心愈《しんゆ》、肺愈《はいゆ》、大椎《だいつい》、肩井《けんせい》、天柱《てんちゅう》、風池《ふうち》など)と、胸の上方の天突《てんとつ》から左右の中府《ちゅうふ》、のどにかけたエリアを入念に温灸します。足浴や腰湯も併用して新陳代謝をよくします。

　ビワ種子も毎日1～2個ずつ食べ、これにれんこんおろしに生姜おろし少々を混ぜ、塩と黒砂糖少々を加えて熱湯で溶いたものを併用します。毎日2～3回飲んでください。

　症状が激しいときは、れんこんのしぼり汁を盃1杯ほど飲み、生姜汁で背中をマッサージします。せきが続くときは、おおばこ(おおばこの種子も使う)と黒豆を濃く煎じて、1日2合くらいを3回に分けて飲むとよいでしょう。足浴や腰湯も多用します(172～174頁参照)。

■食養の基本　主食は玄米小豆ご飯か玄米黒豆ご飯、半つき米を主体にします。ご飯には、必ず大さじ2～3杯のすりごまをかけて食べるようにします。

　副食はたんぽぽの根のきんぴらと、ふきのとうのつぼみの佃煮が最適です。れんこんと海草の料理も毎日食べてください。甘味をつけるときは白砂糖を使わず、黒砂糖少々でかくし味程度にします。根菜類やごま、黒豆、小豆は常食にするとよいでしょう。甘味食品や生卵、酢の物、アルコール、たばこはやめます。果物も少しだけにしてください。

■補助食品　ビワ葉エッセンス、梅肉エキス、エゾウコギエキス、妙法人参茶も体質改善を助けます。体に合うものを選び、体調を見ながら飲む量を調節してください。

手の特効ツボ

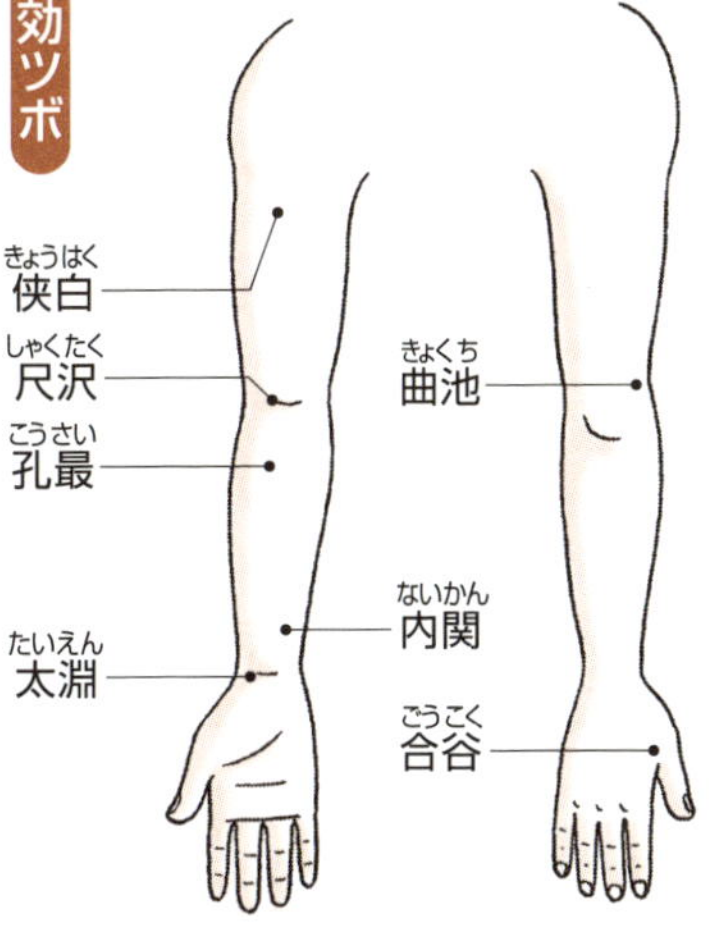
侠白《きょうはく》
尺沢《しゃくたく》
孔最《こうさい》
太淵《たいえん》
曲池《きょくち》
内関《ないかん》
合谷《ごうこく》

前面の特効ツボ

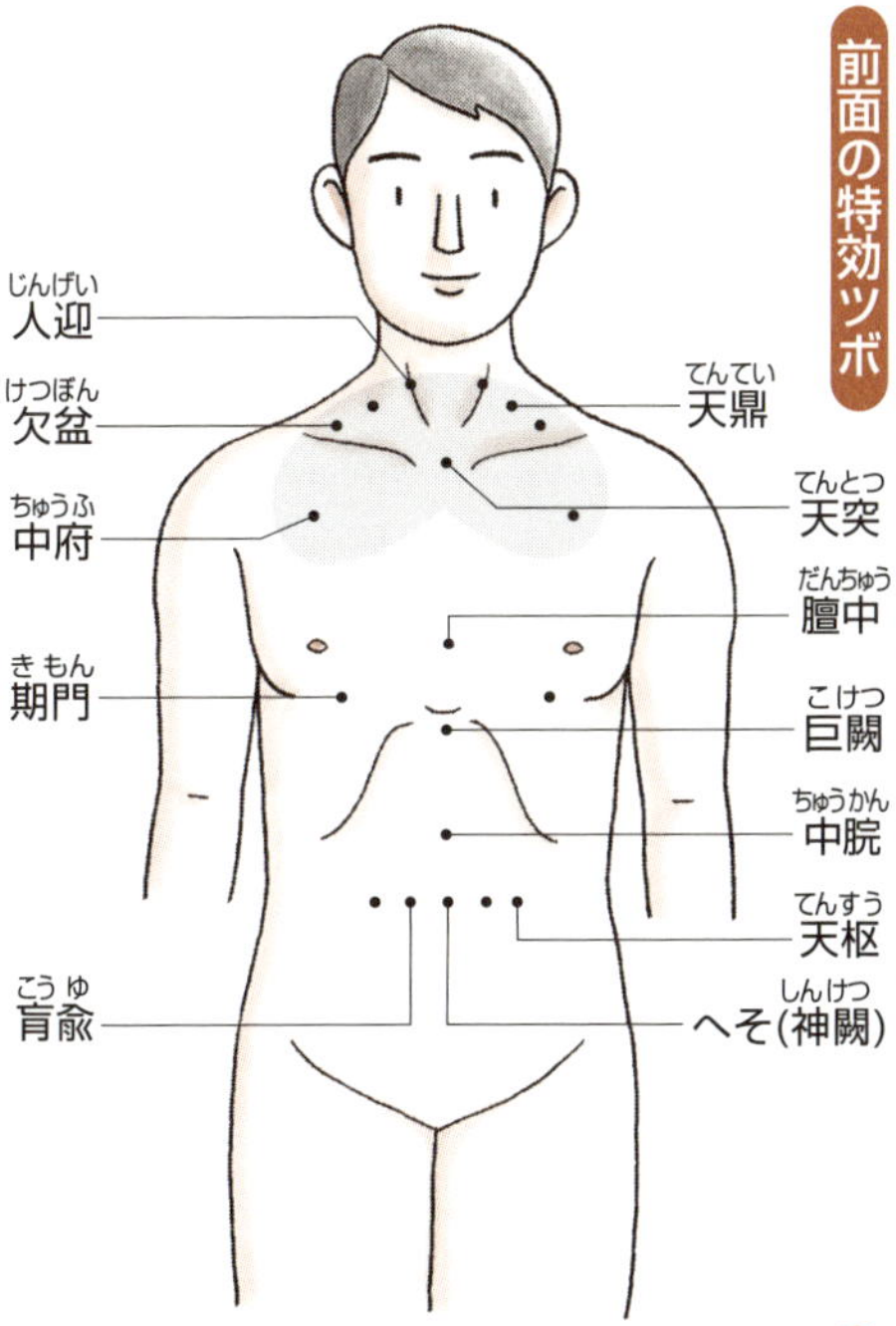
人迎《じんげい》
欠盆《けつぼん》
中府《ちゅうふ》
期門《きもん》
肓兪《こうゆ》
天鼎《てんてい》
天突《てんとつ》
膻中《だんちゅう》
巨闕《こけつ》
中脘《ちゅうかん》
天枢《てんすう》
へそ(神闕《しんけつ》)

足の特効ツボ

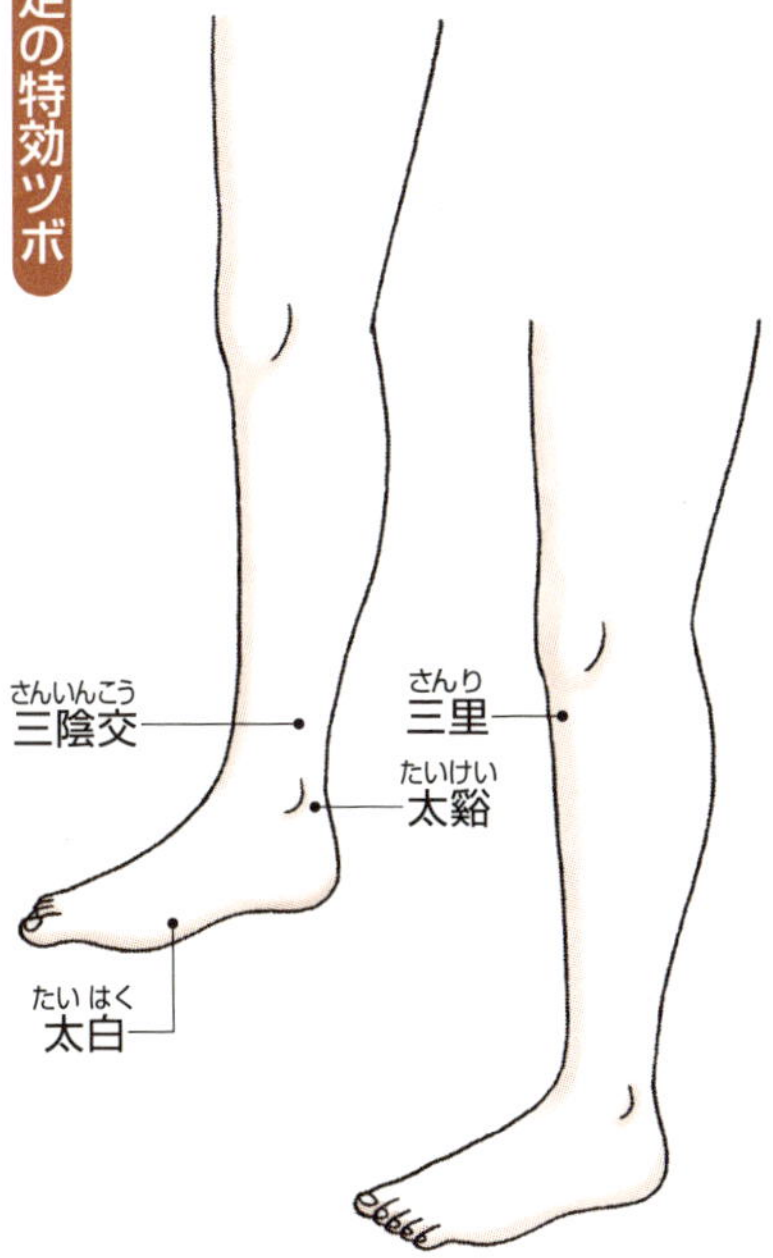
三陰交《さんいんこう》
太白《たいはく》
三里《さんり》
太谿《たいけい》

背面の特効ツボ

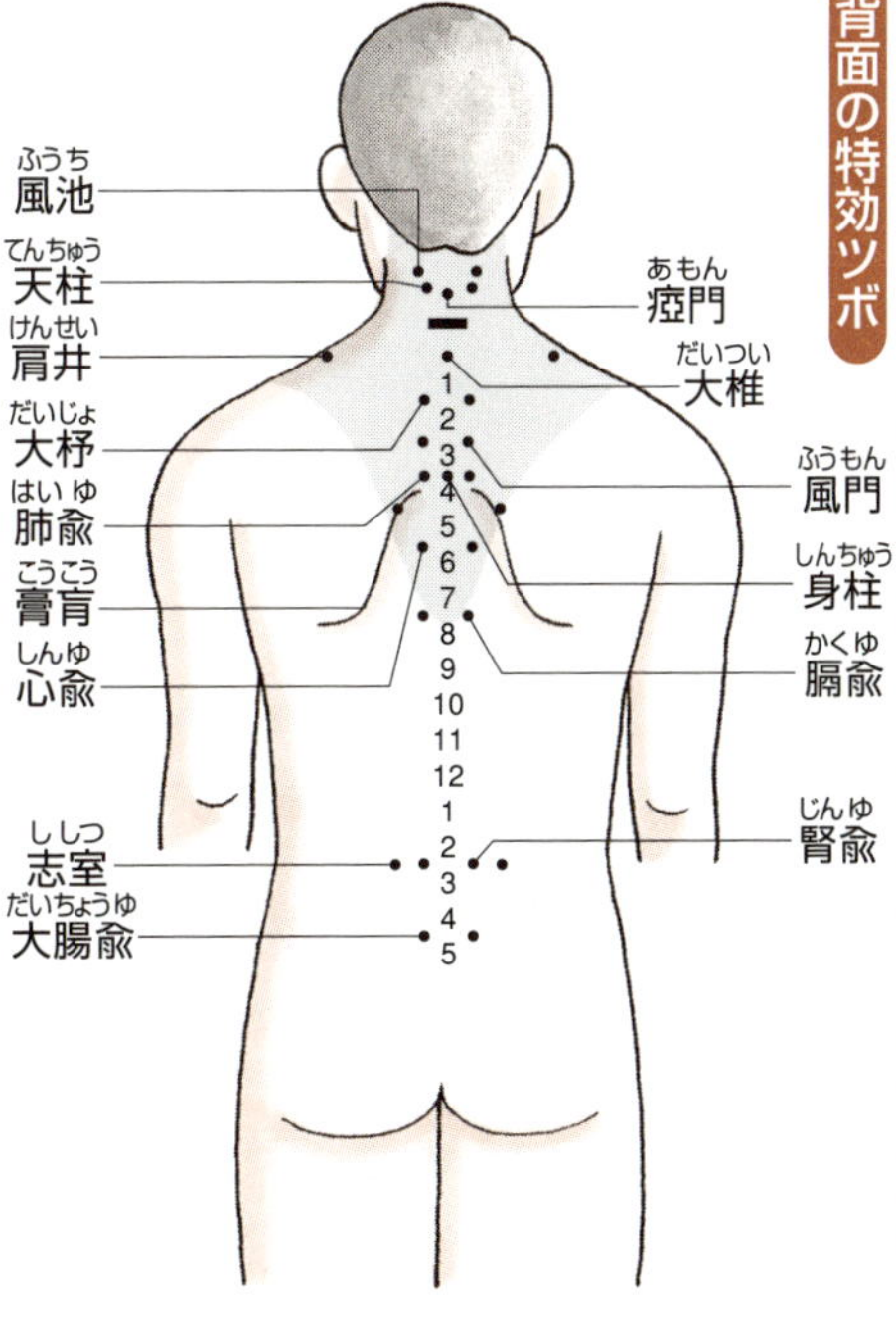
風池《ふうち》
天柱《てんちゅう》
肩井《けんせい》
大杼《だいじょ》
肺兪《はいゆ》
膏肓《こうこう》
心兪《しんゆ》
志室《ししつ》
大腸兪《だいちょうゆ》
瘂門《あもん》
大椎《だいつい》
風門《ふうもん》
身柱《しんちゅう》
膈兪《かくゆ》
腎兪《じんゆ》
1 2 3 4 5 6 7 8 9 10 11 12
1 2 3 4 5

リウマチ・膠原病の手当てと食養

■病気の特徴　膠原病《こうげんびょう》は免疫異常が関係する病気で、慢性関節リウマチ、全身性エリテマトーデス、多発性筋炎、皮膚筋炎、その他の種類があります。最も多いのは慢性関節リウマチで、患者さんの大半が中年の女性です。詳しい原因はわかっていませんが、片寄った食生活に、不満や不安などのストレスが加わって発病することが多いようです。

■手当ての基本　ビワの葉温灸を基本どおり毎日2〜3回続けます。背中は腰の次髎《じりょう》から後頭部の風池《ふうち》まで、腹部はみぞおちから下腹部全域までどちらも広めに温灸し、手足の関節部も入念にします。リウマチは、足三里《あしさんり》と周辺エリアの温灸も効果があります。

痛むときは肝、腎、腹、腰に生姜湯の湿布をして、血行がよくなったら、ビワ葉パスターか芋パスターを痛む場所に貼っておきます。

入浴はあとで痛みが強くなるので避けますが、腰湯や足浴などの部分浴は有効です。部分浴で汗を出し、新陳代謝を高めます。

■食養の基本　膠原病の人は白米食や白砂糖、甘味食品のとりすぎが多く、ビタミンB_1やカルシウムが不足しています。それで胃腸の働きが悪く、便秘しがちです。そのため肝臓や腎臓が弱っています。カルシウム不足で、神経も疲れてイライラしています。

ですから食養がたいへん重要で、主食を玄米にしてビタミン、ミネラル類をとります。はと麦や小豆、黒豆もよいので、玄米にまぜて炊いてもよいでしょう。これに、栄養分が豊富なすりごまをたっぷりかけて食べます。

副食はたんぽぽの根のきんぴらや葉の佃煮《つくだに》、よもぎ料理を中心に、根菜類、こんにゃく、おから、海草などを食べます。食べる量は玄米ひと口におかずひと口くらいに抑えます。動物性食品は小魚や白身魚以外は避けます。(すぎなに熱湯を加えて飲むのもよい)。

■補助食品　梅肉エキス、酵素、エゾウコギエキス、ビワ葉エッセンスなどがよいので、体調を見ながら飲む量を工夫します。重症のときは人参エッセンスもよいでしょう。

(注)この自然療法はクローン病や筋萎縮症その他の難病にも応用できます。

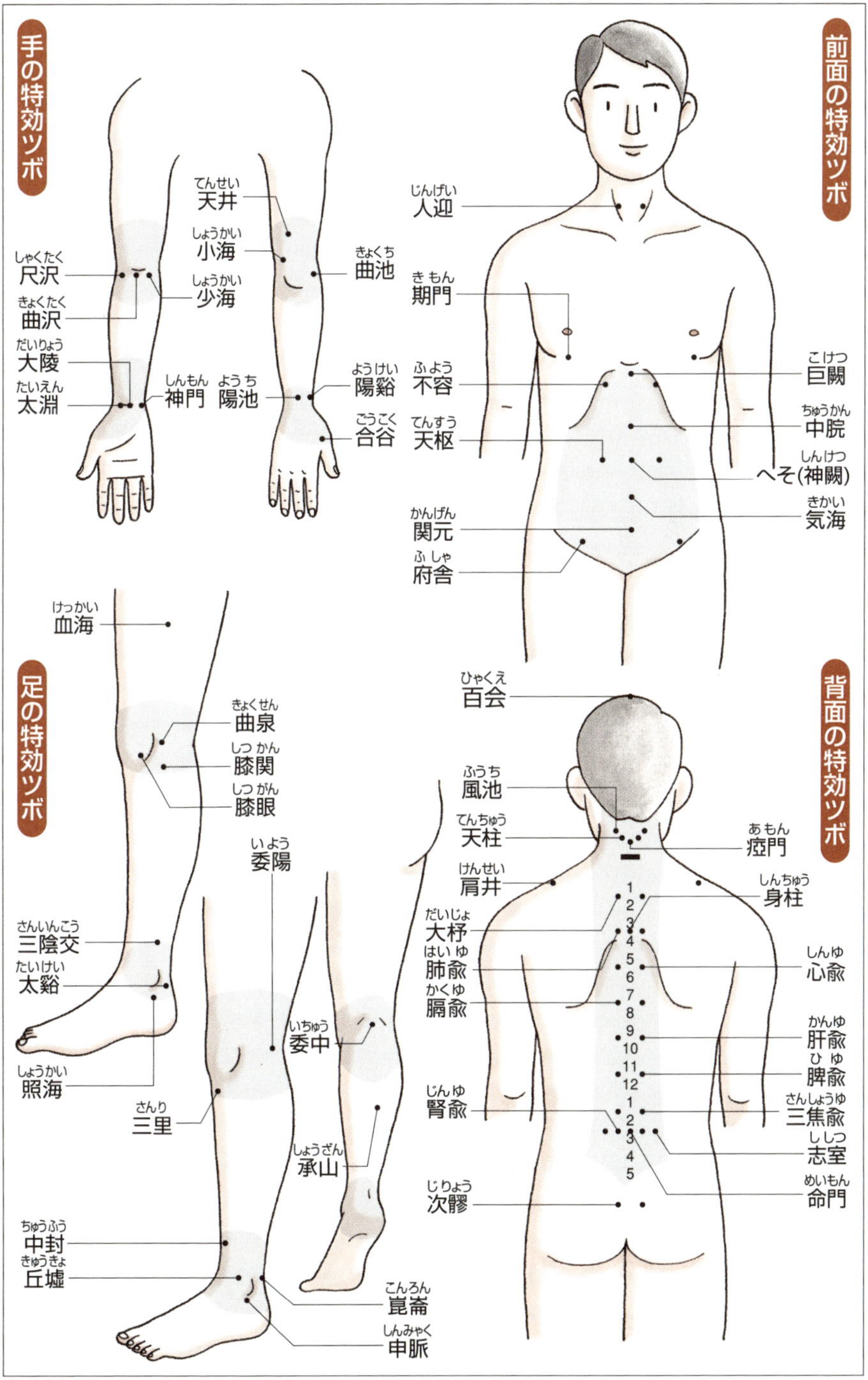
手の特効ツボ
天井《てんせい》
小海《しょうかい》
尺沢《しゃくたく》
少海《しょうかい》
曲池《きょくち》
曲沢《きょくたく》
大陵《だいりょう》
太淵《たいえん》
神門《しんもん》
陽池《ようち》
陽谿《ようけい》
合谷《ごうこく》
前面の特効ツボ
人迎《じんげい》
期門《きもん》
巨闕《こけつ》
不容《ふよう》
中脘《ちゅうかん》
天枢《てんすう》
へそ(神闕《しんけつ》)
気海《きかい》
関元《かんげん》
府舎《ふしゃ》
足の特効ツボ
血海《けっかい》
曲泉《きょくせん》
膝関《しつかん》
膝眼《しつがん》
委陽《いよう》
三陰交《さんいんこう》
太谿《たいけい》
委中《いちゅう》
照海《しょうかい》
三里《さんり》
承山《しょうざん》
中封《ちゅうふう》
丘墟《きゅうきょ》
崑崙《こんろん》
申脈《しんみゃく》
背面の特効ツボ
百会《ひゃくえ》
風池《ふうち》
天柱《てんちゅう》
瘂門《あもん》
肩井《けんせい》
身柱《しんちゅう》
大杼《だいじょ》
肺兪《はいゆ》
心兪《しんゆ》
膈兪《かくゆ》
肝兪《かんゆ》
脾兪《ひゆ》
腎兪《じんゆ》
三焦兪《さんしょうゆ》
志室《ししつ》
命門《めいもん》
次髎《じりょう》
1 2 3 4 5 6 7 8 9 10 11 12
1 2 3 4 5

座骨神経痛・腰痛の手当てと食養

■病気の特徴　座骨神経痛は腰椎（腰の背骨）から足に伸びている座骨神経に沿って痛みやしびれがおこるもので、椎間板ヘルニアや老化変形、外傷、腫瘍などが原因になります。通常は腰や足の裏側などが痛みます。腰痛もギックリ腰のように激烈なものから、姿勢やストレスが影響するもの、原因不明の慢性腰痛などいろいろなタイプがあります。

■手当ての基本　座骨神経痛の痛みが強いときは生姜湯で肝臓・腎臓・腰・腹部を温湿布し、血行がよくなったら腰と足の裏側（承扶《しょうふ》から湧泉《ゆうせん》までの細長いエリア）にビワ葉パスター（または芋パスター）を貼ります。ふだんはビワの葉温灸（またはすぎな療法）で基本部位を毎日温灸しますが、とくに肝愈《かんゆ》から腰、お尻にまでのエリアを入念に行います。

その他の腰痛はビワの葉温灸を背骨・腰・お腹・肝臓の順で温灸し、手と足の三里《さんり》のツボにも行います。

そのあと腰にビワ葉こんにゃく温湿布を30分してから、冷たいタオルでふきます。こんにゃくはまだ熱いので、ビワ葉を取り替えて腎臓と胃を温湿布します。全身浴は避け、腰湯や足浴などの部分浴を毎日1～3回くらい行うとよいでしょう。

■食養の基本　座骨神経痛や腰痛の人は、白米や精白食品、甘味食品の過食でビタミンB_1やミネラルが慢性的に不足していることが多いようです。肝臓や胃腸も弱っています。

主食は玄米にしますが、はと麦が効くので、はと麦ともち米粉で団子を作り、みそ汁に入れて毎日食べます。玄米ご飯にはごまをたっぷりかけます。副食はたんぽぽ料理（根のきんぴらなど）、生セロリ、こんにゃく、おから、ごぼう、海草などを食べます。小魚、白身魚以外の動物性食品と、白米や芋類、甘味食品は避け、腹八分で過ごしてください。

■補助食品　梅肉エキス、酵素、エゾウコギエキス、ビワ葉エッセンスなどがよいので、体に合うものを選び、量を調節してください（重症時は人参エッセンスもよい）。

（注）この自然療法は部位を変えれば他の神経痛や関節痛などにも応用できます。

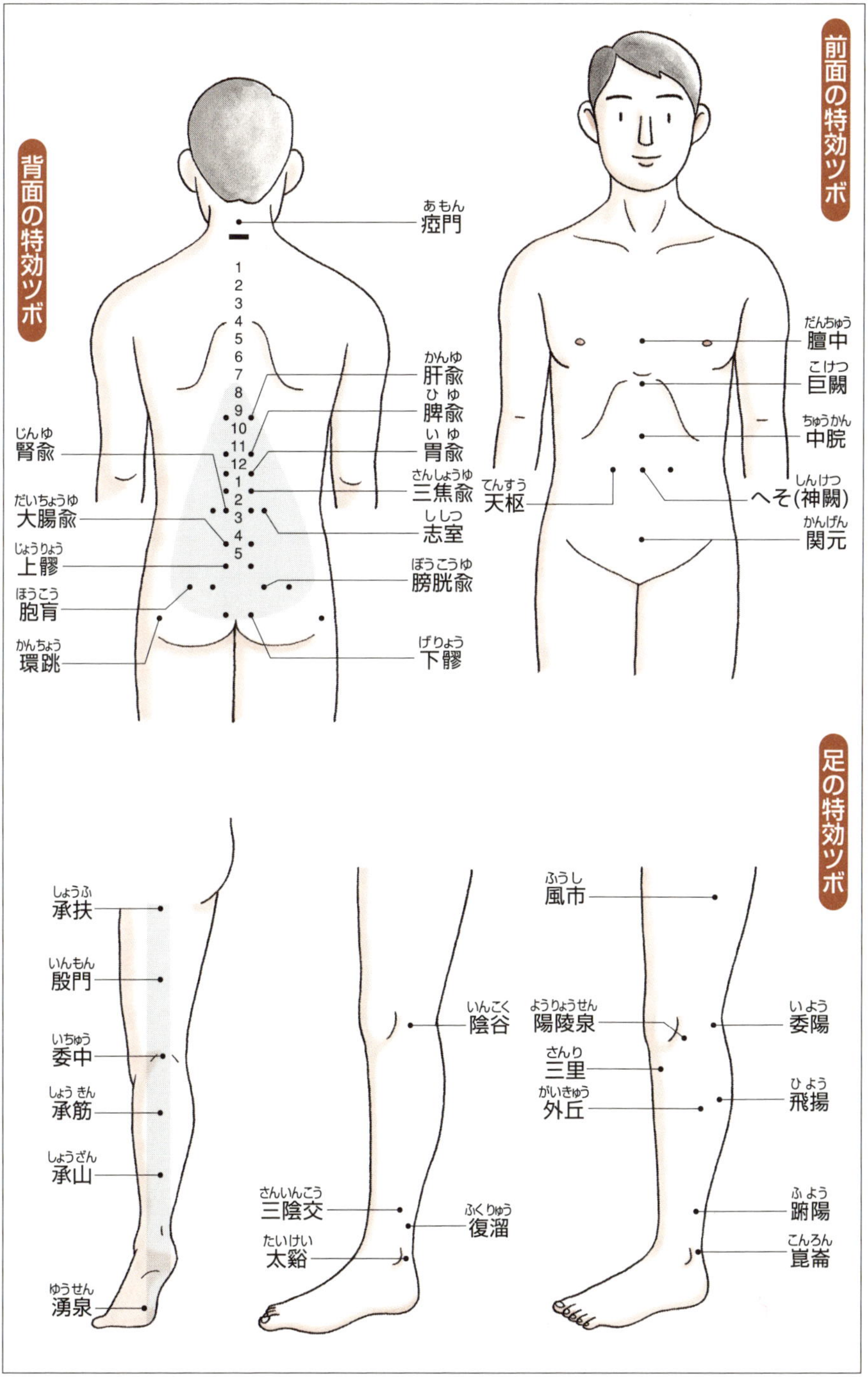
背面の特効ツボ
瘂門《あもん》
1
2
3
4
5
6
7
8
9
10
11
12
1
2
3
4
5
肝兪《かんゆ》
脾兪《ひゆ》
胃兪《いゆ》
腎兪《じんゆ》
三焦兪《さんしょうゆ》
大腸兪《だいちょうゆ》
志室《ししつ》
上髎《じょうりょう》
膀胱兪《ぼうこうゆ》
胞肓《ほうこう》
環跳《かんちょう》
下髎《げりょう》
前面の特効ツボ
膻中《だんちゅう》
巨闕《こけつ》
中脘《ちゅうかん》
天枢《てんすう》
へそ(神闕《しんけつ》)
関元《かんげん》
足の特効ツボ
承扶《しょうふ》
殷門《いんもん》
委中《いちゅう》
承筋《しょうきん》
承山《しょうざん》
湧泉《ゆうせん》
陰谷《いんこく》
三陰交《さんいんこう》
復溜《ふくりゅう》
太谿《たいけい》
風市《ふうし》
陽陵泉《ようりょうせん》
三里《さんり》
外丘《がいきゅう》
委陽《いよう》
飛揚《ひよう》
跗陽《ふよう》
崑崙《こんろん》

アトピー性皮膚炎・湿疹の手当てと食養

■病気の特徴　アトピーの子どもは、胎生期にお母さんが片寄った食生活で肝臓や腎臓に負担をかけたため、血液が酸性化して汚れ、体液やホルモンのバランスを崩し、その影響で体質が悪くなっていることが多いようです。アトピーの患者さんも同じで、片寄った食生活により皮膚だけでなく全身が病んでいます。内臓の傷みが皮膚に現れ、症状を悪化させているのです。とくに腸が悪いことが多く、ドブのように汚れています。

■手当ての基本　まずこんにゃく温湿布か生姜湯湿布で肝臓と腎臓を温め、血行をよくしてから基本どおりにビワの葉温灸を行います。背中は腰の大腸兪《だいちょうゆ》から後頭部の天柱《てんちゅう》まで、腹部もみぞおちから下腹部全体に広めに温灸します。患部に温灸するとチカッとしますが、かゆみがとれます。毎日続ければ腸、肝臓、腎臓の働きもよくなり、血液が浄化されます。

　熱があるか症状が強いときは、細切りのビワ葉かすぎなを芋パスターに混ぜて脾臓を冷やすか、ビワ葉を脾臓に貼ります。皮膚がベトベトのときは、ビワ葉かすぎな、またはせいたかあわだち草の煮汁でタオルを絞ってふくと、皮膚が突っ張らずに楽になります。かゆみが強いときは手でかかず、輪切り大根の切り口でこするか、生姜のしぼり汁を薄めてふきます。せいたかあわだち草のお風呂もよく、かゆみがとれて楽になります。

■食養の基本　主食は半つき米か玄米にし、すりごまをたっぷり振りかけます（小豆や黒豆、雑穀をまぜて炊いてもよい）。副食はニラなどの色の濃い青菜類を中心に、根菜類をたくさん食べます（海草、こんにゃく、納豆、小豆、梅干、たくあん、みそもよい）。

　動物性食品は避けますが、植物性でもとうもろこし、栗、もちなどを食べると悪化しやすくなります。人工添加物入り食品、白砂糖入り甘味食品も食べないようにします。

■補助食品　ビワ葉エッセンス、梅肉エキス、エゾウコギエキス、妙法人参茶も効果があります。体の反応がよいものを選び、体調を見て飲む量を調節してください。

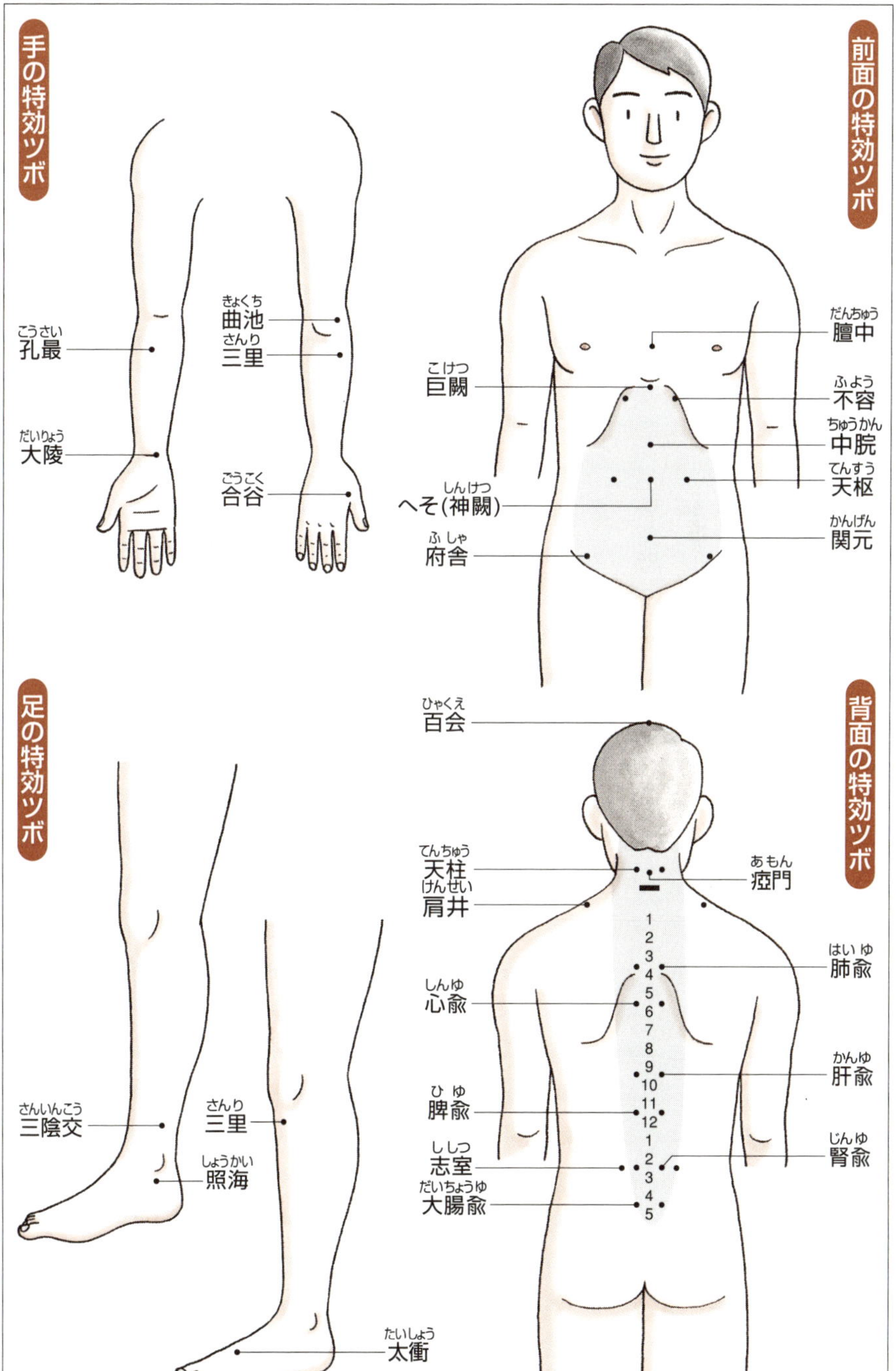
手の特効ツボ
孔最《こうさい》
曲池《きょくち》
三里《さんり》
大陵《だいりょう》
合谷《ごうこく》
前面の特効ツボ
膻中《だんちゅう》
巨闕《こけつ》
不容《ふよう》
中脘《ちゅうかん》
天枢《てんすう》
へそ(神闕《しんけつ》)
関元《かんげん》
府舎《ふしゃ》
足の特効ツボ
三陰交《さんいんこう》
三里《さんり》
照海《しょうかい》
太衝《たいしょう》
背面の特効ツボ
百会《ひゃくえ》
天柱《てんちゅう》
瘂門《あもん》
肩井《けんせい》
肺兪《はいゆ》
心兪《しんゆ》
肝兪《かんゆ》
脾兪《ひゆ》
志室《ししつ》
腎兪《じんゆ》
大腸兪《だいちょうゆ》
1 2 3 4 5 6 7 8 9 10 11 12
1 2 3 4 5

てんかん・神経症の手当てと食養

■病気の特徴　てんかんは美食や大食の人に多く、細胞がゆるんで働きが落ち、血液も酸性化して汚れています。それで神経が詰まって発作がおこることが少なくありません。

神経症の人は運動不足と動物性食品の過食が多く、腸がドブのように汚れて肝臓や腎臓が疲れています。それで老廃物や毒素が全身に回り、脳や神経を疲労させています。

■手当ての基本　てんかんの発作時は衣服をゆるめ、腕と脚を力強く握ってあげます。顔は真上に向けて頭を高く上げ、のどを伸ばすようにしてやると意識を回復します。毎日ゆきのしたのしぼり汁を飲み、発作時にも飲ませると回復が早まります。

神経症の場合はつとめて運動や労働をします。冷水や生姜湯で絞ったタオルで全身マサツして新陳代謝を高めたり、就寝前と起床時に正座して腹式呼吸を行うことも大切です。

てんかんも神経症も、ビワの葉温灸を毎日1～3回続けます。基本部位にきちんと温灸するほか、精神・神経系の特効ツボである足裏の湧泉《ゆうせん》、下肢の三陰交《さんいんこう》と足三里《あしさんり》、手のひらの労宮《ろうきゅう》、背中の膈愈《かくゆ》、上背の身柱《しんちゅう》、後頭部の天柱《てんちゅう》、頭頂の百会《ひゃくえ》を入念にします。

■食養の基本　主食は玄米か半つき米にしますが、てんかんの場合は雑穀や黒豆、小豆、はと麦を少々まぜて炊き、神経症の場合は小豆を入れた小豆ご飯を主食にします。

副食の基本はてんかんも神経症も同じで、黒豆、小豆、その他の豆類を主体にして、海草と少々の小魚を毎日食べます。これに根菜類と色の濃い葉菜類を組み合わせます。

食べる量は減らします（主食は1日1～1合半を食べる）。甘味食品や人工添加物入り食品、精白食品、肉、油っこい魚、刺激物は避けてください（甘味は黒砂糖を使う）。

■補助食品　てんかんはビワ葉エッセンスや梅肉エキス、神経症はエゾウコギエキスや妙法人参エッセンスなどが助けになります（体と心の反応を見て摂取方法を調節）。

（注）これらの自然療法は拒食症やうつ病、痴呆症、脳卒中の後遺症などにも応用できます。

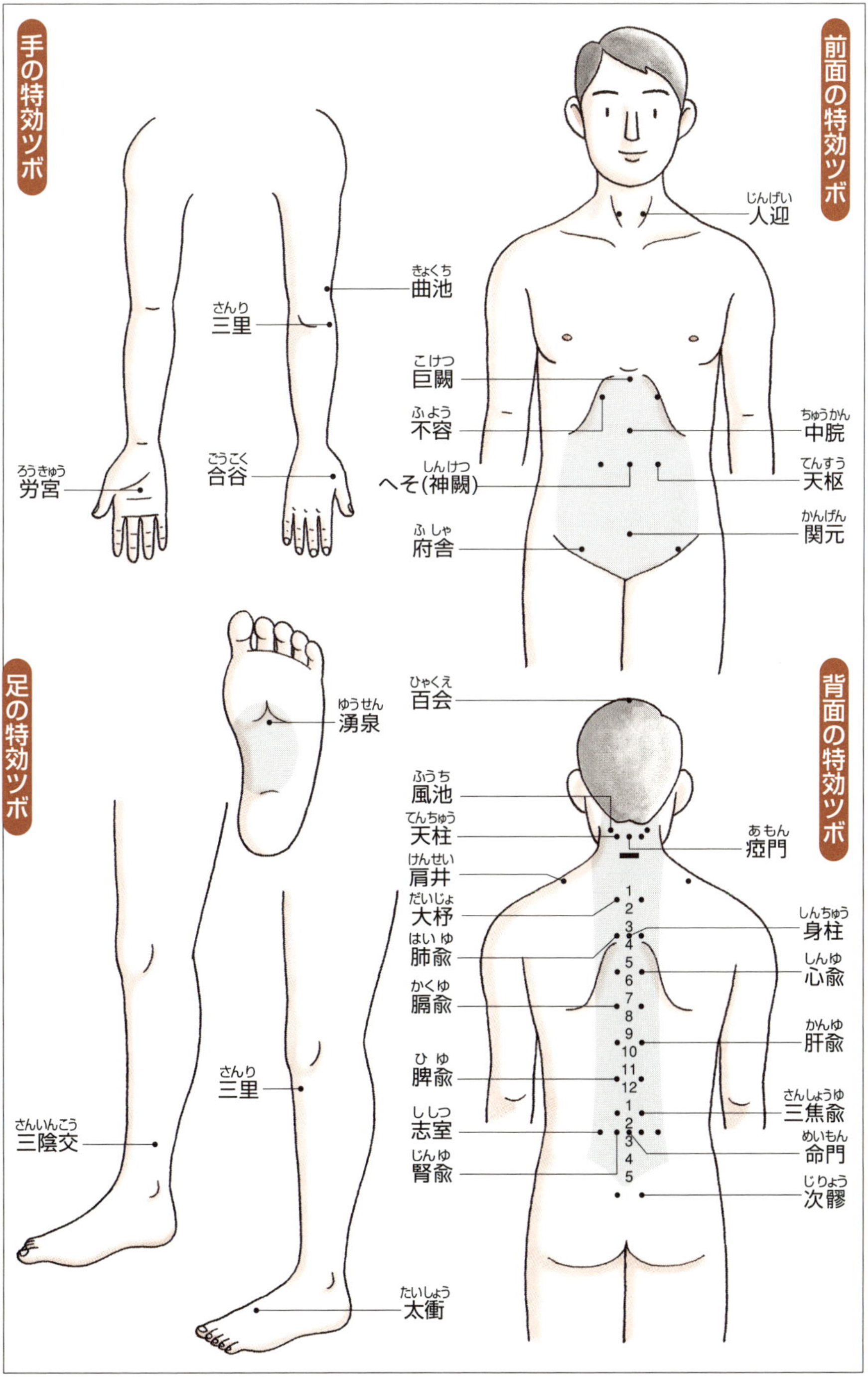
手の特効ツボ
曲池《きょくち》
三里《さんり》
労宮《ろうきゅう》
合谷《ごうこく》
前面の特効ツボ
人迎《じんげい》
巨闕《こけつ》
不容《ふよう》
中脘《ちゅうかん》
へそ(神闕《しんけつ》)
天枢《てんすう》
関元《かんげん》
府舎《ふしゃ》
足の特効ツボ
湧泉《ゆうせん》
三里《さんり》
三陰交《さんいんこう》
太衝《たいしょう》
背面の特効ツボ
百会《ひゃくえ》
風池《ふうち》
天柱《てんちゅう》
瘂門《あもん》
肩井《けんせい》
大杼《だいじょ》
身柱《しんちゅう》
肺兪《はいゆ》
心兪《しんゆ》
膈兪《かくゆ》
肝兪《かんゆ》
脾兪《ひゆ》
三焦兪《さんしょうゆ》
志室《ししつ》
命門《めいもん》
腎兪《じんゆ》
次髎《じりょう》

2　ビワ葉や玄米で不治の病から生還した

自然療法の手当てと食養は、全身の細胞に働きかけて体質を根本から変え、「病気の根」を治す強力な働きがあります。

そのため、これまでにたくさんの人々が自然療法で末期ガンや「生涯不治」の難病に立ち向かい、見事に回復するという奇跡のような体験をされています。

現代医学の考え方からみると、ビワ葉や玄米でガンや難病が治るなどということはあり得ないことですが、自然療法で大勢の人が健康を回復してきたのはまぎれもない事実です。そこには、現代医学とまったく異なる癒しと再生の世界があるのです。

次に、実際に自然療法でよい結果を得た方々の体験談の一部をご紹介します。

全身ガンの苦しみが7カ月で解消

愛知県　T・Yさん

私はかつて全身がガンに侵され、ひどい苦痛にさいなまれていました。全身から血が出て、痛みが頭蓋骨のなかではね返ってくる。そんな苦しみが続きました。今日はもうダメと思いながら、1日が過ぎる。それで9月からしばらくは気が狂いそうになりました。

そんなとき、友人から東城先生の自然療法の御本（東城百合子著「自然療法」／あなたと健康社刊）をいただき、ただ夢中で読み実行しました。

私は一人暮らしなので、ビワの葉療法を用意するのも人を頼れず、這うよ

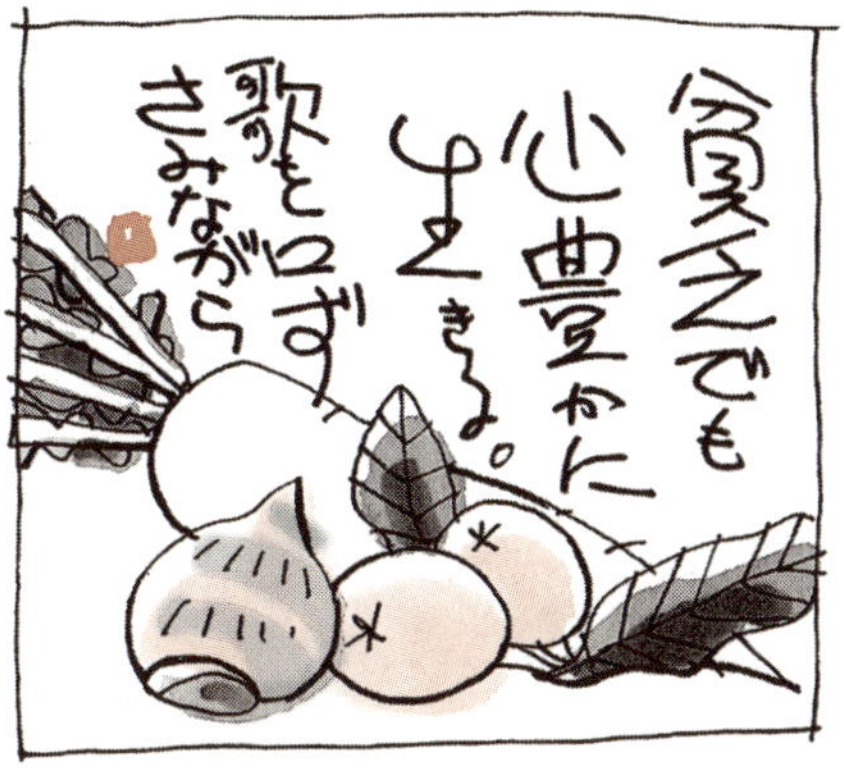
貧乏でも
心豊かに
生きる。
歌を口ずさみながら

うにしてご近所からビワ葉を分けていただきました。左手は動かないので右手でビワ葉をすりおろし、パスターを作って寝ながら痛む背中・腰・背骨に貼りました。そうすると1時間ほどであんなに激しい痛みがやわらぎ、7カ月で痛みがとれてしまいました。食養も御本のとおりきちんと実行すると、生きる気力も失せそうな時に生きる力を頂戴することができました。

当時の私は医者に大きな不満と憤りをもっており、心がかたくなになっていましたが、自然療法を実行して自然に生きるとは何かを教えられ、身も心も救われました。

私は貧しくて今日の集まりも新幹線で来られず、バスで参りました。どうしてもお礼を申し上げたかったのです。自然療法をとおして、少しの玄米と野菜とみそで健康に生きられることを教えていただきました。少しくらいお腹がすいても大丈夫と、体で知りました。

それはお金がいらない、貧乏でも心豊かに生きる道でした。それは自由で明るく、ストンと心のワクがとれる道でした。私は暗い性格でしたので、明るさを育てる実のものや根気をつくる根の野菜を食べました。これで、暗さも明るさに変えられました。

薬草茶・梅干で毒を出し、ビワの種子を食べてビワ葉茶を飲む。腹式呼吸で大気のパワーをいただく。歌は心に明るさを運ぶ。最近は童謡が好きになり、一人でよく歌います。お金もかからず、貧乏でも貧乏を感じさせない豊かさを教えられました。

ご覧ください（と言って腰の後ろを指す）。この傷は戦争中に空襲で爆弾を受けた傷です。腎臓・胆嚢《たんのう》・脾臓もこのためにとっています。当然死ぬべき体も、こんなに深い大きな傷を受けながら、今日まで生かされてきました。これも自然の大きな助けでなくて何でしょうか。みなさん、生かされているいのちを大切に、ご縁を大切に、健康でお過ごしください。

（注）この体験談は「あなたと健康社」の月例会でYさんがお話しくださったものです。

余命2カ月の直腸ガンと闘う

千葉県　M・Yさん

5年前、主人が末期の直腸ガンと診断され、「2カ月の命」と宣告されました。主人は丈夫でガンはひとごとと思っていましたのに、足もとから音をたててくずれる思いでした。

私は以前から自然食に関心があり、専門の方に「ガンは自然食で治る」と励まされました。それで希望に燃えて、闘いが始まりました。主な食材は自然食品店で用意しましたが、野菜は近くの空き地を百坪くらい借りて化学肥料なしの無農薬野菜を作りました。

そんなときに東城先生の雑誌（月刊「あなたと健康」誌）に出会い、自然療法を学びました。それからビワの葉療法も始め、生姜湿布と交互に朝・昼・夜3回しました。ビワ葉エッセンス、さるのこしかけ、酵素、朝鮮人参エッセンスも飲ませました。

それで夜明けと共に畑に行って野菜をつくり、すぐビワ葉療法などの手当て料理と息つくひまもありませんでした。これでもし助からないなら主人の好き

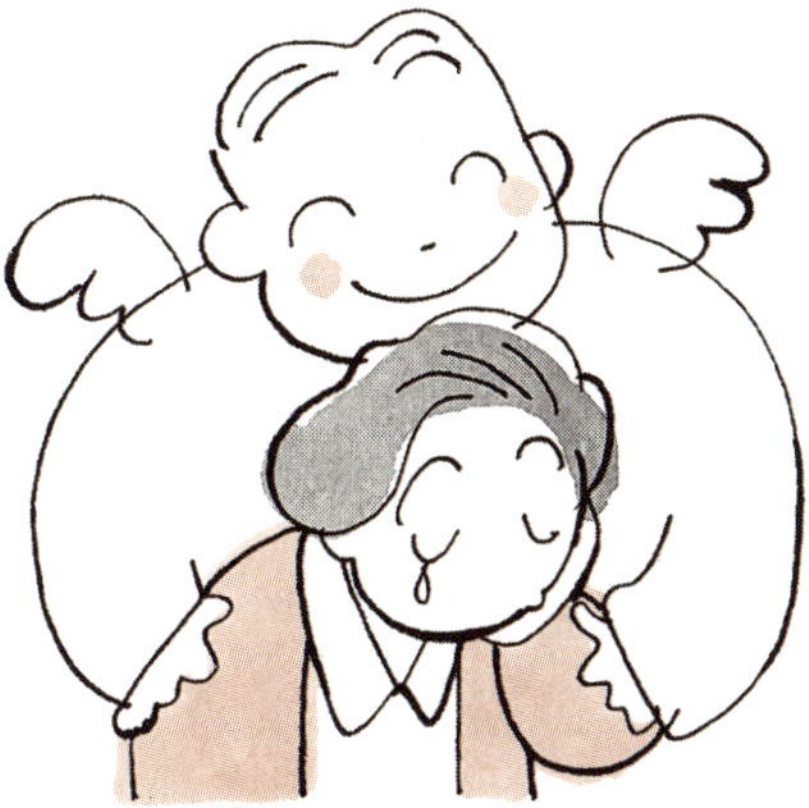

な甘いもの、お酒、肉と思う存分食べさせてあげたいと何度も思いました。

でも、それでは確実に余命2カ月が待っているだけです。たとえ治らなくても延命してガン末期の苦しみから逃れられるとなれば、これは唯一の道です。もう後戻りはできないと思いながら、主人の寝顔を見ていますとまたしても心が揺らいでまいります。

そのようにして自然療法を続けて半年くらいたつと主人はとても元気になり、皆さまに勧められて歩くようになりました。その間、長男の結婚、孫の誕生とうれしいことが続き、2年半くらいは元気そうでした。

しかし、やがて手当てのときに主人の肝臓が少し腫れているのに気づき、心を痛めておりました。本人は気づいていない様子でしたが、私は必死に祈り、今までにも増して全身全霊を込めて、力の限りをつくしました。それでもその固まりは少しずつ大きく固くなって、黄疸、腹水となっていきました。しかし、主人は苦痛を訴えません。

そのうち待望の孫が1カ月早く生まれ、主人は大喜びで対面しました。そして、その10日後に、皆さまに感謝して何の苦痛もなく安らかに眠るように逝ってしまいました。

「やっぱりだめだった」と、3年間張りつめた気持ちがガタガタになりました。でも3年2カ月の間、愛する者のために人事をつくしてきました。2カ月の命を3年も永らえていただけた。そのことは悔いを残さず、これは天命だったとあきらめることができました。

自然の生活をしていたため、最後は本当に安らかでした。ガンの場合は苦しんで亡くなるお話をよく聞きますが、自然療法では安らかだと聞いておりました。そのとおりに安らかに逝ったことがせめてもの慰めでございました。

治らないC型肝炎から新しい人生を開く

神奈川県　H・Tさん

出産時の輸血でC型慢性肝炎になり、病院の指導どおり高タンパク・高カロリーの食事を忠実に実行しました。しかし、体調はつらくてひどくだるく、思うように動けません。

これで何とか24年間過ごし、徐々に慢性肝炎が進行して肝硬変に移行し始めたころ、C型肝炎の特効薬と言われたインターフェロンが出たのでその投与を受けました。

それで検査の数値はよくなりましたが、体はつらい。数値が改善したので投与をやめると、また悪化。医者は「仕方がないから肝臓に管を通して胆汁を流す」と言う。

それでもう治らないんだとわかり、漢方に行くと「玄米菜食がいい」と言われました。今までの食事とは逆ですが、思いきって玄米食を始めると体調が変わってゆくのを実感。ただ、そのときは玄米の炊き方も分からず、何とも不味《まず》くて挫折してしまいました。

その後、東城先生の「自然療法」の御本を知り、圧力鍋でおいしく炊けるようになりました。手当ても始めて、肝臓と腎臓にビワ葉のこんにゃく温湿布を毎日3回やり出すと、あれほどだるくて動けなかった体が楽にな

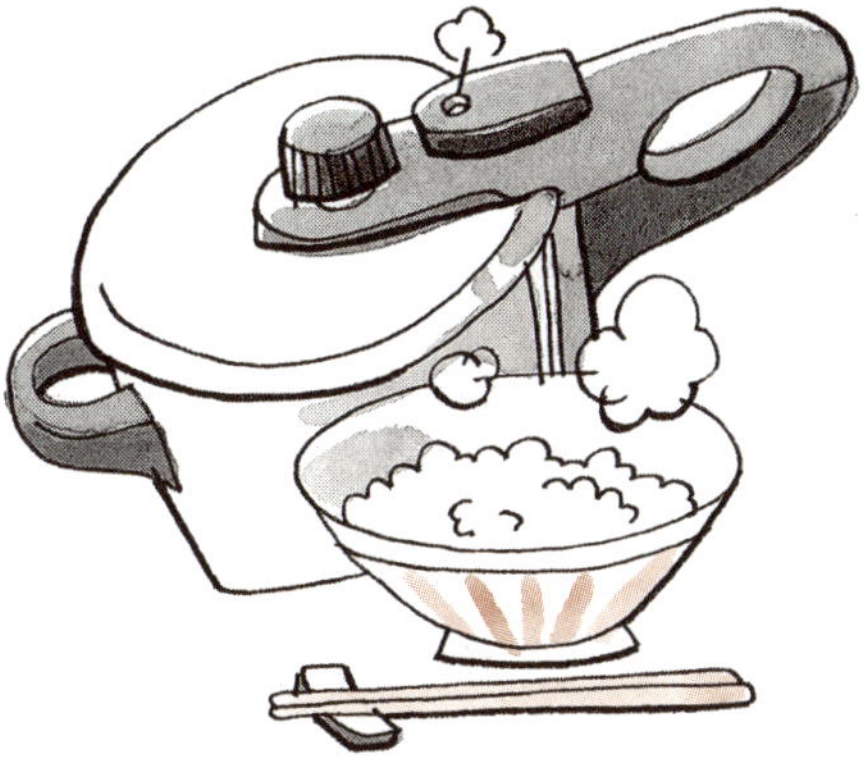

りました。

それで少し動けるようになったので、「あなたと健康社」の料理教室に通いました。そこで玄米でも野菜でも自然のいのちで皮も根も捨てることなく丸ごと全部使うことを教えていただきましたが、それがおいしく変化するのには驚きました。

私の知らなかった世界がここにはありました。毎日実行しているうちに、体は好転してゆく。横浜から週1回通いきれるかなあと思っていたが、疲れない。ビワの葉温灸も教えていただき、朝と晩に温灸するとスーッとさわやかな風が入るように元気になる。これにもびっくりです。

結局、こうしたことを続けているうちに現代医学では治らないC型肝炎が完治してしまい、病院の検診に行ったときに先生に驚かれました。

自然療法を通していろいろなことを学び、新しい人生が開けた思いで、希望の光がさしてきました。よもぎエキスやエゾコウギエキス、梅肉エキスにも、たいへんなときに本当に助けられました。

慢性関節リウマチが幸せをくれた

北海道　S・Aさん

病気に出会うまでの私は主人の両親に反抗し、何もわからないくせにすぐ軽蔑。自分が一番正しいと言い張り、思いどおりにならないとすぐイライラ。自分の我を通すためがむしゃらに働く。食事は果物と魚が主で、満腹になるまで食べ、主食は茶碗3分の1だけ。

教員をしていて忙しくて食べながら仕事をするため、よく噛まずに流し

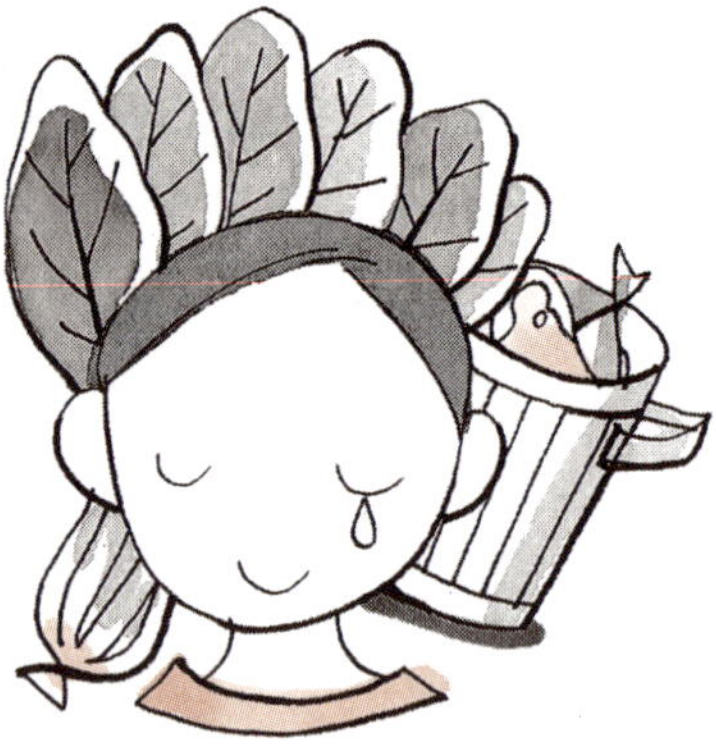

込んでいた。こんな生活の中でリウマチになり、体はこわばり、腕は上がらない。首も回らない。物も持てない。朝は鉛のように体が重い。膀胱炎も慢性化し、尿がよく出ない。

当時は「栄養をつけなくては」と魚と肉は欠かさない。だが体はとにかくだるい。背中の痛みで寝ていることが多かった。少し歩くとめまいがして疲れる。

私は病気が運悪く飛び込んできたと思ったから、自己反省もなく、すぐ責任転嫁しイライラして深く考えられない。何が何でもこの病気を追い出し、治るんだと気張っていた。

だが自然療法に出会ってから、自分の姿が見え、病気になったのも自分の心の姿、食物も人とのかかわりも自分中心であった。自分が見え出すと、この病気になったこともありがたくいただき、幸せに感ずる生き方がマイナス思考をプラス思考に変えていった。

主人の両親の苦労を重ねた偉大さと力をさとり、心から両親、夫に詫びた。そして、信頼という大きなプレゼントをいただいた。

畑作りで自然の野菜にいのちを感じ、いとおしく大切にいただくことの幸せ。体重もスリムになり、徐々に体力がつき、手も動き畑仕事もできるありがたさ。１日２食にしたらこわばりもなく、朝の目ざめもよく、快食、快便になった。尿が気持ちよく出るありがたさ。手当てはビワの葉温灸、こんにゃく温湿布、生姜湿布、すぎな湿布、腰湯、腹式呼吸を取り入れる。砂浴も毎年できるだけ入ることで、教えられ助けられることが多かった。

好転反応でひどく臭いのが毛穴から出たり、湿疹を出したり、これだけ大変なものをつめ込んでいたのを出してくれた自然の力に感動の毎日でした。

今は本当に元気になり、少しでも恩返しをしたい、もっと自分も育てたいとの思いで「札幌根っ子の会」を手伝わせていただき、自然の尊さを学び感謝の日々です。

(注)「札幌根っ子の会」は、自然療法で元気になった方々などによって自発的に運営されている地域のグループです。

生まれたときからのアトピー性皮膚炎が全治

神奈川県　M・Uさん

食べ物の大切さなどまったく知らず、お菓子が好きで、ご飯の代わりにお菓子と加工食品という生活を続け、生まれた娘のT子はアトピー性皮膚炎でした。

「皮膚病は薬をつければいい」そんな軽い気持ちで過ごし、だんだん悪くなって高校のころには全身に広がり、顔までドロドロです。病院ばかり頼ってきましたが、5年前「薬をつけないことも皮膚病の治療です」と言われ、がく然としました。

ステロイドの副作用でむくみ、薬をつけるとき爪にふれると白く変わる。手に湿疹も出て、薬をやめたら治った。それで薬はダメなのだと本気で考え、「あなたと健康社」の相談室にうかがいました。

娘の症状があまりひどいので、学校も休学するしかなかった。ひどい顔

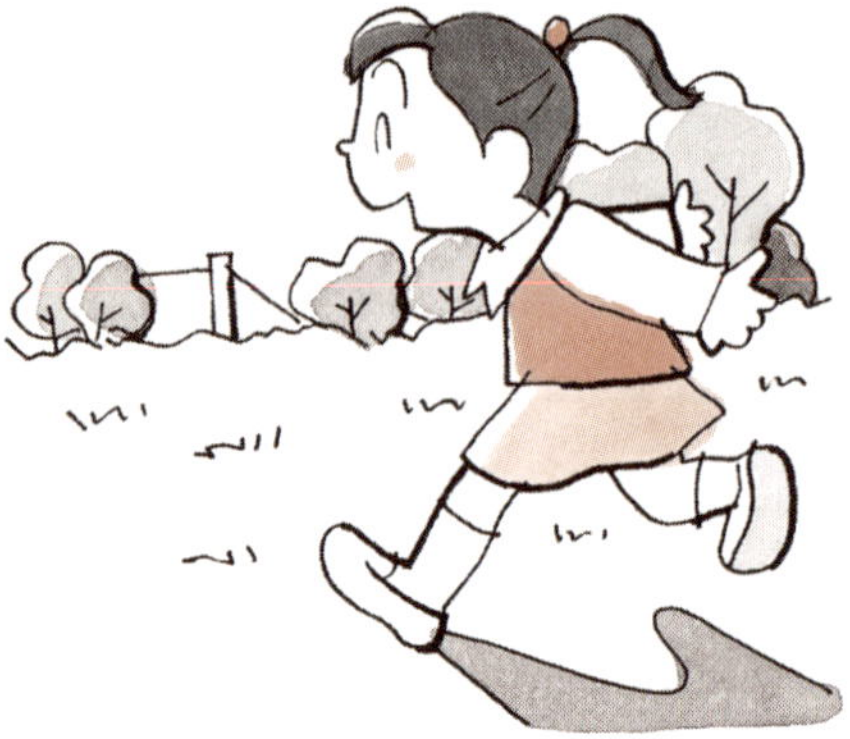

で人に会いたくない、もう死にたいと言う。私も生きた気がしない。何とか治したい。必死でした。ところが急に薬をやめたり、玄米菜食にしたので高熱が続く。豆腐パスターやすぎな茶、ゆきのしたの青汁などで熱は下がった。あとで、これが好転反応だと知りました。

ベトベトの皮膚にビワ葉を貼り、ビワ葉の汁をつける。すぎなの煮汁で絞ったタオルで膿をふくと楽になる。ステロイドの薬害もこうして出ていきます。10日ほどすると膿が固まった耳の形の所がパカッととれ、下にきれいな皮膚が出ていました。それが自然の力なのだと感動し、勇気づけられました。やがて食欲も出て玄米に雑穀、小豆、黒豆などを入れ、すりごまをかけて食べました。根菜類、海草、青菜の品数も増えました。ゆでこんにゃくか生姜湯で肝、腎の手当ても続け、ビワ葉温灸も毎日行いました。ひどいところにはビワ葉を貼るなどして、ドロドロだった顔も徐々によくなっていきました。

1年で学校に戻り、症状は軽快した。だが今度は生理が止まる。これは肉や牛乳がないためかと疑問が出たが、「あなたと健康社」の料理教室で学び、「病気治し」に気をとられたためと知った。1年半で生理があった時は大喜びでお祝いしました。

毎日が新天地を見る思いの勉強でした。後になって「せいたかあわだち草」のお風呂がいいことを知り、入りました。これはたいへん楽になる。かゆみもとれていき、薬毒も出してくれました。そんなことをしているうちに、いつしかまったく症状が出なくなった。
もう治って5年になるが、外国に4回も行き、食事が変わっても元気で、志望の保健所入り。多くの方にこの健康法をお伝えしたいと張り切っています。私は今は肉も使わず、喜んでいただける料理も幅広くできるようになり、皆様にお伝えしたく、家で料理教室を始めて喜んでいます。病気のおかげですばらしい人生が開け、母子ともに感謝しています。

自我が消えたら てんかん発作も消えた

東京都　C・Hさん

私は高校に入学して間もなく、てんかんの発作をおこすようになりました。医者にもらった薬はよく効きましたが、副作用も強いので漢方薬を飲むようになりました。でも、期待したほどの効果がないので、やや弱い薬と漢方薬を併用するようになりました。

短大を卒業し就職して働くようになったある日、会社で大発作がおきて退職させられました。「私は世の中で使い者にならない」という絶望感から親に反発するようになり、発作がひんぱんにおこり、家の中は荒れて最悪の状態でした。

そのころ、母が「あなたと健康社」の雑誌を読むようになり、自然食を始めました。私もその料理教室に通い、何とか健康になりたいと学び出しました。でも、家では病気のことや些細なことでけんかになり、先生方に相談することもしばしばでした。

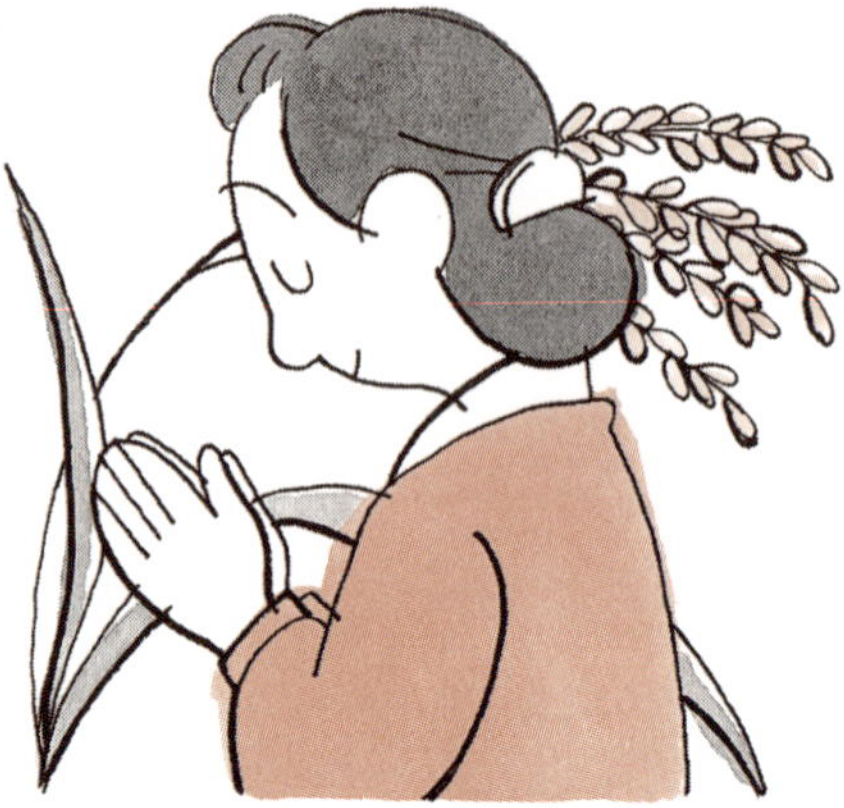

見かねた東城先生が「家を離れて他人の中で生活すれば、あなたの強い自我も消えるでしょう」と言われ、ある方を紹介していただきました。

わがままで朝も満足に起きられない私でしたが、6時には起きて心を定め、生かされたいのちに感謝し、祈りから始まることを生活の中で学びました。食べ物も、いのちを大切にして手作りし、玄米をありがたくいただきます。毎日、ビワ葉の手当ても続けました。

つらいこともありましたが、ここを逃れていってもどこも受け入れてくれません。またもとの次元に引き戻されてしまいます。ワラをもすがる思いでがんばりました。

でも、自然食を通して自然の恵みのありがたさが、手当てのビワの葉温灸、ビワの葉湿布、こんにゃく湿布を通して働く自然の思いやりが、少しずつ日がたつにつれてわかるようになりました。生かされているいのちの尊さ、心の大切さを知るようになりました。

それまで救いを求めていろいろな団体に行きましたが、心の安らぎも得られず、なかなか目覚めることができなかった私も、鍛えられるうちに心が開き、楽になっていったのです。薬を最低量に抑えても発作がおきなくなり、病気は治ってしまいました。

一生独身で暗い人生を送ってしかるべき者でしたが、結婚させていただき、今は3人の子にも恵まれ、感謝の日々を送っています。

慢性の便秘と頭痛が消えて薬もやめた

東京都　K・Yさん

母が始めたレストランを引き継ぎ、毎日、店に出てがんばっていました。経営は順調でしたが、不規則な生活のため慢性の便秘と頭痛が続くようになりました。腰にも疲れがたまって3回もギックリ腰に襲われ、軽い腰痛もよくおこるようになりました。

もともと私の母は東城先生と栄養学校時代の同級生で、東城先生と同じように若いときに結核になり、それを玄米などの自然療法で治すという共通の体験をしています。そのため二人は親友同士で、昔から家族ぐるみのお付き合いをしてきました。

それで母も自然療法に詳しく、私がギックリ腰になったときもビワの葉温灸をしてくれました。温灸は非常に気持ちよく、腰が楽になりましたが、私は自分で手っとり早く治したかったので、その後は腰痛が出てもハップ剤と痛み止めを使うようになりました。

慢性の便秘と頭痛にも便秘薬と胃腸薬、頭痛薬を常用していました。これらの薬がいつも手放せない状態でしたが、それで便秘も頭痛も抑えられたので、あまり気になりませんでした。

やがて景気が低迷して徐々に店の経営も苦しくなり、とうとう2年前に倒産してしまいました。私は途方にくれて身の振り方を迷いましたが、結局、幼なじみの〝研ちゃん〟、つまり東城先生の次男の望月研氏（著者）に声をかけられて、仕事のお手伝いをすることになりました。

それでビワの葉温灸のことをもっと知ろうと思い、毎日、自分で自分の体に温灸を続け始めました。その頃はまだ温灸の基本をよく知らず、お腹と背中に温灸して他の自然療法も併用しませんでしたが、3カ月ほどすると便秘薬を飲んでいないときに便意をもよおし、排便しました。自分の力だけで排便するのは10数年ぶりでしたが、その後、薬なしで排便できる日が徐々に増え、6カ月後には便秘薬がいらなくなったのです。

その間、頭痛も徐々に治まり、頭痛薬も必要なくなりました。日光に出張したときにはギックリ腰を再発しましたが、これもビワの葉温灸で切り抜けることができました。

このようにして、温灸を始めてから1年もする頃には、長い間手放せなかった常用薬をまったく使わなくなり、現在は薬のいらない健康的な生活をしています。

もし倒産せずにあのままたくさんの薬を使い続けていたら、薬毒でさらに体調が悪化したのは間違いありません。私はこの体験でビワ葉の薬効にめざめ、一人でも多くの方にビワの葉温灸のことを知っていただきたいと思うようになりました。それでお店の倒産のことも心のなかで完全に吹っ切れて、本当に感謝しています。

(注)この方は私の幼なじみで、現在はビワ葉温灸の仕事をいっしょにやっています。

付録

家庭でできるその他の自然療法

■手当て

①こんにゃく温湿布
②生姜湯湿布
③芋パスター
④豆腐パスター
⑤よもぎ療法
⑥すぎな療法
⑦たんぽぽの使い方
⑧せいたかあわだち草の使い方
⑨足浴
⑩腰湯

■食養

①玄米ご飯の炊き方
②玄米重湯・玄米スープ
③ごまの使い方
④タンパク質のとり方
⑤自然菜食の基本
⑥食養のその他の注意

■その他

①補助食品
②ヨーガ・気功

1 自然療法とその他の手当て

自然療法にはたくさんの種類がありますが、ここでは本書でふれたものを中心に取り上げ、その進め方をご説明します。

こんにゃく温湿布

①こんにゃく2丁を10分ほど煮る。

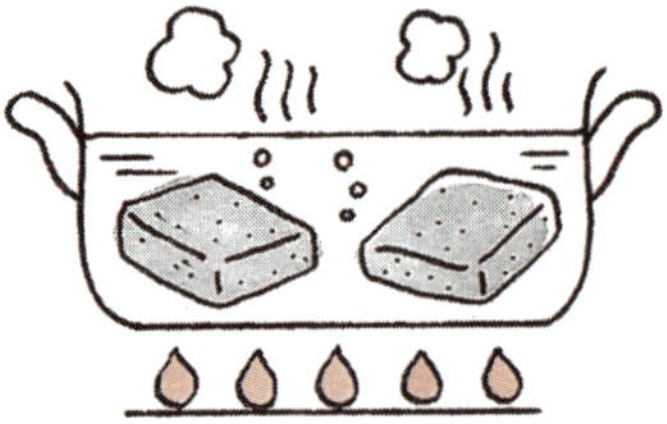

②タオル2〜3枚にこんにゃくを包む。

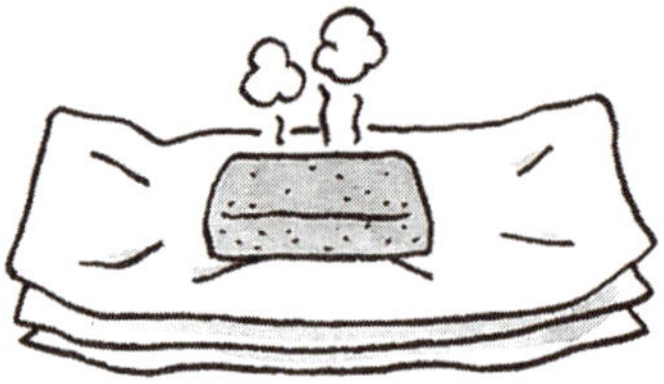

③肝臓と腹の上を20〜30分温め、最後に冷タオルで1分ほど冷やす。
腎臓の上は20〜30分温め、冷タオルで1分ほど冷やす。

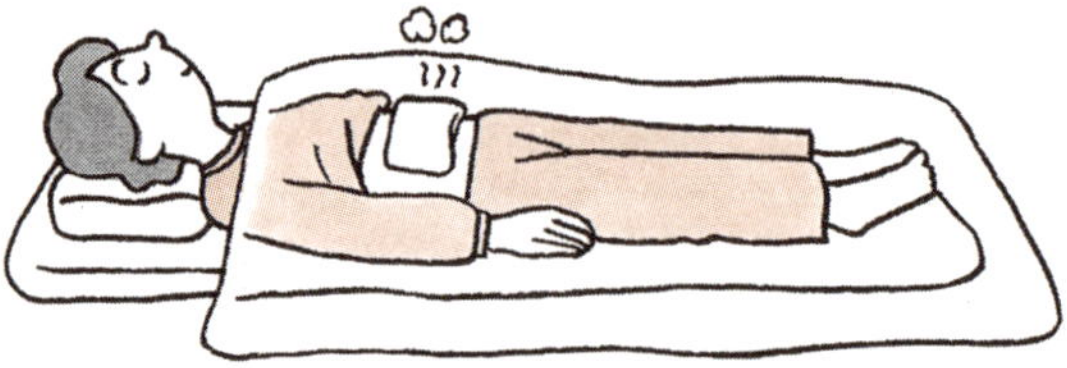

※子どもや老人には半分の時間でする。

①こんにゃく温湿布

温湿布は肝臓と腎臓の疲れを取り、浄血を促して毒素を流し出すのを助けます。

こんにゃく2個を水を入れた鍋に入れて煮立たせ、芯まで熱くなるように10分くらい煮てから、1個ずつ2〜3枚のタオルを重ねた上にのせて包みます（ビニール袋などで包むと効果が薄れる）。

これで肝臓と腹に30分、腎臓に30分、悪いところに20〜30分温湿布します。

脾臓は冷たいこんにゃくで10分冷やします。

肝臓を20～30分温めたら最後にこんにゃくとタオルを全部取り去り、冷たいタオルで1分くらい冷やして終わります。

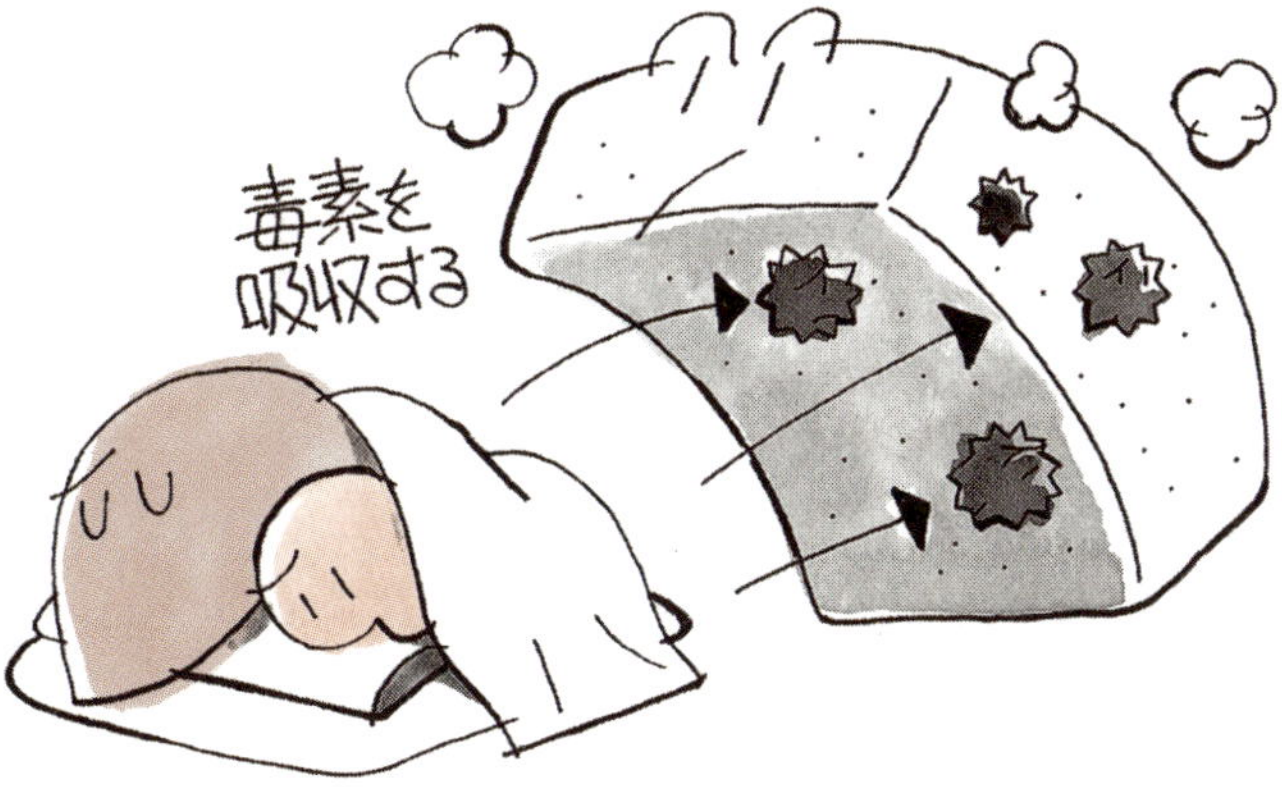

次はタオル1～2枚取り除き、腎臓を温めます。タテに2個並べ、三角巾でしばって肝臓と同様にします。こんにゃくは何度も使えますが、小さくなったら新しいこんにゃくに代えてください。手当てに使ったこんにゃくは体内の毒素を吸収しているので、食べるのは禁物です。

この手当ては慢性病やガンなどの治りにくい病気に効果的です（こんにゃくの下にビワ葉をあててビワ葉のこんにゃく温湿布にしてもよい）。

ビワの葉温灸に併用するときは、先にこんにゃく温湿布を行って血行をよくしてから温灸すると効果が高まります。ただし、体力がない人はやり過ぎると疲れるので、体の状態を見ながら併用する手当てや回数を調節してください。

②生姜湯湿布

香りのよいひね生姜１５０グラムを皮ごとすりおろし、木綿の布袋に入れて袋の口をしばります。次にタライか大きめの鍋に水を2.5～3リットル入れて熱し、摂氏70度くらいでとろ火にします。そこに袋を入れてよく振り、ひね生姜湯を作ります。お湯を沸騰させたり、煎じたりするとひね生姜湯の薬効が失われるので注意してください。

両手にゴム手袋をはめ、厚手のタオル1枚をお湯につけて絞ります。これを広げて、少し冷ましてから体にあてます。肌が熱くなりすぎないようにするため、広げたタオルを自分の頬に近づけて熱さをチェックしてください。

タオルが冷えきらないうちに2枚目のタオルを同じように用意し、冷めたタオルと取り替えます（自分でするときはコンロの前に腰かけて作業）。湿布時間はこんにゃく湿布よりやや短めにし、肝臓と腎臓にそれぞれ20～30分、患部に15～25分します。

こんにゃく湿布と同様の効果があるので、どちらを選んでもかまいません。気持ちよくて体調がよくなる方法を選んでください（朝はこんにゃく、晩は生姜湯でもよい）。

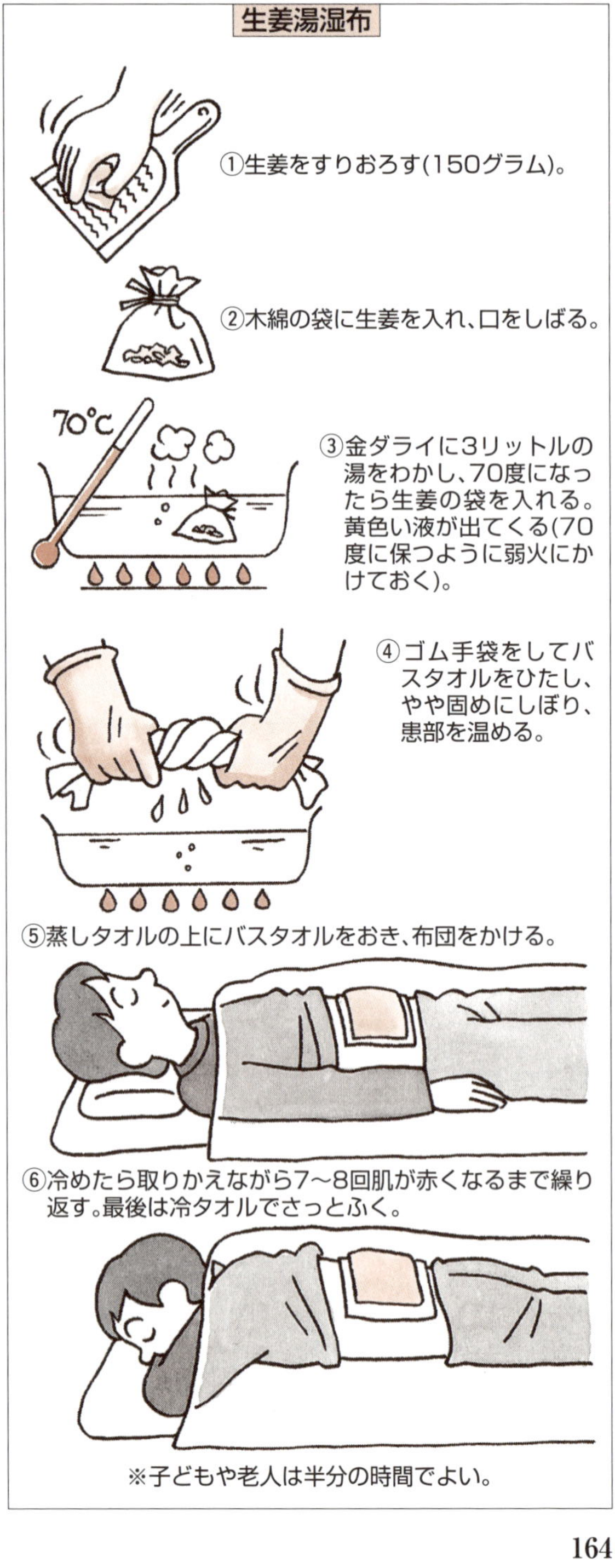

生姜湯湿布
①生姜をすりおろす(150グラム)。
②木綿の袋に生姜を入れ、口をしばる。
70℃
③金ダライに3リットルの湯をわかし、70度になったら生姜の袋を入れる。黄色い液が出てくる(70度に保つように弱火にかけておく)。
④ゴム手袋をしてバスタオルをひたし、やや固めにしぼり、患部を温める。
⑤蒸しタオルの上にバスタオルをおき、布団をかける。
⑥冷めたら取りかえながら7～8回肌が赤くなるまで繰り返す。最後は冷タオルでさっとふく。
※子どもや老人は半分の時間でよい。

③芋パスター

芋パスターをするときは、痛みや腫れなどのあるところに前もって生姜湯湿布を20分ほど行い、血行をよくしておくことが大切です。その間に芋パスターを作ります。しかし、炎症をおこして熱をもっているときは温湿布をしないで、すぐ里芋パスターを貼ります。

まず里芋の皮を厚くむき、すりおろします（またはじゃが芋）。これに同量の小麦粉と里芋の一割のおろし生姜を混ぜ、よく練り合わせて耳たぶのやわらかさにします。

これを木綿かネルの上にのせ、へラで厚さ1.5センチほどにのばしてガーゼで包み、患部に貼ります。4〜5時間で乾くので乾き切る前に取り、再び生姜湯で患部を温めてから新しい芋パスターを貼ります。ガーゼか木綿の薄い布に芋パスターを包んで貼れば、取り外すときも簡単です。

この手当ては腫れもの、発熱をともなう痛みやねんざ、のどの痛み、乳腺炎、リウマチ熱、神経痛、火傷の炎症、内臓痛、ガンなどの万能薬です。

④豆腐パスター

木綿ごし豆腐3〜5丁をまな板におき、重しをのせて水分を取ります。しばらくしたら、乾いたふきんで別々に包み、さらに水分を除きます。

この豆腐をボールに入れてよくつぶし、同量の小麦粉と、豆腐の1割強のおろし生姜をまぜて、よく練り、

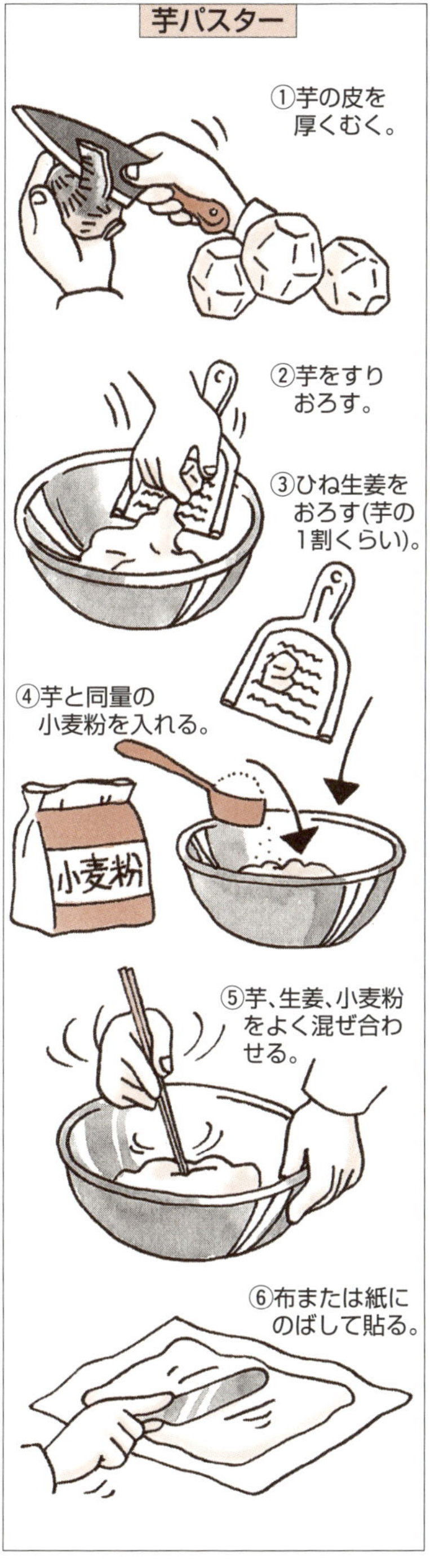
芋パスター
①芋の皮を厚くむく。
②芋をすりおろす。
③ひね生姜をおろす(芋の1割くらい)。
④芋と同量の小麦粉を入れる。
小麦粉
⑤芋、生姜、小麦粉をよく混ぜ合わせる。
⑥布または紙にのばして貼る。

耳たぶくらいの固さにします（ここにビワ葉のおろし汁を入れてもよい）。これを3～4枚重ねたガーゼか木綿布の上にのせ、ヘラで1.5～2センチの厚さにのばして包みます。

そして患部か熱のある場所にあて、乾いたら新しいパスターと替えます。大根葉やキャベツなど、水分の多い緑黄色野菜を大きく切って患部にあてると効果が強まります。

豆腐パスターは風邪、急性肺炎、盲腸炎、その他の内臓からの熱には、氷で冷やすより無理なく熱を取ります。脳卒中で倒れたときにこのパスターをすぐ頭部に貼ると、頭の中の出血を驚くほど吸い出し、パスターが赤くなります。赤くなったらすぐ新しいのと取り替えて手当てを続けると、出血を取り除いてくれるので後遺症を残さず治ります。

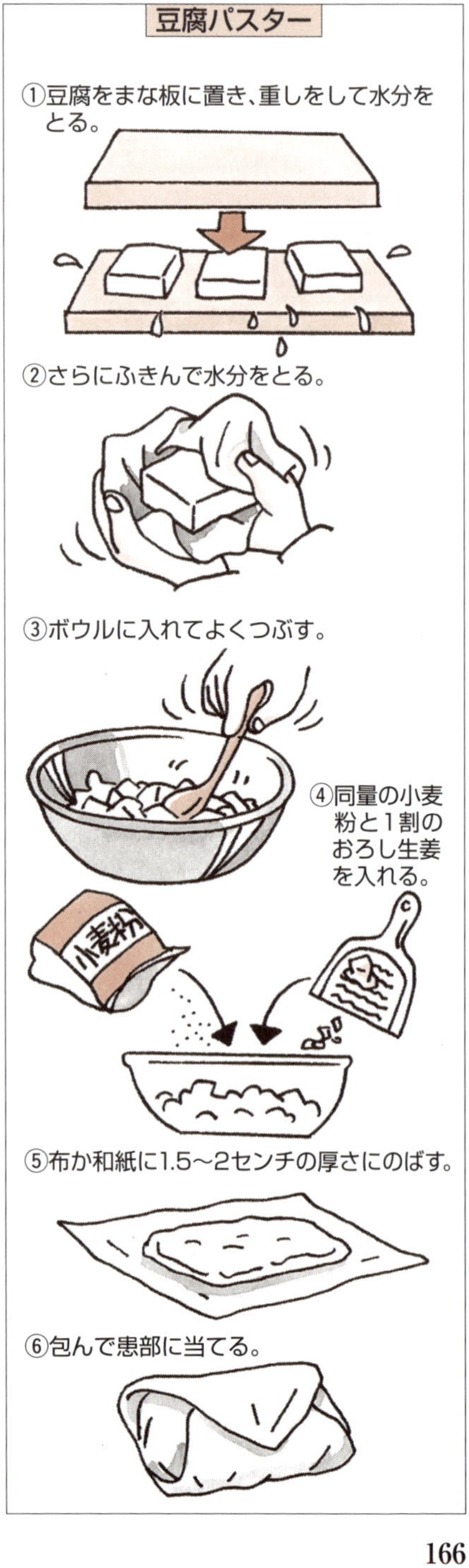
豆腐パスター
①豆腐をまな板に置き、重しをして水分をとる。
②さらにふきんで水分をとる。
③ボウルに入れてよくつぶす。
④同量の小麦粉と1割のおろし生姜を入れる。
小麦粉
⑤布か和紙に1.5～2センチの厚さにのばす。
⑥包んで患部に当てる。

⑤よもぎ療法

よもぎ（モチグサ）はキク科の多年草で、薬効が高く、万病に効きます。玄米草もち、よもぎ飯、草団子、みそ雑炊、佃煮、天ぷらなど食材にしたり、エキスにして使います。

よもぎで作る玄米草もちの作り方

①よもぎを洗ってさっとゆでる。

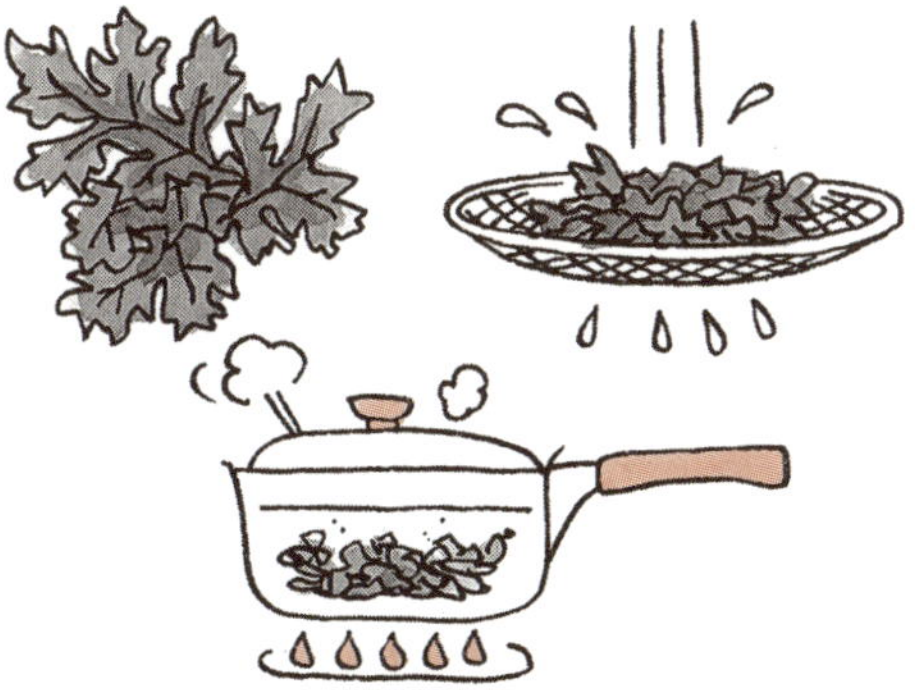

②ペタペタになるまでよく叩く。

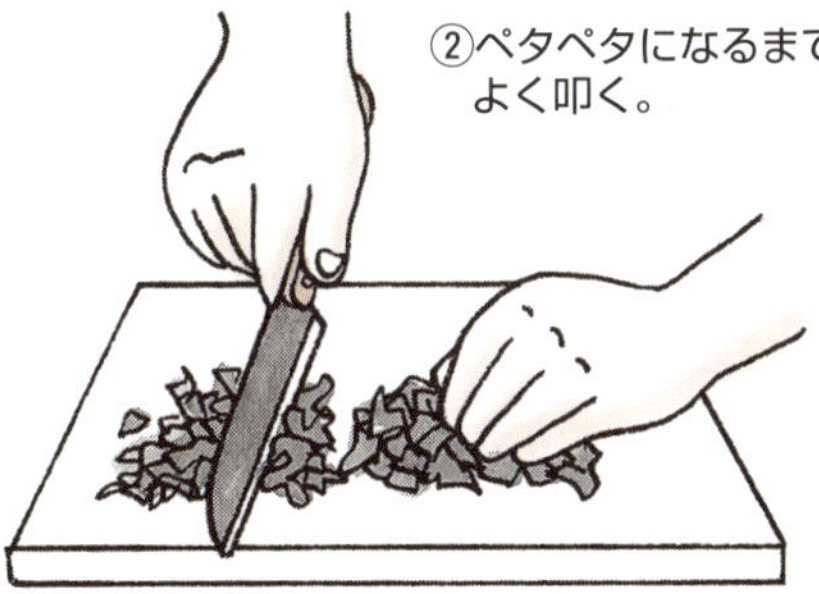

③玄米餅粉を耳たぶくらいにこねて、ひと握りくらいずつちぎって、蒸す。

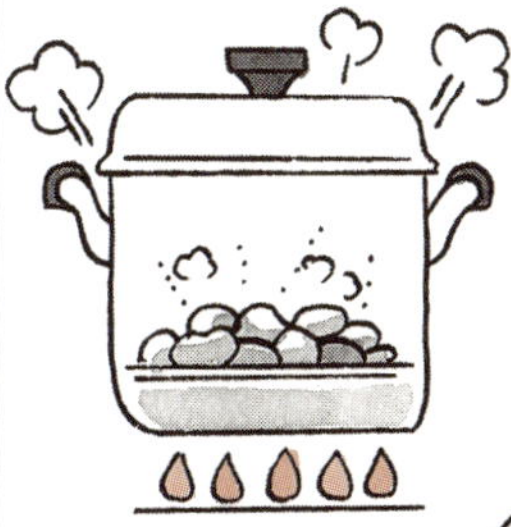

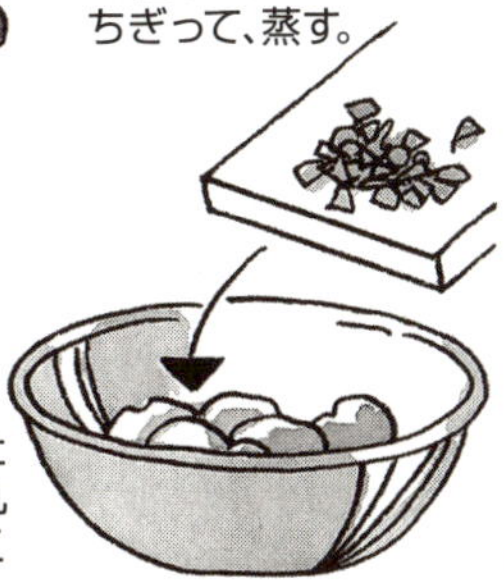

④蒸し上がったら叩いたよもぎとよく混ぜて、丸めてダンゴにし、きなこにまぶしたり、大福にしていただく。

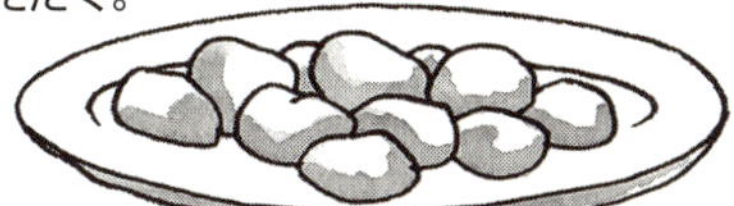

よもぎ

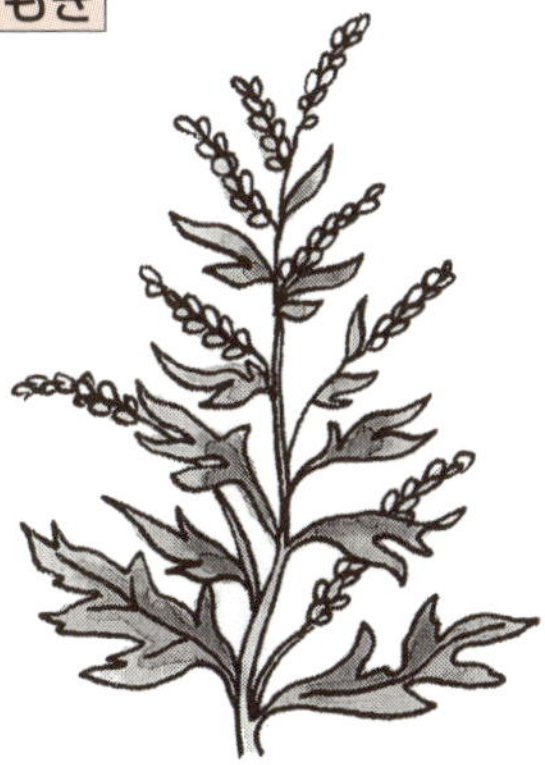

■よもぎエキス

枝ごと刈ったよもぎを大きな鍋に入れ、ヒタヒタの水で煮詰めて水が半量になったら木綿の袋でこします。この煮汁を中鍋でまた煮詰め、煮詰まってきたら小さい土鍋に移し、とろ火で煮詰めて水アメ状にすればでき上がりです。

このエキスを大豆粒ほど取り出し、水で薄めて飲みます。1日2～3回飲み続けると、腸の汚れが浄化され、肝臓や腎臓の負担が軽くなり、血液もきれいになります。ガンや難病、リウマチ、糖尿病、高血圧、胃腸病その他の慢性病、貧血によく効きます。

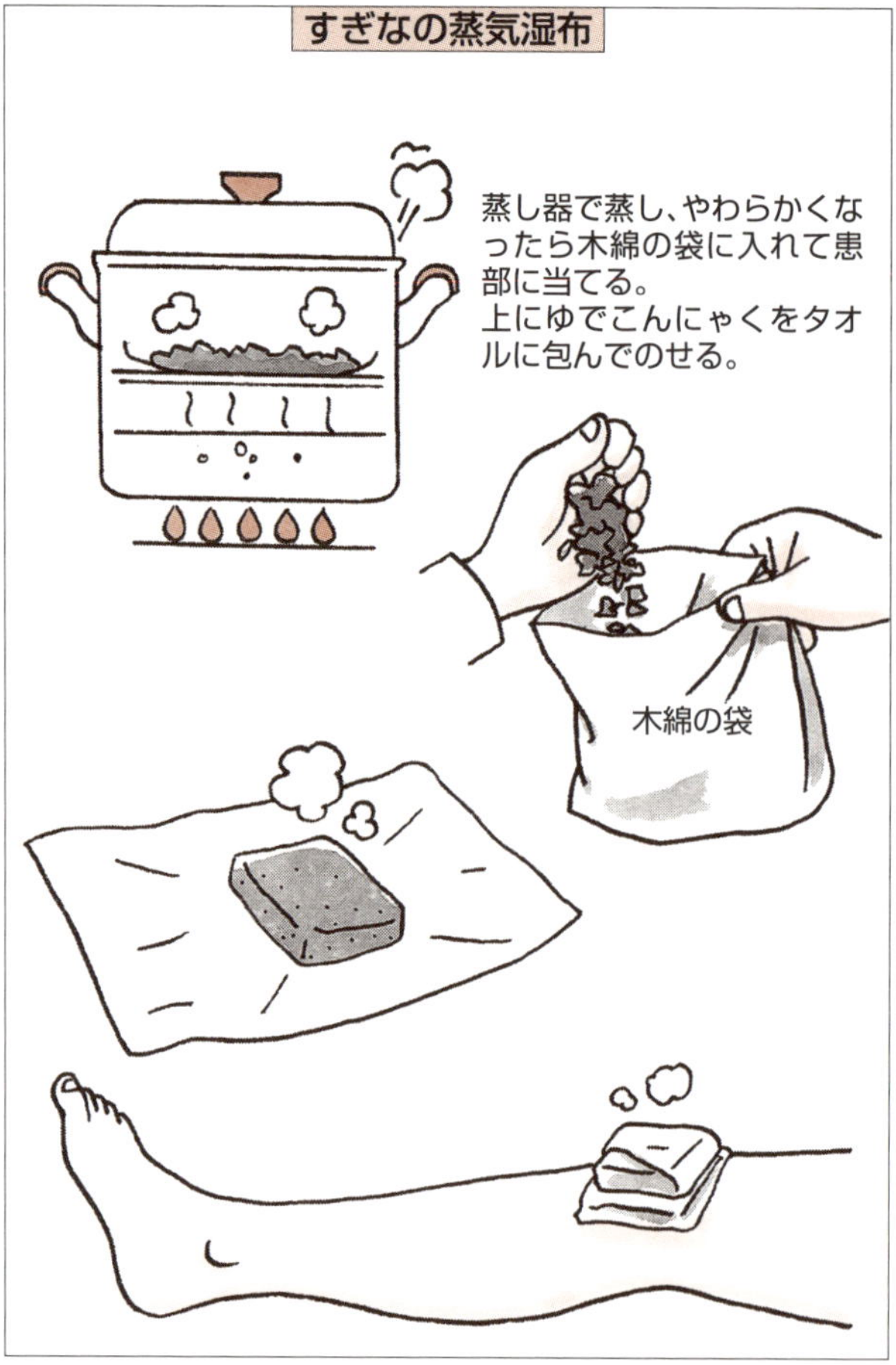
すぎなの蒸気湿布
蒸し器で蒸し、やわらかくなったら木綿の袋に入れて患部に当てる。
上にゆでこんにゃくをタオルに包んでのせる。
木綿の袋

すぎな

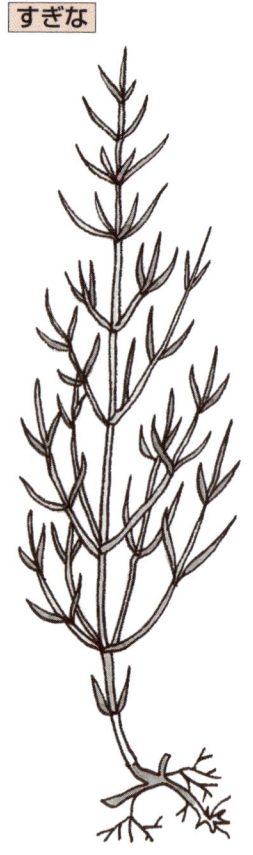

⑥すぎな療法

すぎなはどこにでも生えている多年性シダ植物で、同じ根から出る繁殖用の茎がつくしです。つくしは胞子を散らす役割り、すぎなは葉の役割で栄養を蓄えます。すぎなは薬効が高く、ガンや糖尿病、循環器、呼吸器、炎症、痛み、出血などにすぐれた効果を示します。

　ヨーロッパではすぎな茶でガンが治ったという報告もあり、高く評価されています。

■すぎな生葉の温湿布　すぎなの生葉ひとつかみ分をさらしの布袋に入れ、悪いところにあてます。その上に、ゆでこんにゃくをタオルに包んでのせ、1時間ほどおきます（生葉入りの袋を蒸し器で10分ほど蒸し、タオルに巻いて患部に当ててもよい)。

油紙をかぶせて包帯で巻いておけば保温力が上がり、2〜3時間以上使えます。リウマチや神経痛に卓効があり、結石や膀胱炎の痛み、腫瘍にもよく効きます。

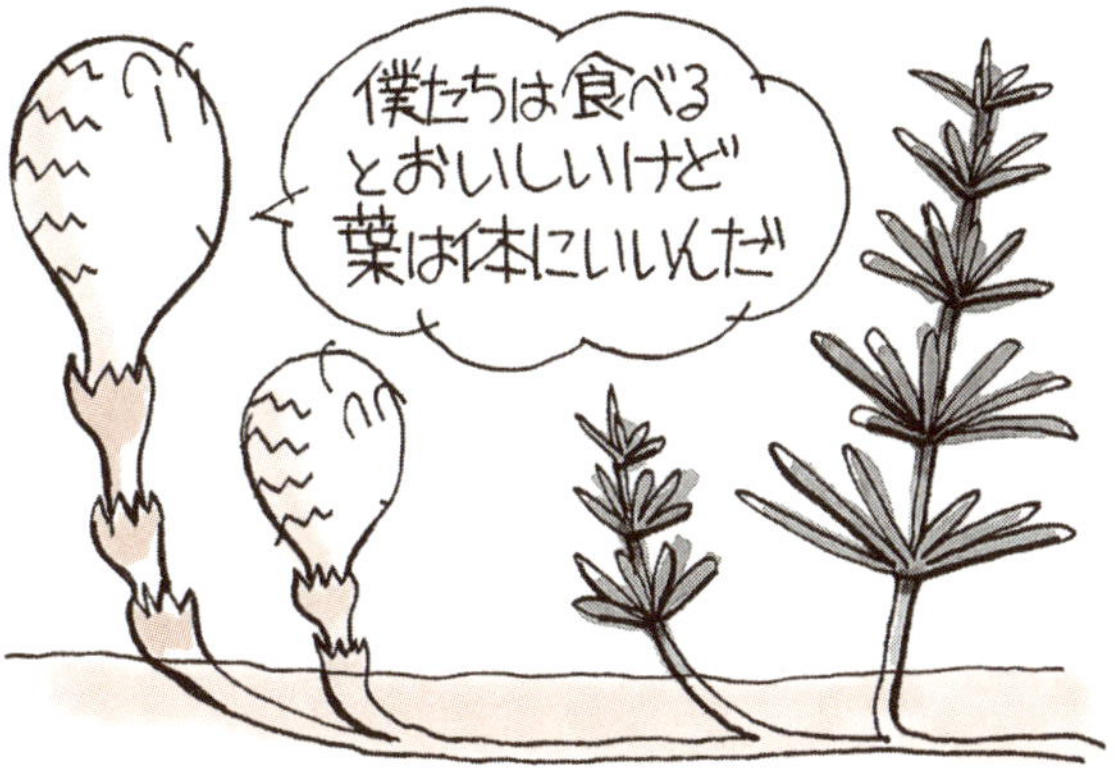
僕たちは食べるとおいしいけど葉は体にいいんだ

■すぎなの煎汁　吹き出物やかさぶた、ただれ、化膿、出血などは、すぎなを濃く煎じた汁を塗るか、ガーゼにつけて湿布するとよく効きます。

■すぎなエキス　梅酒のように焼酎かアルコールに漬けて1カ月くらいおいたもので、痛みや難病に塗ったり、湿布して使います。

■すぎなパスター　すりばちですぎなをすってドロドロにし、同量の小麦粉を入れてよく練り、ガーゼに包んで湿布します。ガンや痛みに特効があります。

■すぎな茶　生か陰干ししたすぎなをひとつかみ湯飲みに入れ、熱湯4分1リットルをさして、しばらくおいてから飲みます(4〜5分くらい軽く煎じてもよい)。リウマチ、神経痛、関節炎、呼吸器の慢性病によく効くほか、ガンや皮膚病にも有効です。

■すぎなの腰湯　すぎな100グラムをしばらく水につけてから沸騰するまで温め、タライかベビーバスに入れます。これをお湯で割り、10〜20分腰湯(174頁)をします(お風呂の湯船に3分の1お湯を入れてしてもよい)。腰湯は必ず腎臓までつけます。

湯からあがったらタオル寝巻を着て、1時間ほど布団に入り体を温めます。ガンや慢性病、皮膚病などにも効果があります。

⑦たんぽぽの使い方

たんぽぽ(キク科)は深くて強い根を持ち、強い生命力を育んでいます。この生命力が抜群の薬効となり、健胃・利尿・消炎・解熱・

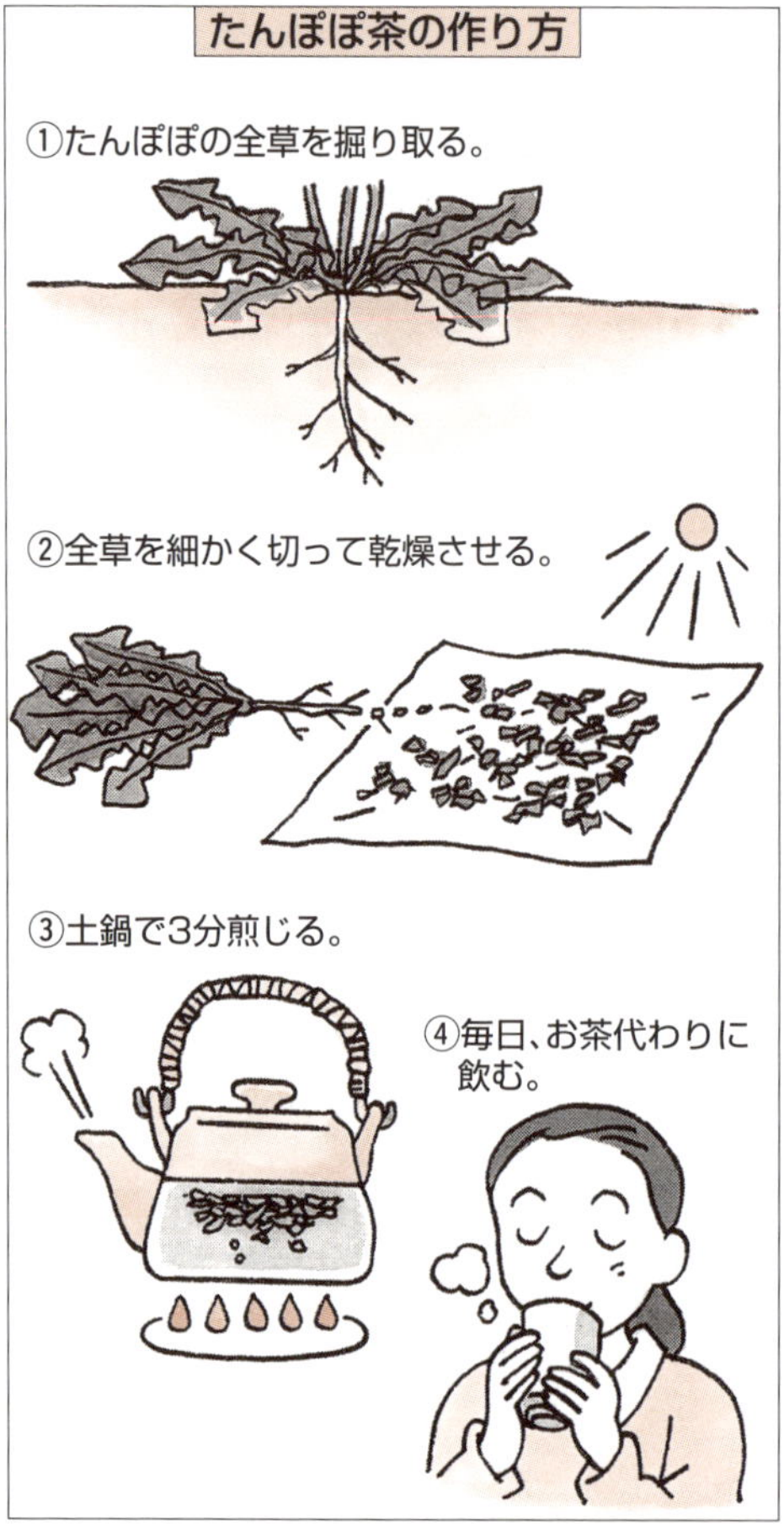
たんぽぽ茶の作り方
①たんぽぽの全草を掘り取る。
②全草を細かく切って乾燥させる。
③土鍋で3分煎じる。
④毎日、お茶代わりに飲む。

たんぽぽ

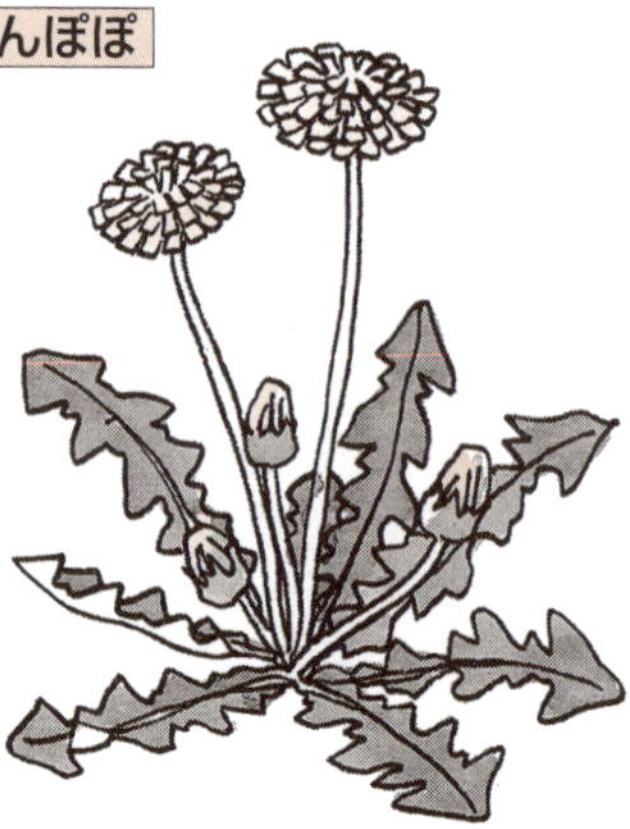

鎮静・浄血など幅広い効果を発揮します。

■**たんぽぽ茶**　根を含む全草を細かく切って乾燥させ、土瓶で煎じて毎日お茶代わりに飲みます。胃腸病、肝臓病、不眠症、神経痛、リウマチ、体質改善などによく効きます。

■**たんぽぽコーヒー**　根を細かく切って乾燥させ、空炒りしてミキサーで粉にします。これをスプーン1杯分コーヒーカップに入れ、熱湯をさして飲みます。甘味が欲しい人は黒砂糖を入れます。病気の予防や病弱体質を改善する効果もあります。

■**たんぽぽの佃煮**　たんぽぽ料理はぜん息や肝臓病に効果があります。たんぽぽの佃煮や根のきんぴらなどを作って食べるとよいでしょう。

⑧せいたかあわだち草の使い方

せいたかあわだち草（背高泡立草）は北アメリカ原産の背の高いキク科の多年草で、秋に黄色い花をつけます。体内の毒素を流し出したり、皮膚の炎症を抑える強力な働きがあり、浴剤やお茶にして利用します。膠原病、リウマチ、

せいたかあわだち草

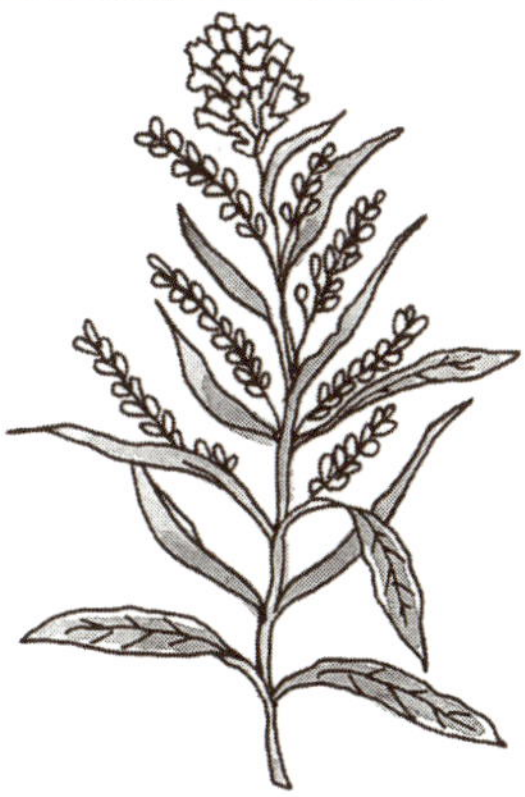

ぜんそく、アトピー性皮膚炎の治療に使うステロイド剤は、使いすぎるとひどい副作用が出て病気も悪化しますが、せいたかあわだち草のお風呂に何度も入り、見事に全治したという人がたくさんいます。

■せいたかあわだち草のお風呂

開花する直前の蕾のときに、茎も葉も一緒に上のほうから30センチほどを刈り取り、日に干してよく乾燥させ、細かく切ります。これを、手ぬぐいを半分に折って作った袋に3分の1くらい入れます。

この袋を、水をくんだ湯船に入れ

せいたかあわだち草のお風呂

①蕾のときに茎も葉も一緒に刈る。

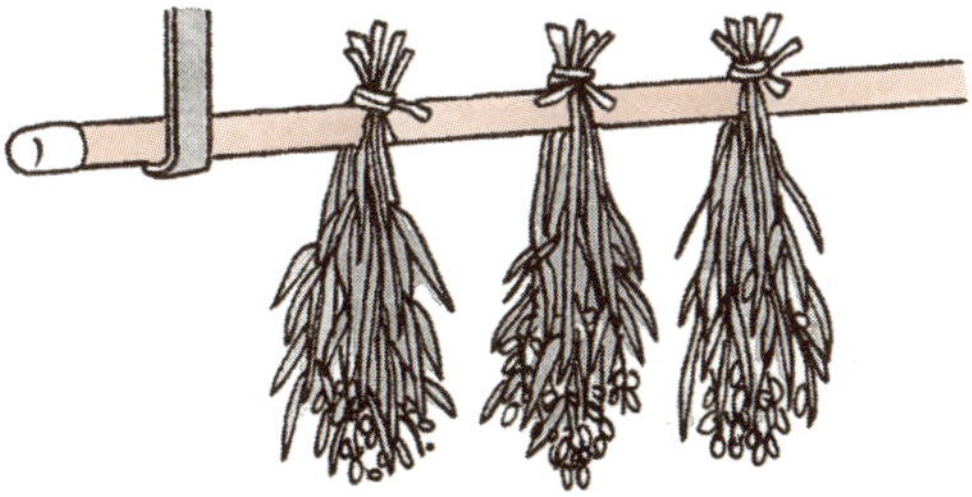

②よく乾燥させる。

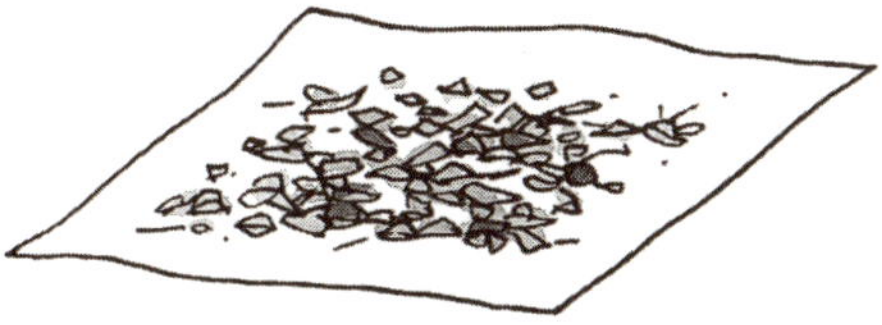

③細かく切る。

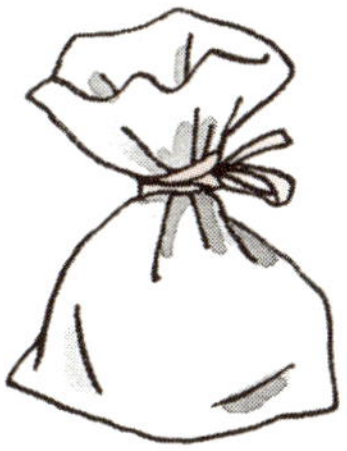

④手ぬぐいで袋を作り、3分の1くらい入れて、水から入れて風呂をわかす。

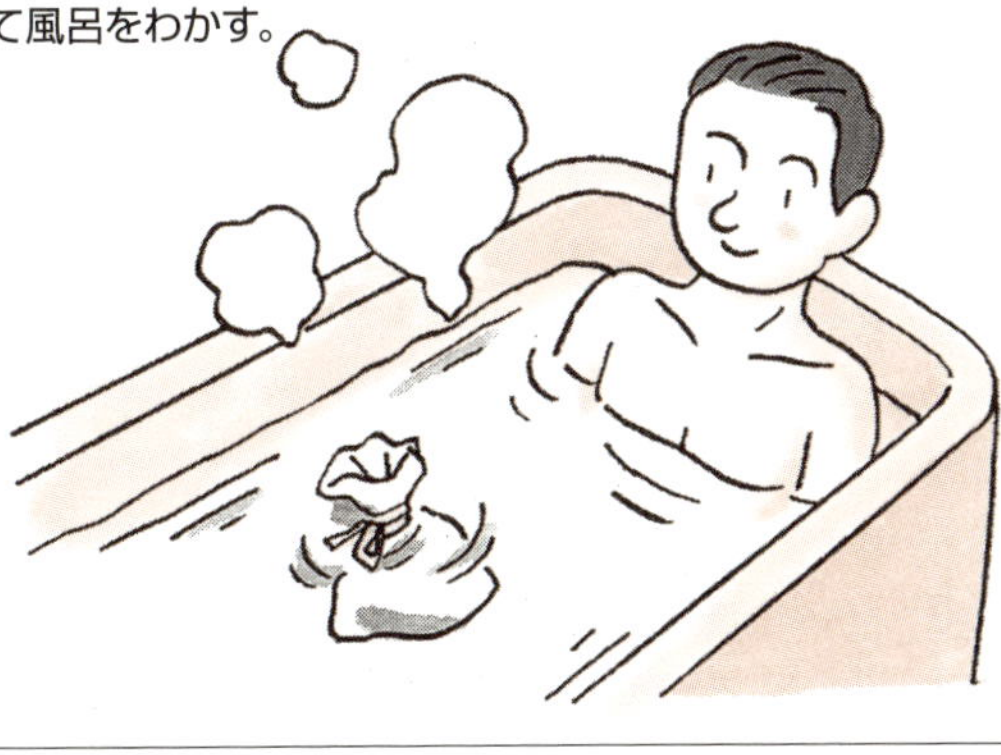

て沸かします（給湯式の風呂は、乾燥させたせいたかあわだち草を大鍋で煎じ、その煎じ液を湯船に入れる）。

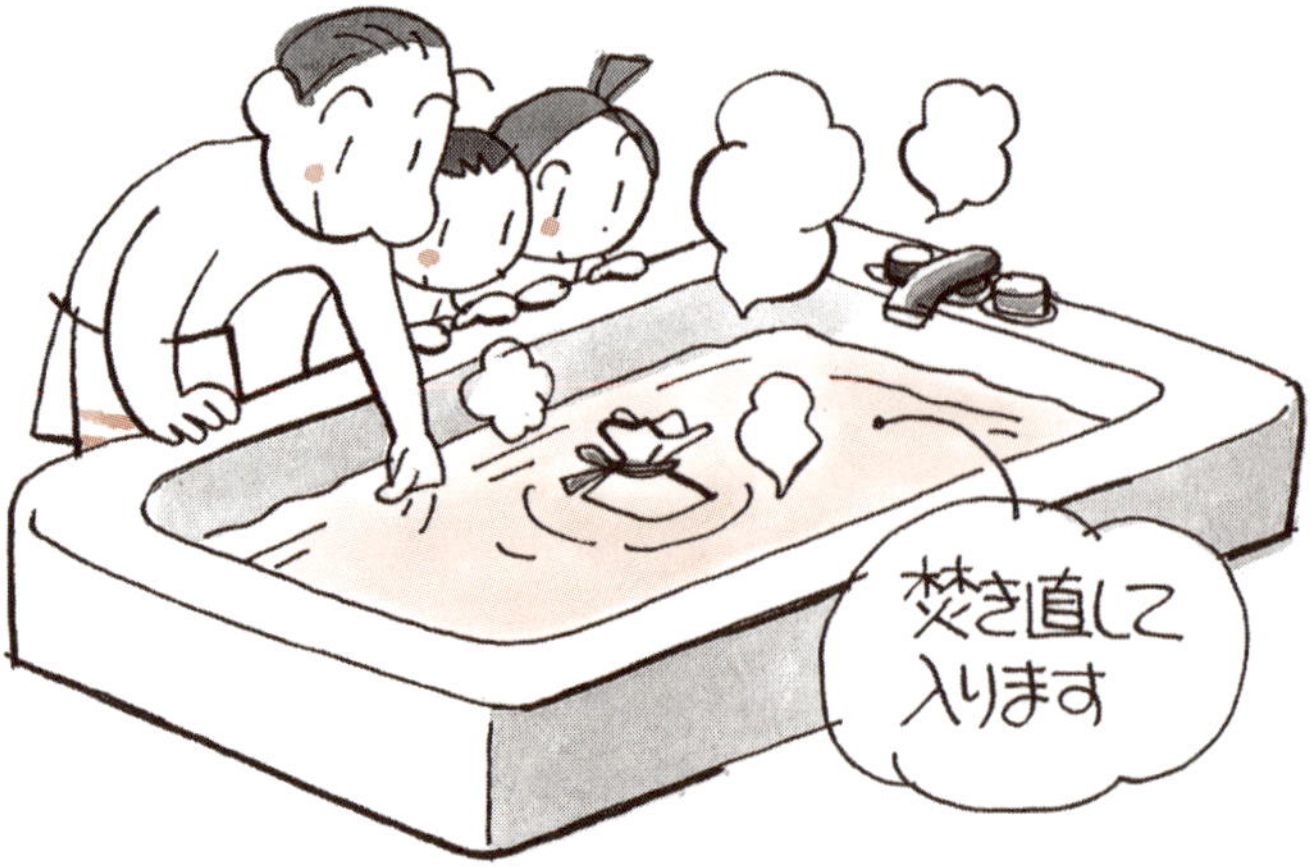

これで入浴し、初日はそのままにして翌日この湯を焚き直して入ります。２日目は成分が出てお湯がうす茶色になります。３日目も焚き直しますが、お湯の色はさらに濃くなります。家族が２～３人なら、夏以外は４～５日入れます。夏でも３日は充分入れます。

このお風呂に何回か入ると、湿疹やかゆみ、せきなどの何らかの症状が出る人がありますが、これは病気が回復に向かうときに出る好転反応で、心配ありません（このようなときは一時入浴を休むか、湯船に水をさして成分濃度を薄めて入る）。

せいたかあわだち草のお風呂はとくにアトピー性皮膚炎に特効があり、かゆみをとって皮膚炎を抑え、ステロイドの薬毒を流し出し、アトピー体質も改善してくれます。

■せいだかあわだち草のお茶　乾燥させたせいたかあわだち草を15センチくらいに切り、土瓶で煎じて飲みます。少し苦みが出るくらいに煎じ、ガブ飲みせずに、チビチビと体調に合わせて飲みます。アトピー、ぜんそく、胃腸病などは体が楽になります。

⑨足浴

湯を入れたバケツに足をつけるもので、風邪のひきはじめや疲れがひどいとき、足が冷えるときなどは大効があります。お風呂の縁に腰かけてやってもよいでしょう（体力がない人は寝床で仰向けに寝たまま膝を曲げ、足先をタライにつけてもよい）。

お湯の温度は摂氏42度くらいに抑

え、さし湯をして温度を保ちます。お湯の中にひね生姜の絞り汁か、塩少々を入れるとさらに効果的です。水を入れたバケツを別に用意しておき、10分ほど温めたら、冷水に30秒～1分つけると足浴の効果が高まります。

これを3～4回繰り返すのが理想で、この場合は温浴に戻るときにお湯の温度を徐々に上げ、最終的に45度くらいに上げます（時間がなければ簡単な温浴だけでもよい）。

こうすると温と冷の繰り返しで細胞が活性化され、血行が盛んになって体中温まります。足にはツボが集中しているのでツボの刺激効果もあり、内臓の働きがよくなります。肝臓や腎臓も活発になり、体内が浄化されます。足浴は体に負担をかけないので、毎日1～3回続けると理想的です。慢性病や難病の人も毎日続けると回復が早まります。

足浴法

●赤ちゃんの足浴

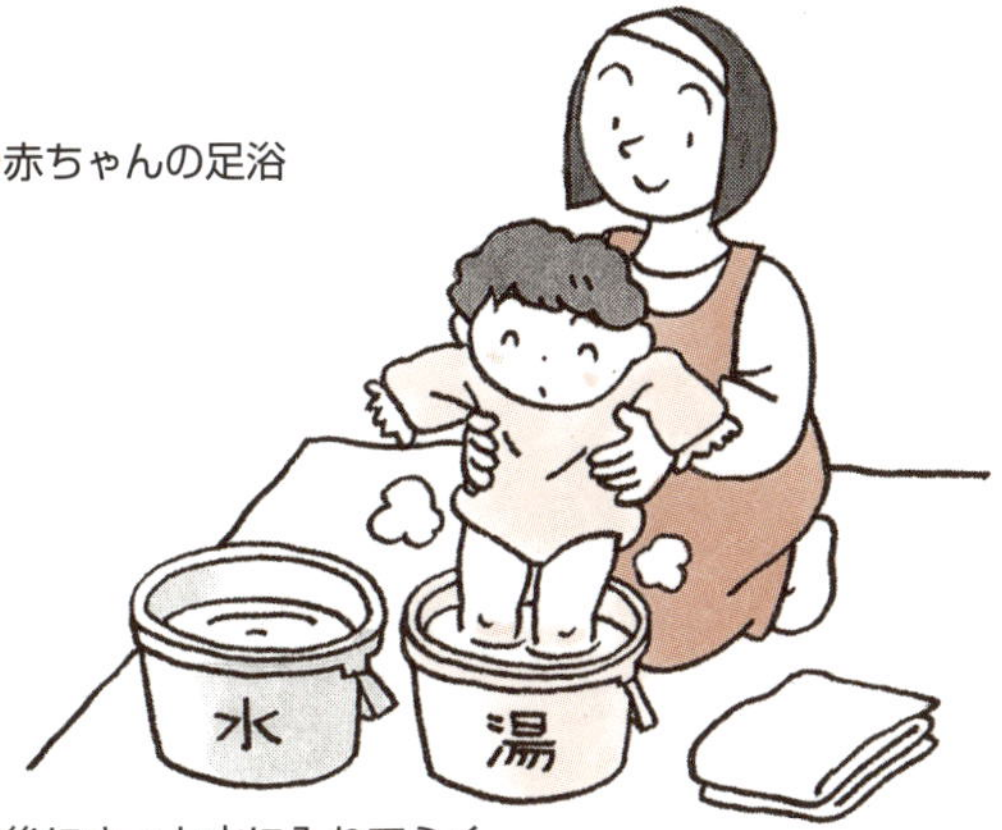

最後にさっと水に入れてふく。

●お風呂利用の足浴

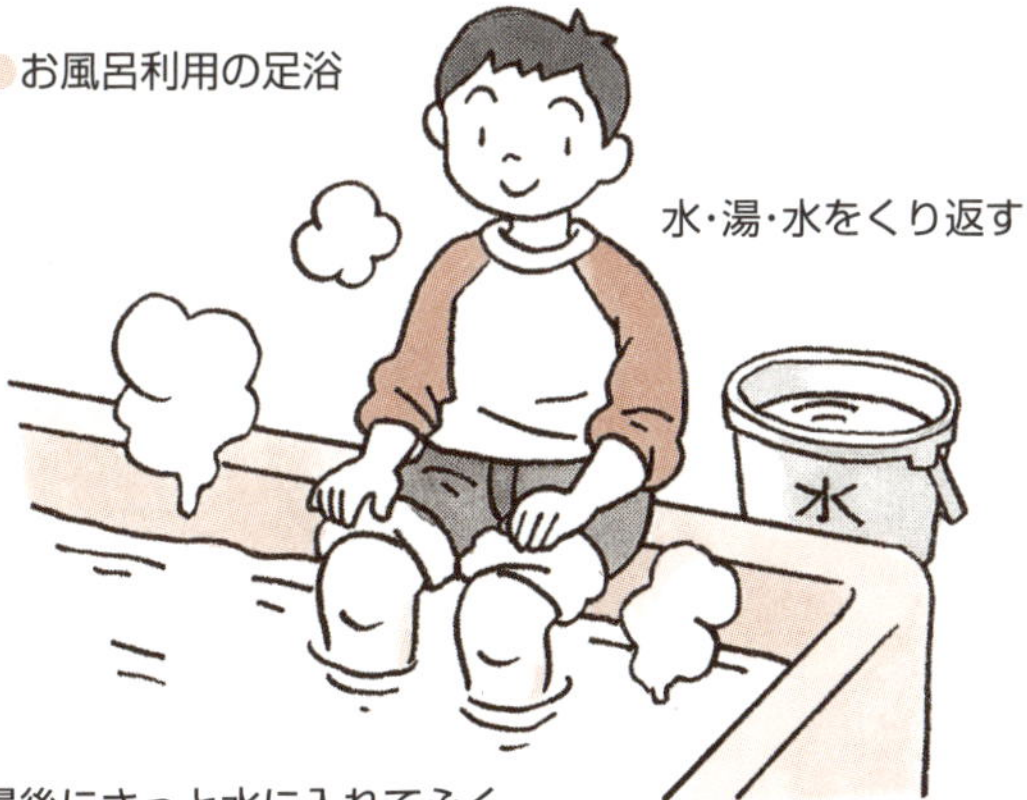

最後にさっと水に入れてふく。

●バケツやたらいの足浴

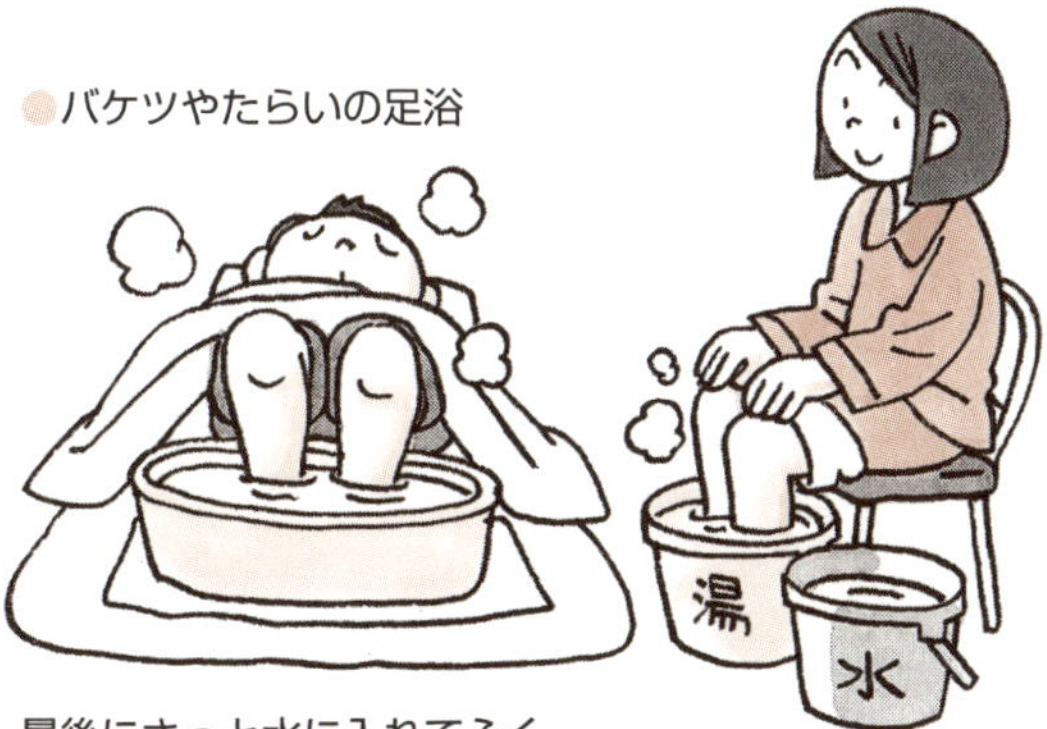

最後にさっと水に入れてふく。

⑩腰湯

　大根の干葉（2～3株）を布袋に入れ、水をひたした鍋に入れて煮立てます。お湯が茶色になったらタライかベビーバスに入れて適当に薄め、体を入れて立てひざをして腰の腎臓まで湯につかります。寒い季節は下半身だけ裸になります。

　この方法は体を温める効果が高く、腎臓の働きもよくなります。ビワ葉やすぎな、よもぎ、柿の葉なども大根干葉と同様の効能があるので、代わりに入れてもよいでしょう。

　あらかじめポットにお湯を入れておき、腰湯のお湯が冷えてきたらポットのお湯をさして温度を保ちます（ポットのお湯も、大根の干葉湯にしておくとよい）。

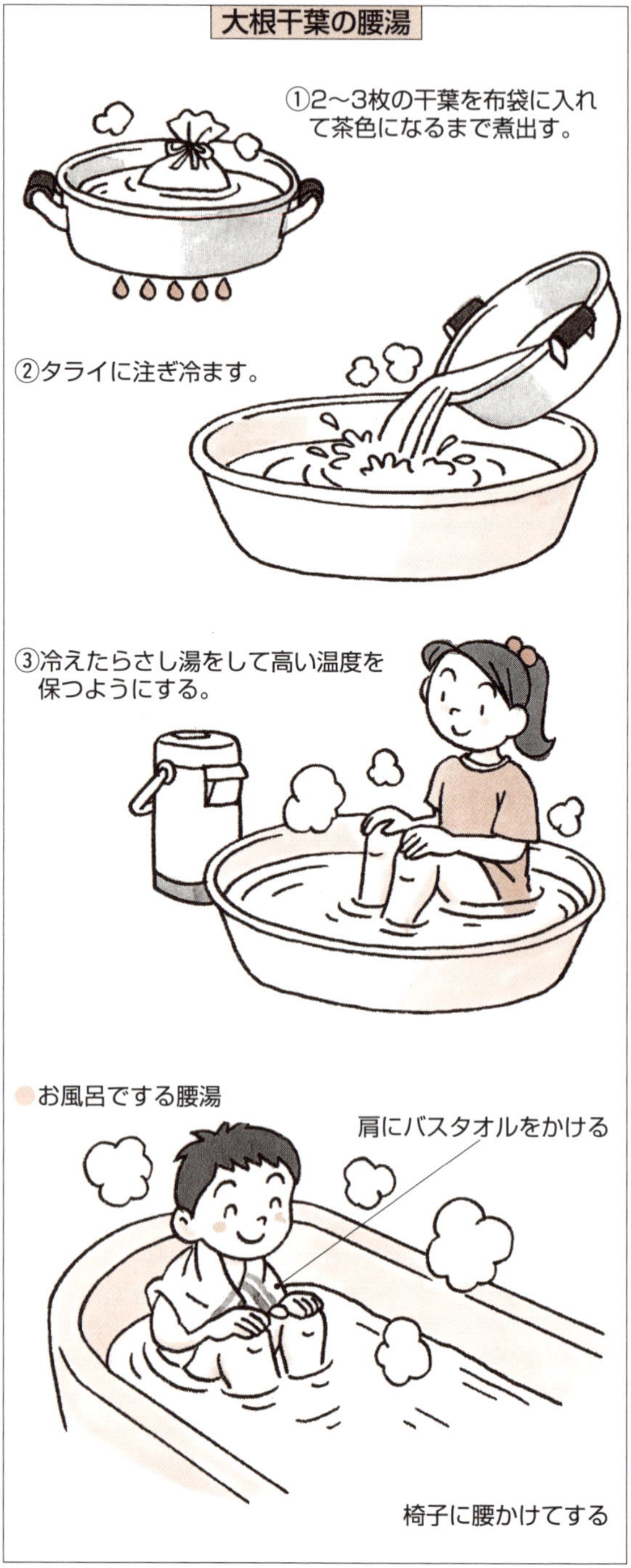
大根干葉の腰湯
①2～3枚の干葉を布袋に入れて茶色になるまで煮出す。
②タライに注ぎ冷ます。
③冷えたらさし湯をして高い温度を保つようにする。
お風呂でする腰湯
肩にバスタオルをかける
椅子に腰かけてする

タライがなければ小さな椅子を作り、それをお風呂の湯船に入れて腰かけ、下半身だけを湯にひたします。上半身はバスタオルかシャツを着たままにします。

婦人科の病気は、膣の奥までお湯が届くようにするとよく効きます。帯下やおりもののが多い人は、全身浴を避けて腰湯を続けると治まります。

腰湯は毛細血管や内臓のツボが集中している足先と、内臓の神経が集まっている腰だけを温めるので毛細血管の反応が非常に高まり、内臓の働きもよくなります。ガンや難病、慢性病、婦人病の人、体力がない人などは全身浴よりずっと好調になります。

大根の干葉の作り方は、大根の根の部分を少し残して葉を切り離し、これをカラカラになるまで陰干しすればでき上がりです。多めに作って保存しておくと便利です。

コラム 15

大根葉はビタミン・ミネラルの王様

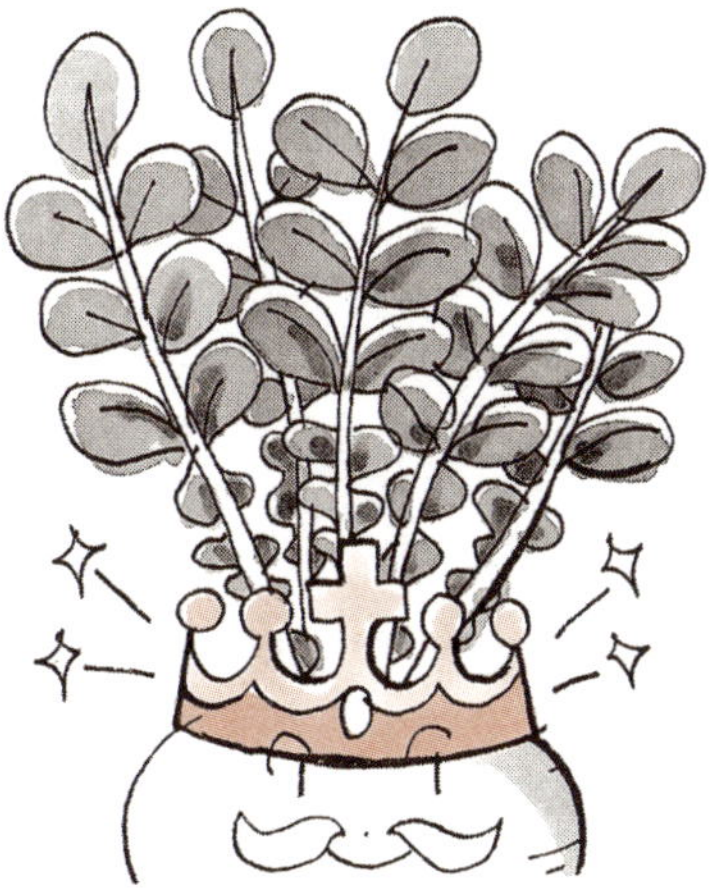

大根葉は体を温める働きがありますが、栄養成分も非常に多く、ビタミンやミネラルの含有量は野菜類のなかでも飛びぬけています。ですから腰湯に入れるだけでなく、食材として上手に使えば、健康の回復や増進の助けになります。

カラカラに陰干しした大根葉を保存しておき、必要に応じて水で戻してゆがいてから高野豆腐や酒粕といっしょに味噌汁に入れれば、体が温まります。もちろん、腰湯にも使えますから大変便利です。

生の大根葉は、少しゆがいてから多めの植物油でサッと炒め、うす揚げを入れてしょうゆで濃いめに味付けするとおいしく食べられます。これを温かい玄米ご飯にまぶして食べれば胃腸の働きが高まり、便通もよくなって疲れがとれます。

玄米・胚芽米・七分づき米・精白米の比較

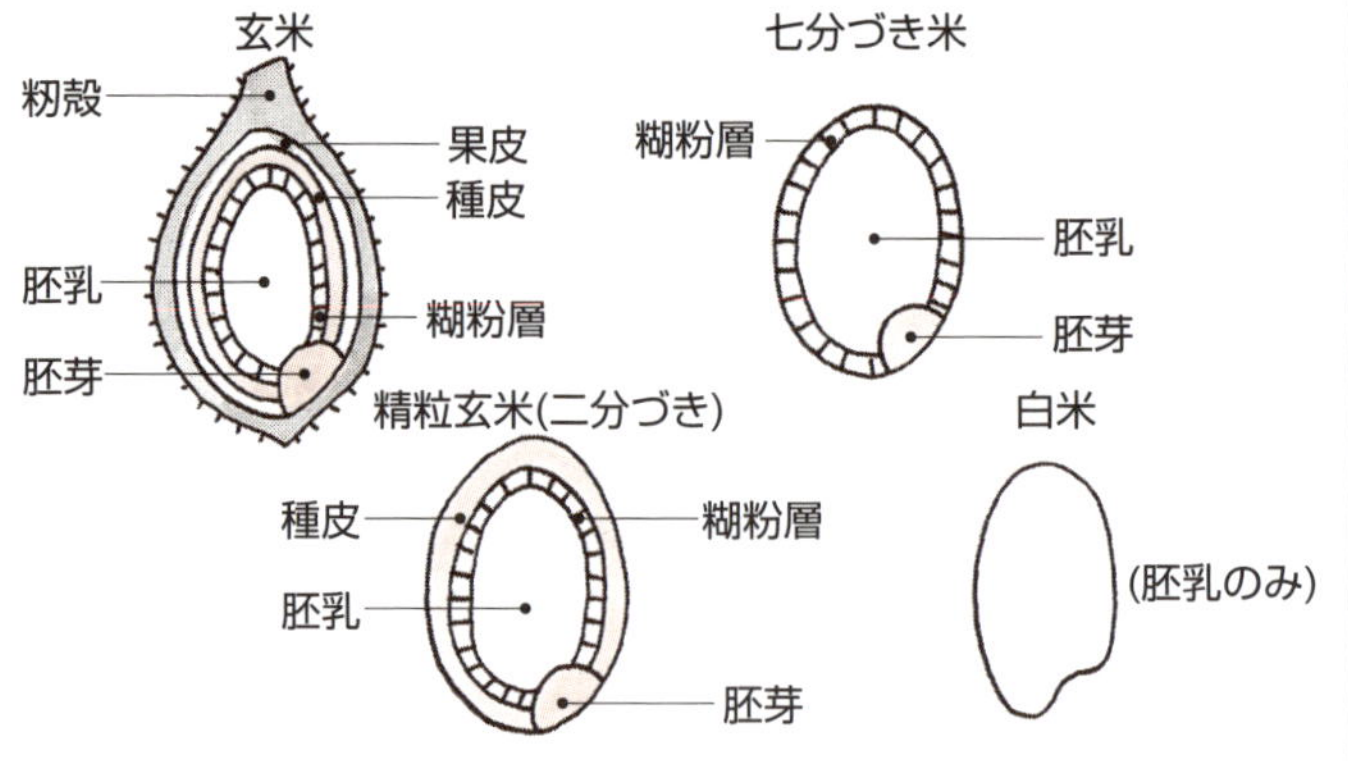
玄米
籾殻
果皮
種皮
胚乳
糊粉層
胚芽
七分づき米
糊粉層
胚乳
胚芽
精粒玄米(二分づき)
種皮
糊粉層
胚乳
胚芽
白米
(胚乳のみ)

玄米は最も威力がある食物

自然療法の食養では、玄米を主食にするのが基本です。玄米は精白せずにモミ殻を取り除いただけのお米で、白米には付いていない果皮、種皮、糊粉層、胚芽など、栄養価が高くて自然のエネルギーが満ちているお米の外側部分がそのまま残っています。

そのため玄米には心身を活性化するビタミンB_1が白米の4倍あるほか、血液を浄化して酸化を防ぐB_2や、ガンの抑制作用があるナイアシン、骨を作るビタミンD、老化を防ぐビタミンE、肌をきれいにするビタミンFなどがたくさんあります。

肝臓を強めて毒素を排泄させるイノシトールや、制ガン作用のあるベーターシステロール、神経の働きを強めるガンマーオリザノールなどの特有の成分も含まれています。これらの貴重な成分は精白するとすべて失われるので、白米には残っていません。

このように玄米には貴重な成分が満ちており、主食にすれば自然のエネルギーをたっぷり取り込めます。そのため最も威力があり、どんな病気にも偉効を発揮します。

① 玄米ご飯の炊き方

玄米ご飯の味が悪いと玄米食が長続きしないので、炊き方や食べ方を工夫する必要があります。一番よいのは圧力鍋に土鍋を入れて炊く方法

玄米のおいしい炊き方

①水洗いして、約3時間くらい、
または一晩水につけておく。

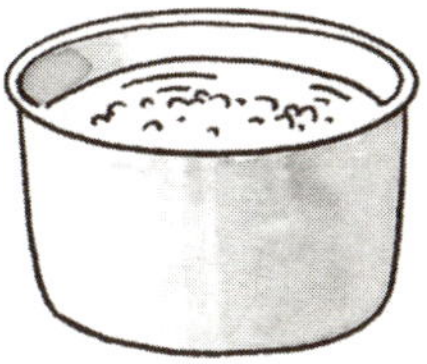

②病弱者は、洗った玄米を
ザルに上げて水気を切る。

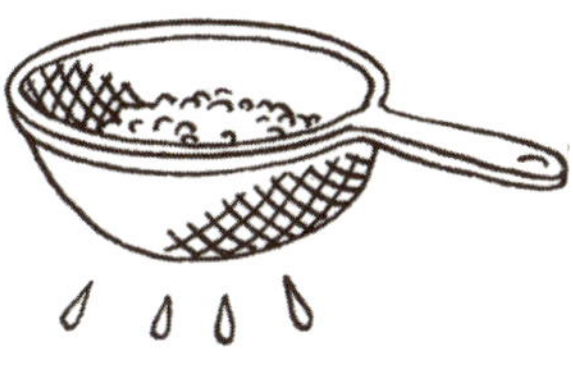

③きつね色になるまで
炒って炊いてもよい。

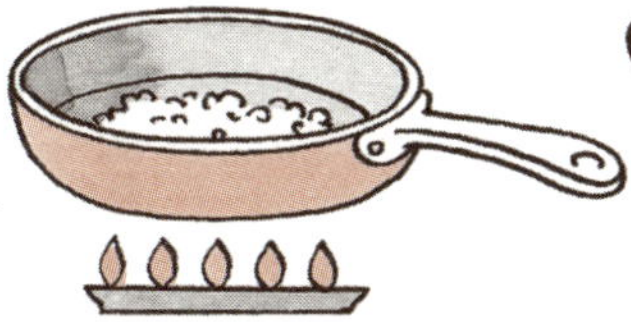

④沸騰するまで強火にかける。

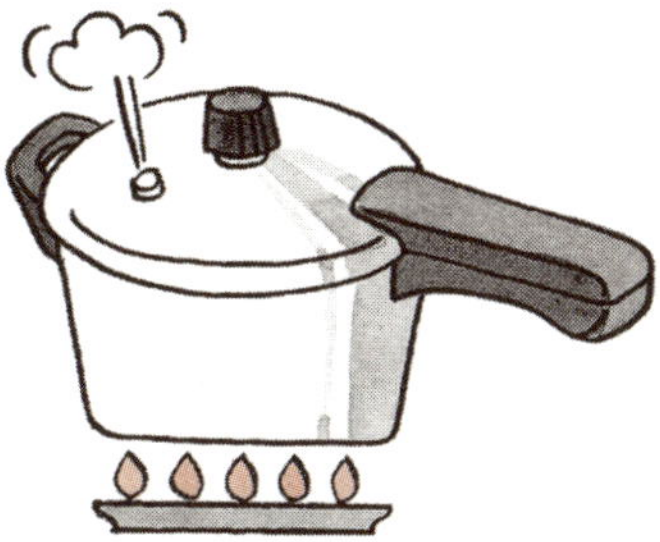

⑤弱火にして20分炊く。

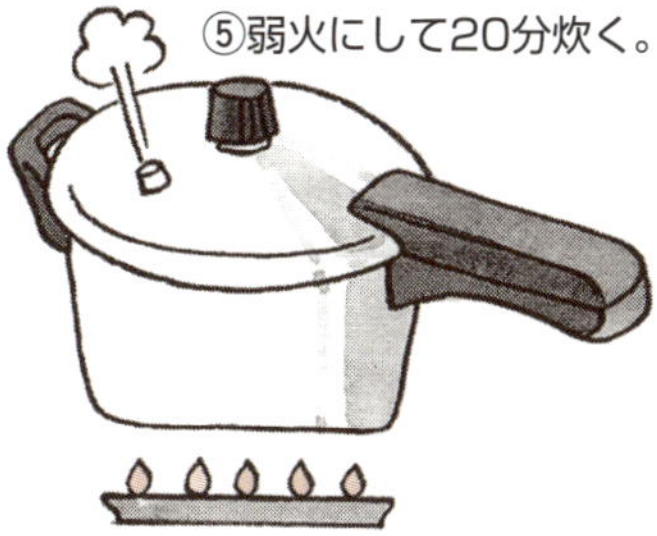

⑥火を止め、10～15分
蒸らす。

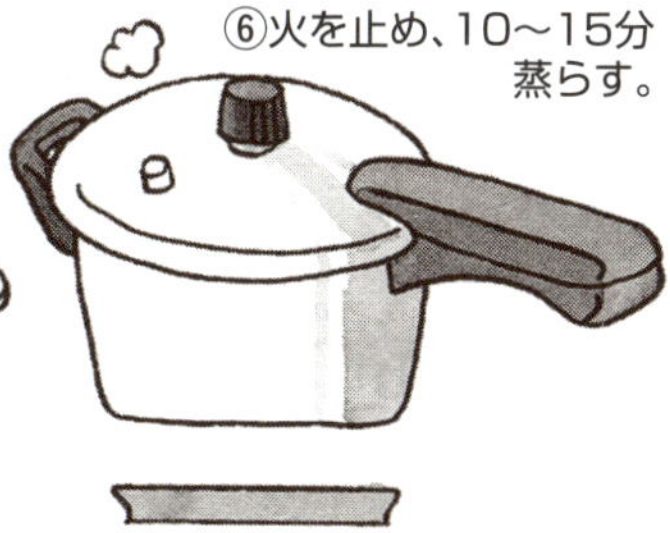

⑦蒸気を抜く。すぐ食べるときは
鍋底を冷水につけるとよい。

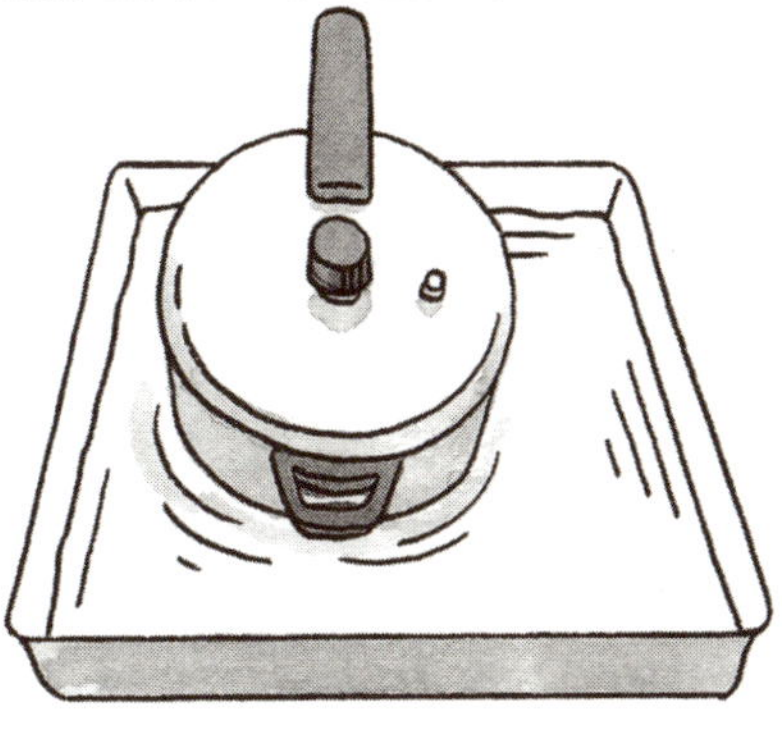

圧力鍋に土鍋を入れて炊く

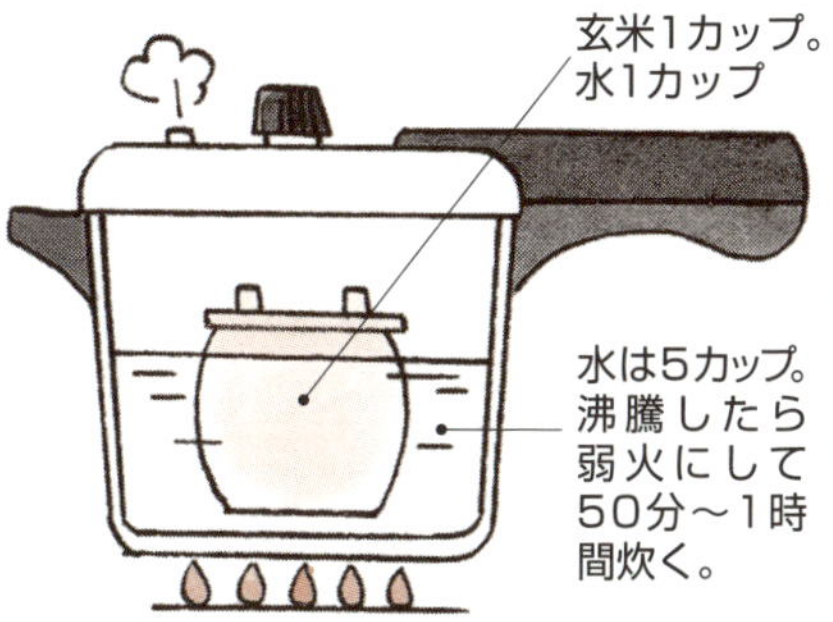
玄米1カップ。
水1カップ
水は5カップ。
沸騰したら
弱火にして
50分～1時
間炊く。

圧力鍋に土鍋を入れて炊くと、とてもおいしい。

で、1合炊くときは、釜めし用の土鍋に1カップの水と玄米を入れてフタをのせ、土鍋の回りに水5カップを入れます。

　これを強火で炊き、沸騰してシューッと吹き上げたら弱火にして50～60分炊き、そのままむらします。この方法なら、やわらかでコクと風味があるご飯が炊けます。

　また、土鍋を入れないでじか炊きもでき、上手に炊くと大変おいしくいただけます。

　圧力鍋がなければ、土鍋と厚手の鍋でもかまいません。この場合は2割5分増の水に4～5時間つけてから火にかけ、沸騰するまで強火、あとはとろ火にして水がなくなるまで炊きます。火が強いとポロポロになるので、硬かったら途中で水をさしてください。

　水がなくなり、やわらかくなってプツプツ穴が開いたら火を強め、2～3分煮て狐色のおこげができる程度にするとふっくらと炊けます（最近はふつうの電気釜で白米と同じように炊ける玄米も多数売られているので、時間がない人はそれを利用してもよい）。

　自然療法の食養では、玄米ご飯のほかに好みによって玄米餅やそばなどを献立に取り入れます。そばには制ガン作用があるので、そばがきなどもお勧めです。

玄米重湯の作り方

①玄米1合を洗って乾かす。

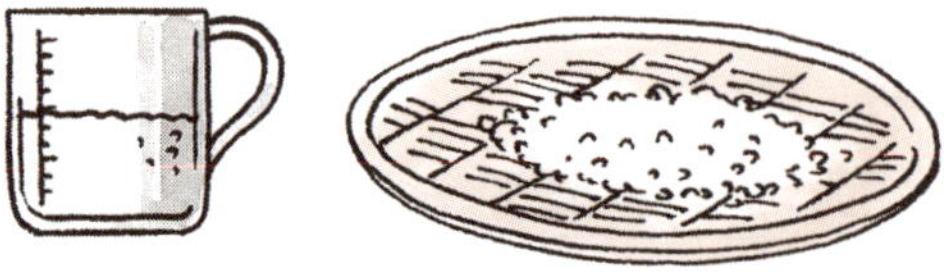

②弱火で狐色になるまで炒る。

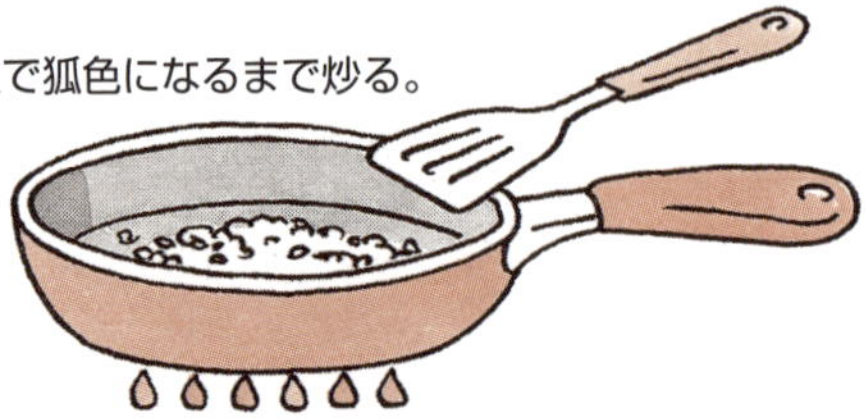

③玄米1合に水1升の割合で土鍋で炊く。

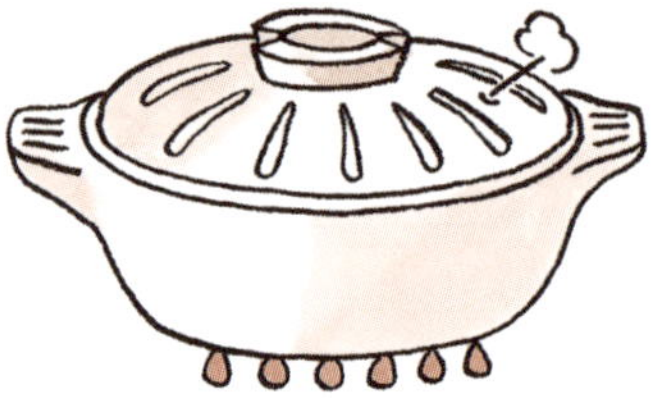

④3合くらいの重湯がとれるのが理想的。

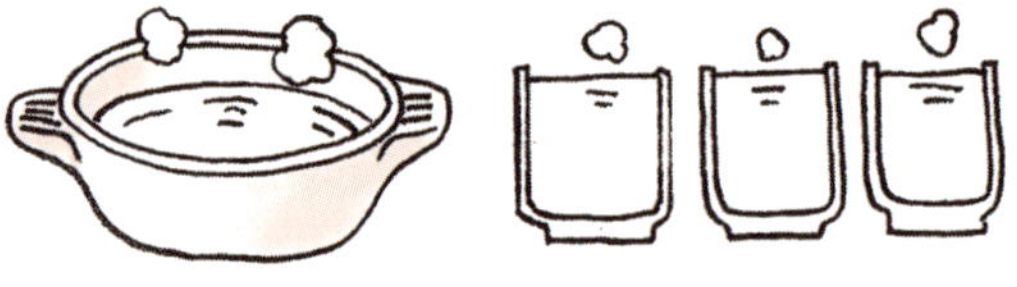

②玄米重湯・玄米スープ

体が弱ってご飯が食べられないときは、玄米の重湯や玄米スープをとります。玄米重湯はまず洗って乾かした玄米を弱火で炒り、狐色にします。

これを玄米1合に水1升の割合で深めの土鍋に入れ、とろ火で炊いて3合くらいの重湯をとります。これは理想的な重湯で、死を待つばかりの人にとって、しばしば起死回生の食養になります。

玄米スープは洗った玄米を布巾でふき、フライパンで狐色に炒ります。これを玄米1合に水7合の割合にして土鍋に入れ、おかゆに炊きます。沸騰したらとろ火にし、1時間20分くらい炊きます。火を止めて布袋に入れ、熱めの湯を入れながらしゃもじでしごき、トロリとしたスープをとります。これを薄い塩味にして飲みます。

このスープは玄米のパワーが含まれていますが、非常に吸収性がよく、ひん死の病人でも吸収することができます。食欲のない病人には最適の食べ物です。

③ごまの使い方

ごまはカルシウムその他のミネラル類や貴重な微量栄養素、ビタミン、タンパク質などの宝庫です。１００グラムあたりのタンパク量は、牛肉に匹敵するほどです。

脂肪分も多いのですが、植物性なので脳や心臓の血管についた動物性のコレステロールを流してくれます。

玄米成分として有名なガンマーオリザノールも含まれており、脳や神経の働きを高めたり、血液の浄化を助けてくれます。

しかも、炒ってすりごまにして使うと独特の香ばしさが増すため、薄い塩味をつけて玄米ご飯にたっぷりかければ、香ばしさを増し、いっそう食欲がわいておいしく風味豊かなご飯に一変します。

玄米は、カルシウムが少ないのに対して、ごまには豊富なカルシウム、その他にミネラルも多いので、玄米ご飯と最も相性のいい食品なので、積極的に利用することをお勧めします。

コラム16

慢性病の人は発酵食品で腸を掃除する

自然療法の食養では調味料もできるだけ自然塩、天然絞りの植物油、自然醸造のみそ・しょうゆ・酢・梅・酢などを使い、合成成分が入った化学調味料は避けるようにします。

刺激物や色素を使った食品、インスタント食品、できあいの惣菜なども避け、家庭で自然の味を生かして料理することが大切です。

体が弱っている場合は、にんにくと玉ねぎをみじん切りにしてごま油でよく炒めます。こがさずにきつね色になるまでとろ火で炒め、これをみそ汁、スープ類、炒めものなどの料理に使うとよいでしょう。

病弱の人や慢性病が長い人は腸が汚れているので、ぬかみそ漬けや梅干し、納豆などの発酵食品を積極的にとります。発酵食品は腸内の有効菌を育て、腸の掃除と働きを高めるのに役立ちます。難病の人ほど腸を掃除することが大切なので、発酵食品やその他の食養と手当てで腸の働きを高めてください。

④タンパク質のとり方

栄養学の常識では、病気のときは卵や牛乳、肉類などの動物性の高タンパク食品を積極的に食べて体力をつけるようにします。これは健康な人も同じで、卵や牛乳などを充分とっていれば健康になると思われています。ところが自然療法では、動物性の高タンパク食品を極力減らすと重い病気が回復に向かい出すという逆の現象が見られます。

つまり、動物性タンパクが病気を回復させるのではなく、むしろ体調を低下させているのが実状です。これは動物性タンパクをとりすぎると肝臓や腎臓に負担がかかるためで、これらの臓器の働きが低下して血液が汚れると、毒素がたまって病状が悪化してしまいます。

動物性タンパクの影響は病気が重くなるほど大きくなり、末期ガンなどでは、自然療法で快方に向かい出した人が動物性食品をとって急に悪化するというケースがよく見られます。治りにくい病気になったこと自体、動物性食品のとりすぎで肝臓や腎臓が疲労困ぱいし、体内が汚れて酸性化したことが大きな原因になっているのです。

　ですから、自然療法の食養では動物性のタンパク源はできるだけ減らすか、食べないようにして、副食は葉野菜と根野菜、豆類の料理を主体にします。タンパク質は大豆や大豆食品（納豆、豆腐、豆乳など）、ごま、麩、木の実などの植物性食品からとり、動物性の場合は、小魚、白身魚、うずらの卵、鯉（鯉こく）などの一部の食品で補うのが基本です。

⑤自然菜食の基本

慢性病の食養では、これまで食べていないか、少ししか食べていないような食品に含まれている貴重な栄養を充分とることが大切です。玄米

根菜類・葉菜類・豆類・いも類

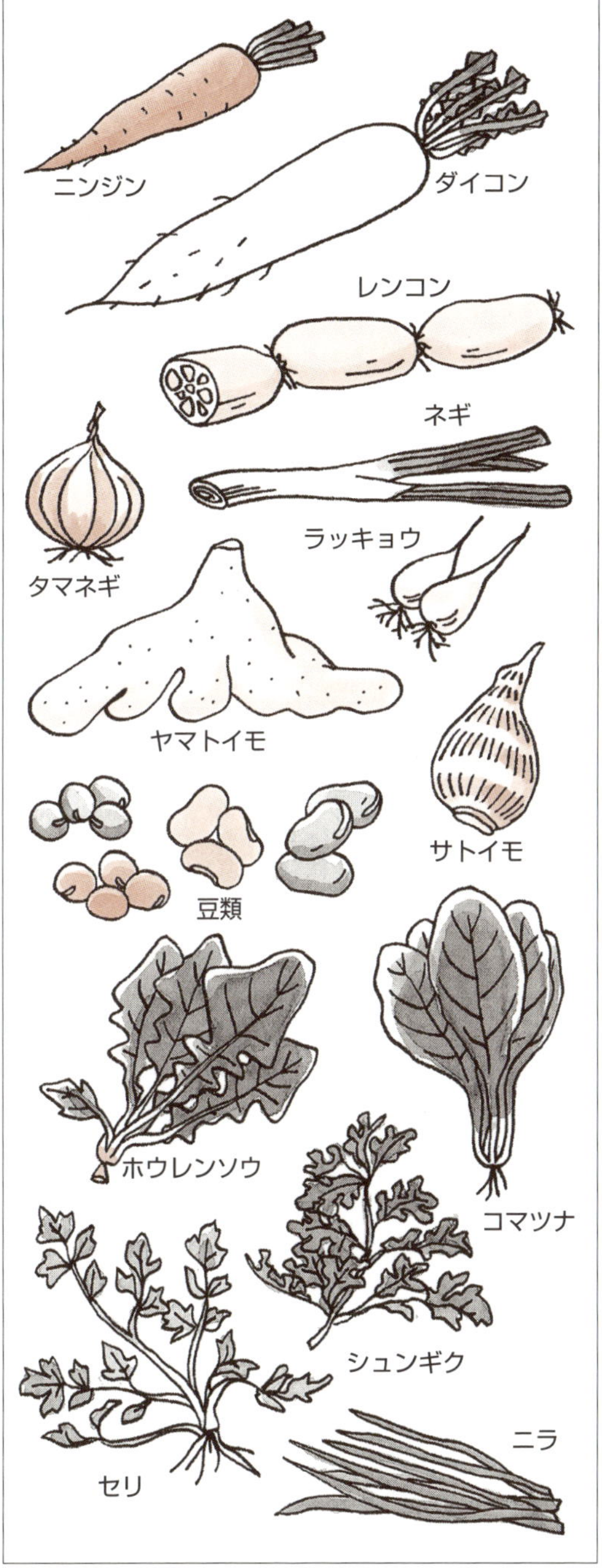
ニンジン
ダイコン
レンコン
ネギ
タマネギ
ラッキョウ
ヤマトイモ
サトイモ
豆類
ホウレンソウ
コマツナ
シュンギク
ニラ
セリ

はその代表ですし、副食の食材も毎日たくさん食べていた動物性食品から根菜類と葉菜類、豆類中心に切り換えます。

小松菜、春菊、ニラ、セリなどの緑の葉菜類は新鮮な血液や骨のもとになり、ねぎ、玉ねぎ、にんにく、とろろ芋、ごぼう、人参、れんこんなどの根菜類は大地から吸収した豊富な栄養で強い生命力を養います。

キャベツ、セロリ、レタスなど生で食べられる野菜や、わかめ、ひじき、昆布、あらめ、のりなどの海草も上手に利用してください。パセリやかぼちゃ、大根葉などの野菜もビタミン、ミネラルが豊富です。

黒豆や小豆も解毒作用などの薬効があるので、おいしい煮豆を作って食べます（甘味は黒砂糖を使う）。玄米ご飯に炊き込むのもよいでしょう。

日干しした切り干し大根、色素や甘味の入っていない田舎たくあん、梅干、こんにゃくなどの食品も大切ですので、献立に取り入れてください。

⑥食養のその他の注意

肉類（とくに哺乳動物の肉類）や卵、牛乳、バター、ラード、食

避けたい食品

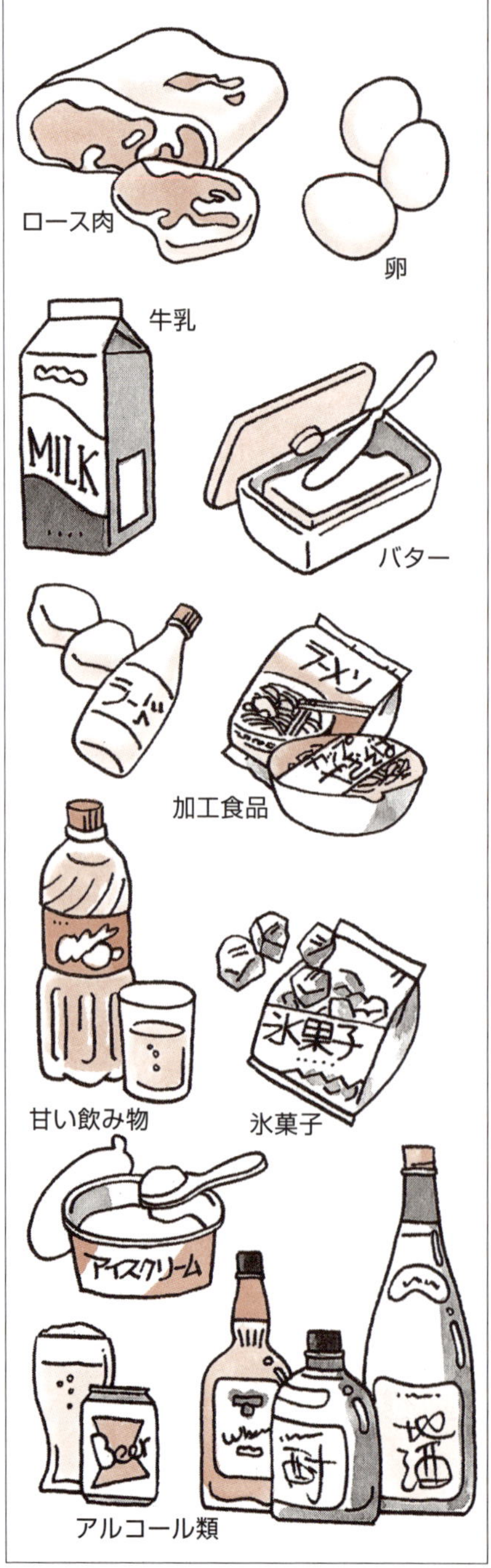
ロース肉
卵
牛乳
MILK
バター
加工食品
甘い飲み物
氷菓子
アイスクリーム
Beer
アルコール類

品添加物入りの加工食品、白砂糖やその他精白食品、甘い飲み物、氷菓子、アイスクリーム、アルコール類などは、肝臓や腎臓に負担をかけるので避けなければなりません。

食事の量は満腹より少し足りない腹八分が目安で、玄米なら茶わん１杯〜１杯半までとします。玄米ご飯なら、副食は白米ご飯のときほどたくさん食べる必要がありません。

食欲がないときは、１食くらい抜いてもかまいません。「栄養をとらなければ」といって無理に食べて体に負担を与えるより、１食くらい食事を抜いたほうがよいのです。

水分のとり方にも注意が必要で、汁物などの水分で食物を流し込んだり、飲料をたくさんとると胃液が薄められて消化が悪くなってしまいます。体が弱っている人は、とくに注意しなければなりません。

食事はよく噛んで食べることが大切で、よく噛めば唾液の酵素も増えて、重要な栄養素の吸収力が高まります。頭部の神経や筋肉も刺激され、自律神経が整えられてドッシリと落ち着きます。ひと口で１００回くらい噛むのが目標です。

毎日の食事の影響はすぐ現れるので、体調の良し悪しとその日の献立と手当て法、生活内容を簡単に記録しておき、自分に合う食事と手当て、暮らし方を見つけてください。

また、毎日の全身状態や体調の変化によく注意するだけでなく、便通や便の色や状態、尿の状態を注意深く観察しながら、自分に最も合う方法を発見して工夫していただくことが大切です。

3 自然療法の補助療法

① 補助食品

補助食品は薬効の高い植物成分を濃縮したもので、ビワ葉エッセンス、梅肉エキス、エゾウコギエキス、妙《みょう》法《ほう》人参エッセンスなどがあります。これらの補助食品を自然療法の手当てと食養に併用すると、効果が強められます。とくにガン、慢性病、難病は補助食品をうまく使うことがたいへん重要で、治療の行方を左右することもあります。

■**ビワ葉エッセンス**　ビワの葉を煮詰めて濃縮したもので、エキス状の製品と粒状の製品があります（詳細は71頁を参照）。

■**梅肉エキス**　青梅のおろし汁を何日も日干しにするか、とろ火で煮詰めてアメ状にしたもので、陶器かガラス容器に入れて密閉しておくと長期間保存できます（市販品もある）。時間がたつほど効力が強くなります。

飲む量は、大豆1粒～2粒分程度

梅肉エキスの作り方

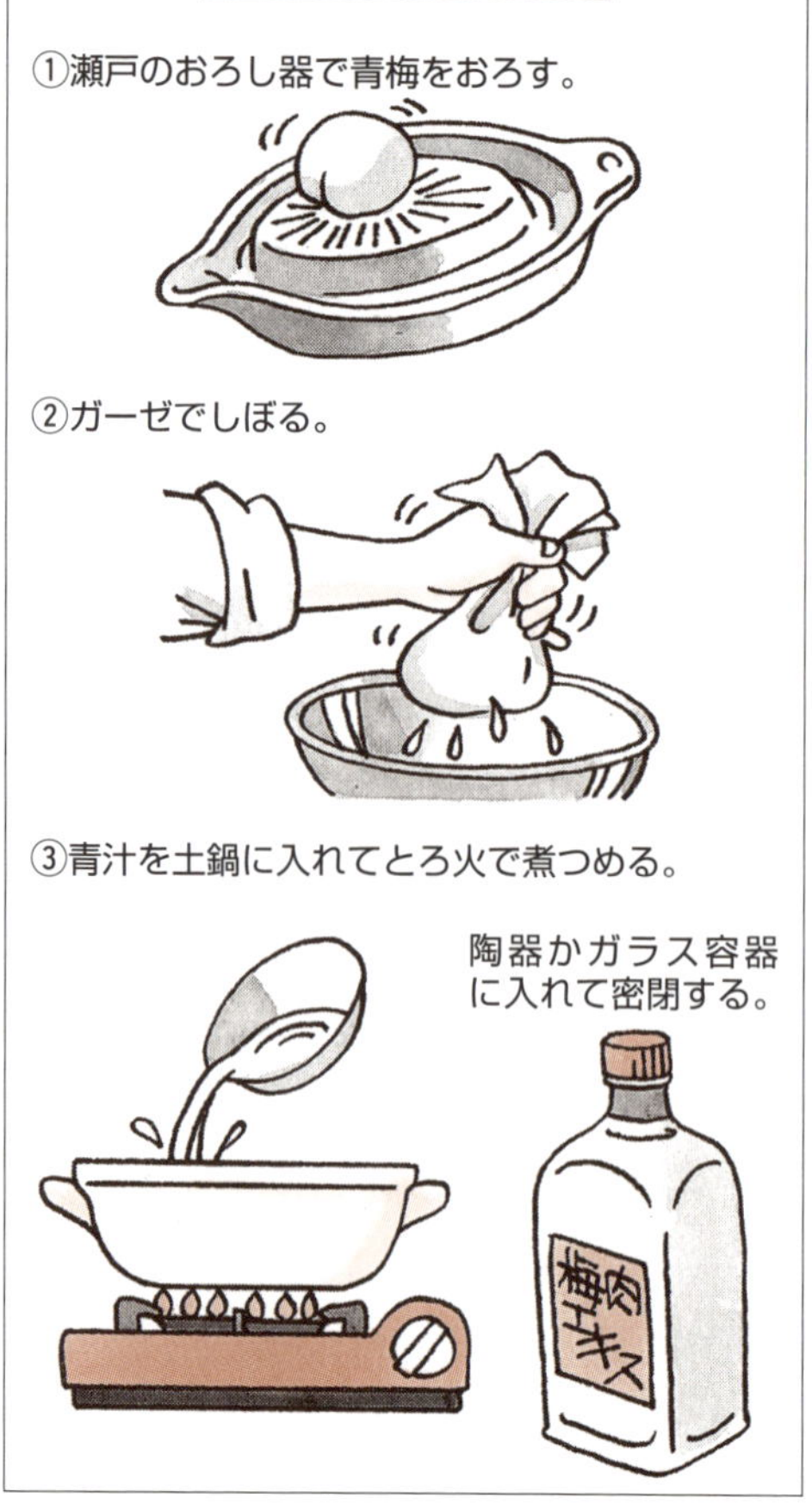
①瀬戸のおろし器で青梅をおろす。
②ガーゼでしぼる。
③青汁を土鍋に入れてとろ火で煮つめる。
陶器かガラス容器に入れて密閉する。
梅肉エキス

が標準です。

このエキスは腸の働きを整えるので、腹痛、胸やけ、便秘、下痢など胃腸の症状なら何でもよく効きます。心臓、腎臓、肝臓、糖尿病、高血圧などの慢性病にも有効です。ガンに効くアミグダリンや、血液を浄化するクエン酸もたくさん含まれています。

■エゾウコギエキス　エゾウコギは中国や北海道の一部など、極寒のごく限られた地の山あいに自生する植物で、細胞や神経を活発にする強力な働きがあります。中国では「財宝に匹敵する貴重な薬」として尊ばれてきました。この植物を煮詰めて濃縮したのがエゾウコギエキスで、ガンや肝臓病、その他の慢性病の自然療法に併用すると回復を助けます。ストレスを緩和する働きもあるので、心身症や神経症、うつ病にもよく効きます。

毎日3～4グラムくらいを目安にして飲みますが、人によって反応が違うので体調を見ながら飲む量を調節してください。飲む量が多すぎると、胃腸がもたれることもあります。

■妙法人参エッセンス　朝鮮人参を煮詰めて濃縮した液状のエキスで、良質の人参を使った高品質の製品です。そのため効力も大きく、口コミで大勢の人が使うようになっています。新陳代謝を活発にして抗病力を強めるため万病に効き、とくに体力が落ちているときは大きな助けになります。ガンや慢性病、難病で体が弱っている人は、この製品かエゾウコギのどちらかを使うとよいでしょう。これに梅肉エキスを併用すれば理想的です。

②ヨーガ・気功

ヨーガや気功なども、新鮮な酸素を補給するのに役立ちます。それで細胞が活性化されるので、自然療法に併用することをお勧めします。

■ヨーガ

ヨーガはインドに伝わる強健法で、体に刺激を与えて心を整え、自然に還るものです。入浴後などに毎日行うとよいでしょう。

ヨーガムドラー(精神鍛練・内臓調整法)

まず正座かあぐらをかいて蓮華座《れんげざ》の姿勢をとり、静かに息を吸い込みます。両腕を背中に回して左手の指で右手首を握り、ゆっくり前にかが

心身爽快法

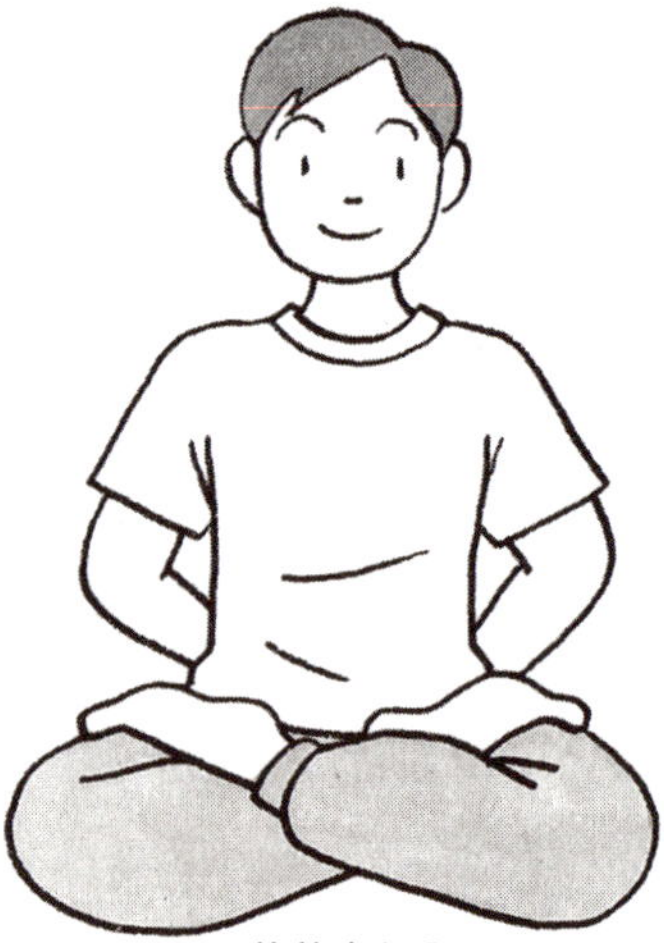

蓮華座から

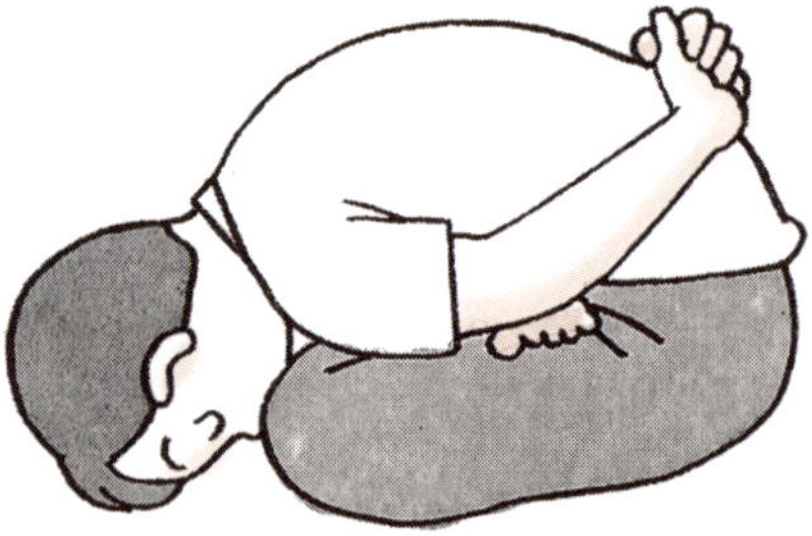

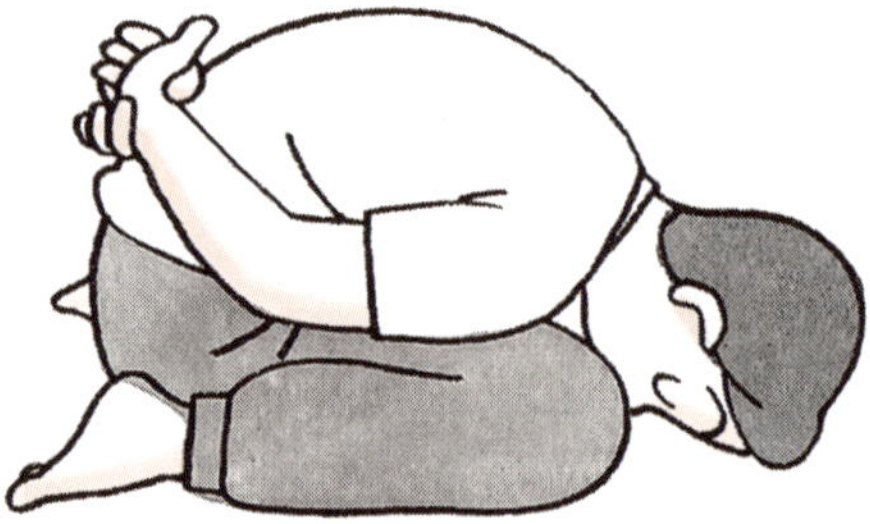

正座から

んで頭が床につくまで曲げながら息を吐き出します。そして息を止め、しばらくその姿勢を続けます。苦しくなる前にゆっくり息を吸い込みながら静かに体をおこし、ゆっくり息を吐き出して終わります。

このポーズはお腹に刺激を与えるので腹部の臓器を整え、腰を強化します。精神的な効果も大きく、毎日続けると謙虚な性格になります。

鋤のポーズ（疲労回復・神経調整法）

仰向けに寝て手のひらを床につけ、静かに息を吐きながら首から下を上におこします。そして、腰を曲げて足を伸ばし、足先を頭部の先の床に着けます。最初のうちはこの姿勢を10〜15秒保ち、足を戻します。慣れてきたら姿勢を保つ時間を少しずつ長くしますが、体が固い人は無理をせず、体をならしながら徐々に進めていきます。

このポーズはインドの鋤《すき》の形に似ているので「鋤のポーズ」と呼ばれますが、神経の中枢がある脊椎が矯正されるので、血行がよくなり重要な神経に血がゆきわたります。全身に活力が出て、末端の神経の働きもよくなるなど、すばらしい効果があります。

肝臓、腎臓、脾臓、副腎などを若返らせ、月経不順など婦人病にも効果があります。

鋤のポーズ

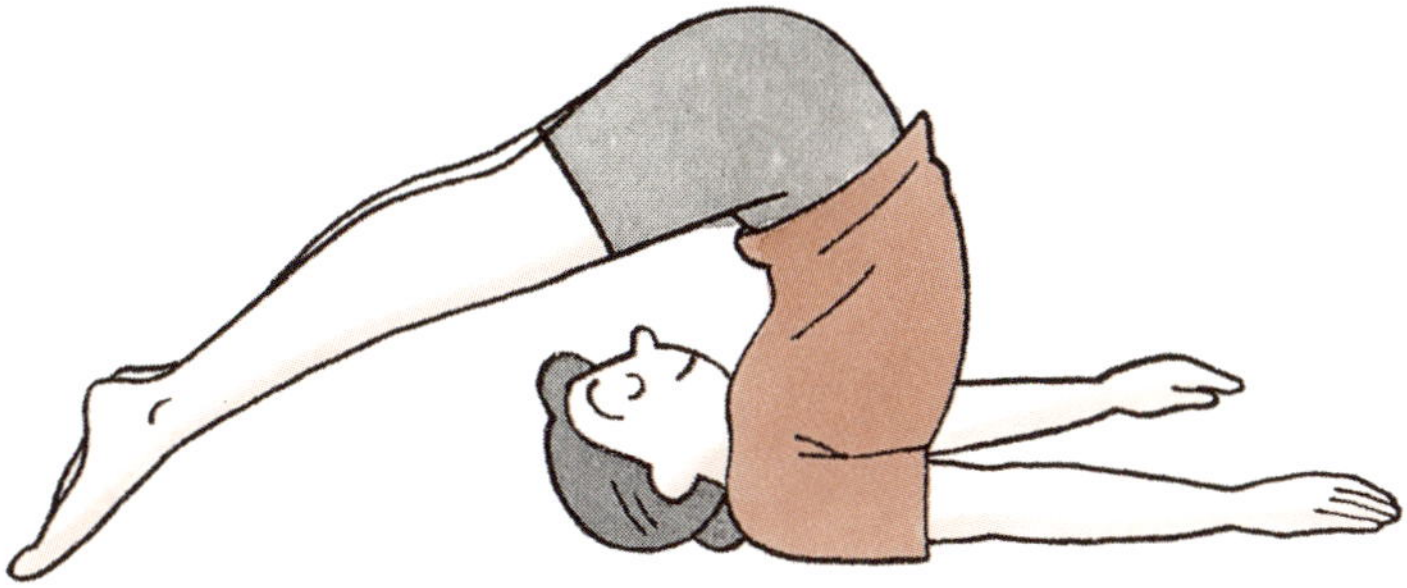

背中立ちのポーズ

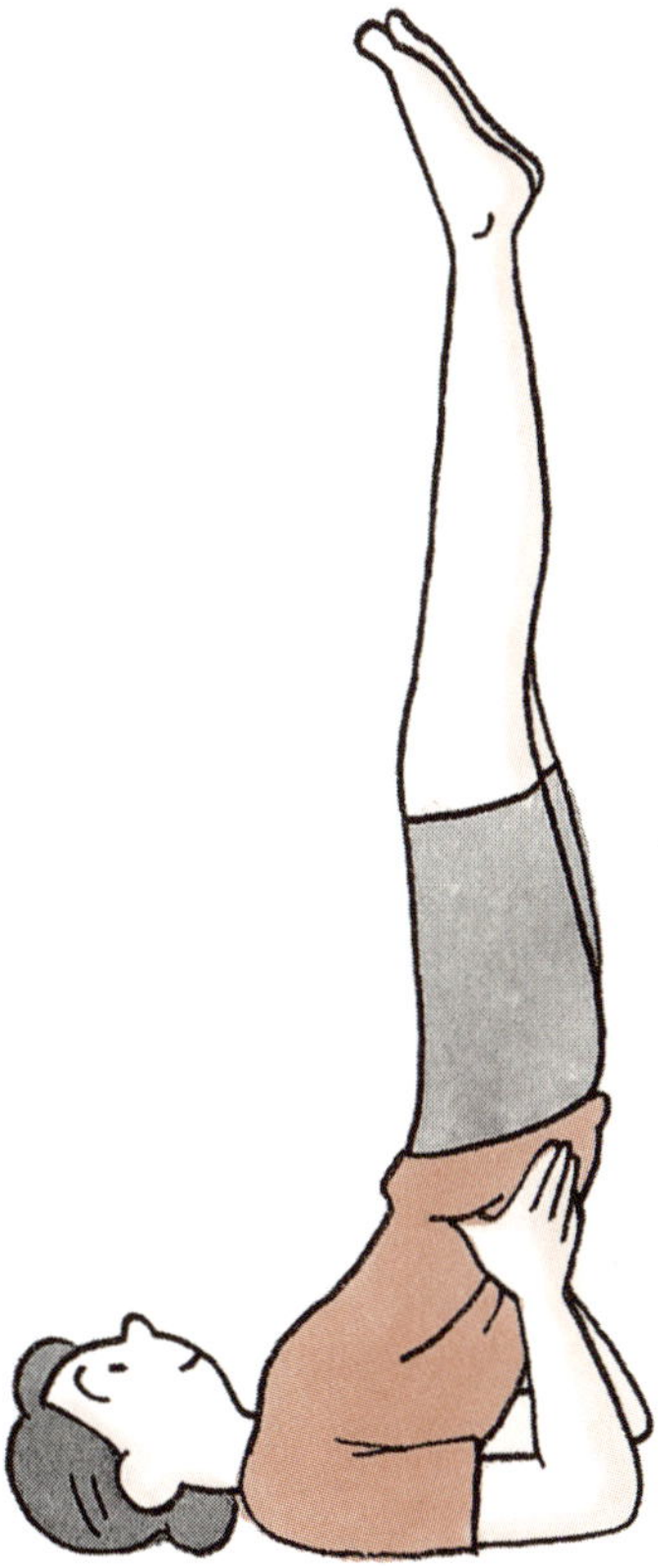

背中立ちのポーズ（美容・健康増進法）

仰向けに寝て足を揃え、手のひらを体の両側におきます。息を吸いながら、ゆっくり足を上げてゆき、床と直角になったところでちょっと休み、息を吐きながらお尻を上げ、両手のひらで腰を支えて足先が垂直になるようにします。

ここで息を止め、苦しくなる前に自然呼吸にしてしばらくこの姿勢を保ちます。最初は体がグラグラしますが、練習を続けて、この姿勢を保つ時間を少しずつ延ばします。

終えるときは、ゆっくりと手のひらを床につけて上半身をおろし、次にゆっくりと足をおろして最初の姿勢にもどります。足を上げるときも下げるときも、ヒザを曲げないこと。

このポーズは、内臓や器官を浄化します。肺や首のあたりの器官に新鮮な血液を送るので、生き生きとした美しい顔色になり、首や顔のたるみがとれてすっきりします。内臓下

採天気

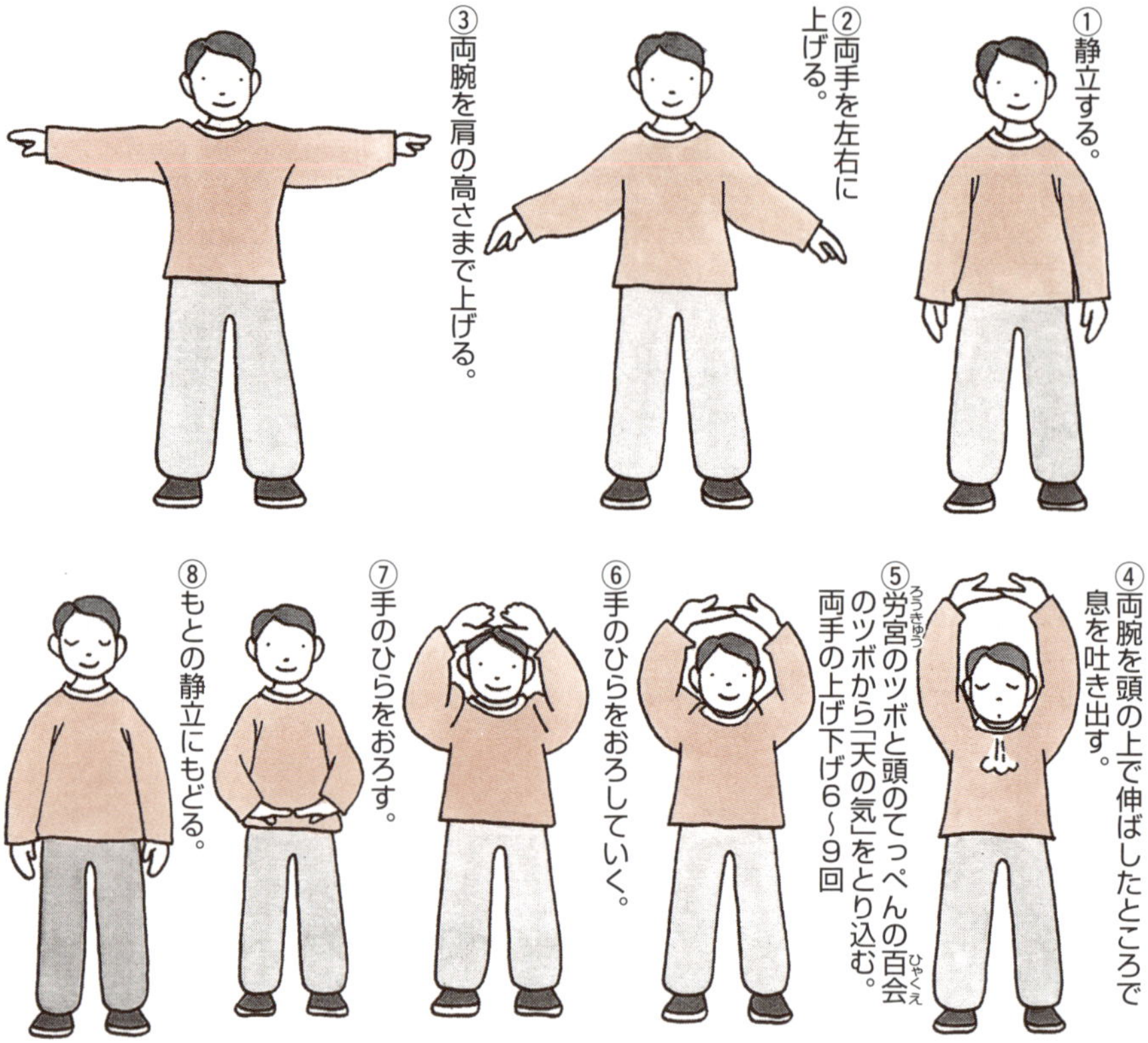

①静立する。
②両手を左右に上げる。
③両腕を肩の高さまで上げる。
④両腕を頭の上で伸ばしたところで息を吐き出す。
⑤労宮《ろうきゅう》のツボと頭のてっぺんの百会《ひゃくえ》のツボから「天の気」をとり込む。両手の上げ下げ6～9回
⑥手のひらをおろしていく。
⑦手のひらをおろす。
⑧もとの静立にもどる。

垂、便秘、消化不良に効くほか、子どもの意志を強くする働きもあります。

気《き》功《こう》

気功は中国の伝統的な健康法で、心身の気を整えて強化します。呼吸も整え、新鮮な酸素が入ります。2000以上の動作があります。

気功は慢性病によく、老化や病気の予防効果もあります。長く続けると心も鍛錬されて気が強まります。ただ、全部の動作を一度に覚えるのはたいへんなので、ここでは気功の最も基本的な動作をご紹介します。

まず両足を肩幅に広げ、膝を少し曲げて立ち、両腕は体の両側におろしておきます。全身をリラックスさせ、ゆっくり静かに呼吸をします。これが気功の基本姿勢です。

採天気

体内の古い気を吐き出し、頭や手から新鮮な天の気を取り入れるもので、まず基本姿勢で立ち、息を少しずつ吐きながら両脇を広げて両腕をゆっくり上に上げていきます。

両腕が肩の高さを越えたら手のひらを上向きにし、頭の上方で両腕を丸めて大きな輪を作り、両手の先端をくっつけます。このとき息を吐き切ります。

息を吸い込みながらそのまま両手を頭のてっぺんにおろし、息を吐き出しながら再び上方に持ち上げます。この呼吸と動作を9回繰り返してから、基本姿勢に戻ります。

採地気

かかとから大地の気を吸い込んで

採地気

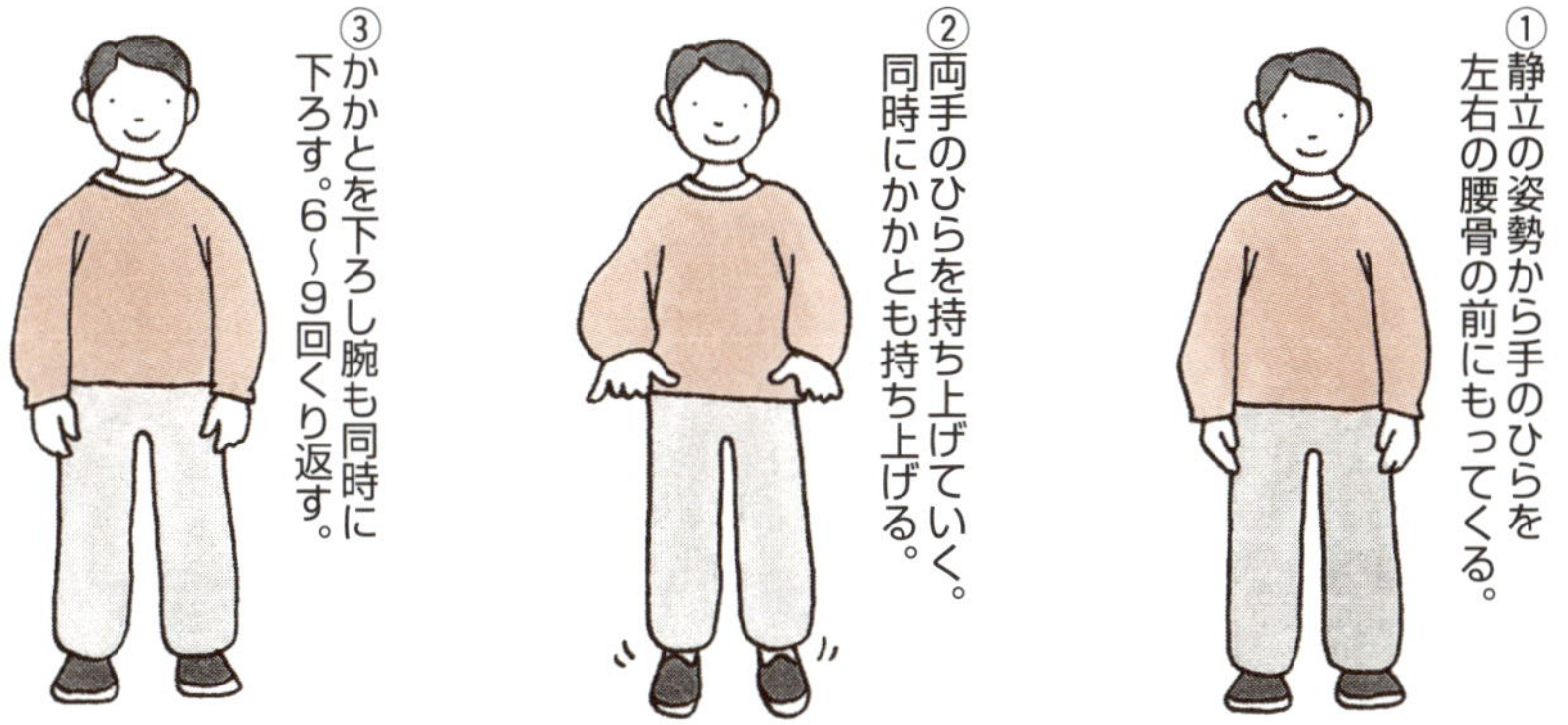
①静立の姿勢から手のひらを左右の腰骨の前にもってくる。
②両手のひらを持ち上げていく。同時にかかとも持ち上げる。
③かかとを下ろし腕も同時に下ろす。6～9回くり返す。

下腹（丹田）に送り込むもので、まず基本姿勢で立ち、かかとから息を吸い込むイメージを浮かべて静かに息を吸いながら、両腕の肘を体の前方へ曲げていきます。そして、手のひらを下向きにして肘から先を水平にし、大地と平行になるようにします。このとき、吸い込んだ息を下腹に送り込むイメージを浮かべます。

息を吐き出しながらゆっくりと両腕を下におろしていき、基本姿勢に戻ります。このとき息を完全に吐き切ります。この呼吸と動作を9回繰り返し、基本姿勢に戻ります。

気貫丹田

両手で大気中の気を集め、それを下腹（丹田）に送り込むもので、まず基本姿勢で立ち、息を吸いながら両腕をゆっくり広げ、腰の高さまで

気貫丹田

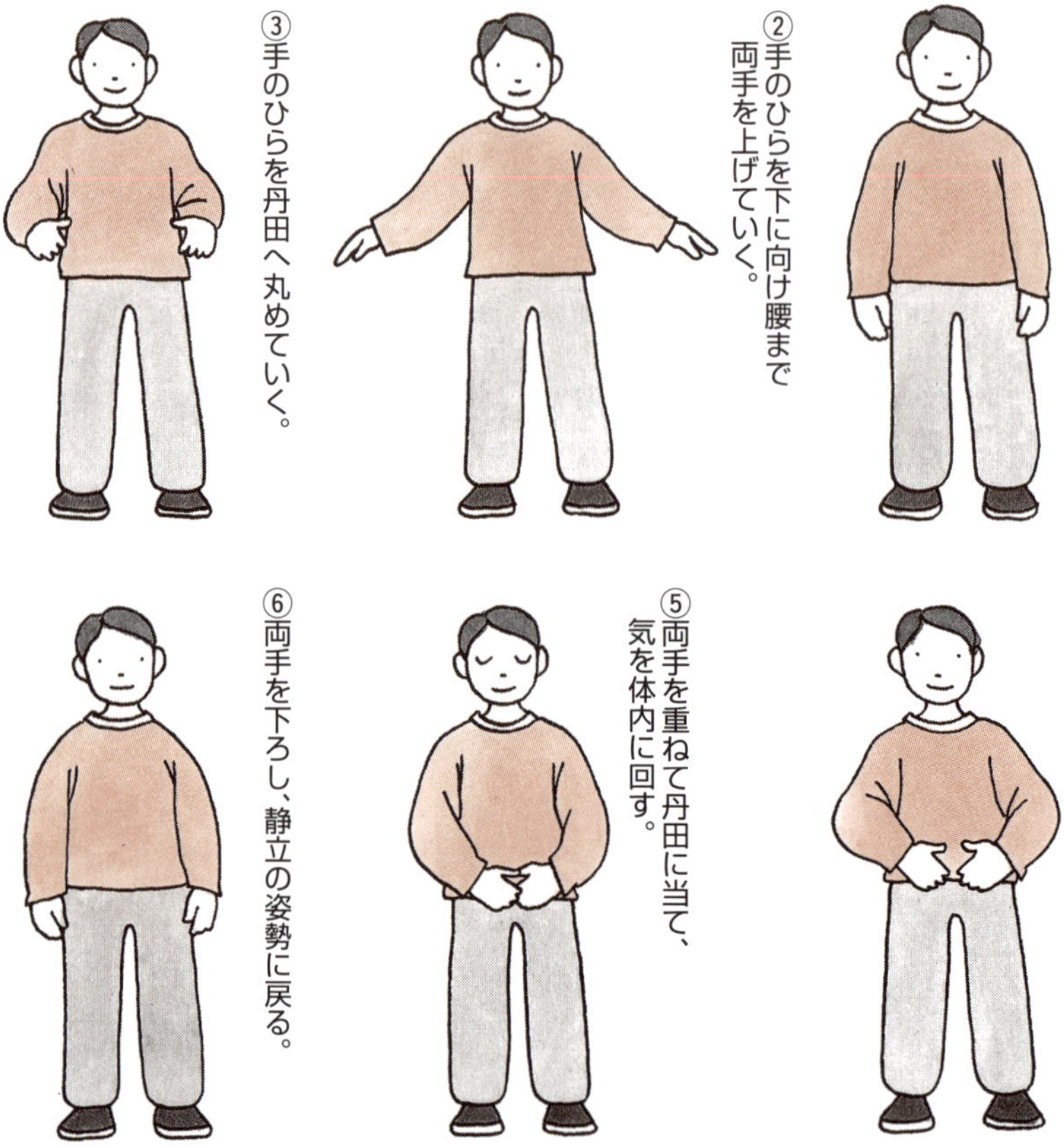

①静立の姿勢。
②手のひらを下に向け腰まで両手を上げていく。
③手のひらを丹田へ丸めていく。
④手のひらを丹田へ持っていく。
⑤両手を重ねて丹田に当て、気を体内に回す。
⑥両手を下ろし、静立の姿勢に戻る。

上げていきます。広げた両手で気を受けるイメージを浮かべ、手のひらを内側に向けて両手を肩幅の広さまで近づけます。

　このとき両手で集めた気を大きな透明のボールに丸め、それを両手で抱えるイメージを描き、両手のひらを下腹に近づけていきます。そして、おへそから10センチほど下の場所（丹田）に左の手のひらをあて（女性は右の手のひら）、その上に右の手のひらを重ねて集めた気を下腹に送り込むイメージを浮かべます。息はこのときまで吸い続けます。

　次にかかとから息を吐き出すつもりで息を吐きながら、ゆっくりと両手を広げて基本姿勢に戻ります。この動作を4～5回繰り返します。

（注）採天気・採地気・気貫丹田の3動作を、毎日何度も繰り返して行ってもよい。

望月　研（もちづき　けん）＝著者

昭和33年、岩手県盛岡市生まれ。自然療法研究家東城百合子の次男として幼少より玄米自然食で育つ。目黒高校時代にはラグビー部に所属、昭和52年には全国制覇を達成、日本一に輝く。社会人として会社勤務を経てレストランを開業。調理中に大やけどを負うが、ビワの葉の威力できれいに回復。以来、ビワの葉自然療法の普及、指導に力を注ぐ。現在、三栄商会代表、「あなたと健康社」講師として、健康運動に活躍中。

枇杷の葉会　電話 03-3415-7318

東城　百合子（とうじょう　ゆりこ）＝監修者

大正14年、岩手県生まれ。昭和20年、当時日本の栄養学の草分けだった佐伯短博士に師事、栄養士となる。世界的大豆博士といわれた、当時国際栄養研究所長、国際保健機構理事W.Hミラー博士に師事、自然に学ぶ栄養学を身につける。昭和24年、重症の肺結核となったが、玄米菜食と自然療法で克服。以来、食改革の健康運動に力を注ぐ。昭和48年、月刊誌「あなたと健康」を創刊。この雑誌を軸に全国的な運動となる。

著書：「薬草の自然療法」「心を育てる子どもの健康食」「玄米菜食と健康料理」（池田書店）他多数。

体と心がよみがえる
ビワの葉自然療法

●協定により検印省略

著　者／望月　研
監修者／東城百合子
発行者／池田士文
印刷所／萩原印刷株式会社
製本所／萩原印刷株式会社
発行所／株式会社池田書店
〒162-0851　東京都新宿区弁天町43番地
電話（03）3267-6821（代）／振替00120-9-60072
乱丁、落丁本はおとりかえします。

ISBN978-4-262-12248-9

25100007